常见疾病影像学诊断与应用

主编 刘文霞 岳庆红 胡安宝 武敬华

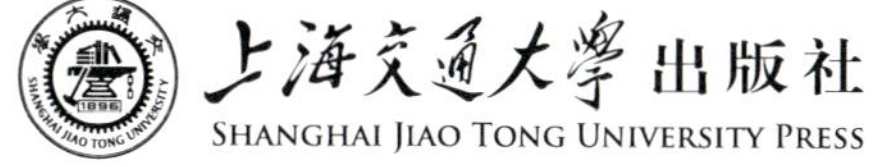

内容提要

本书根据不同科室对疾病进行划分，介绍了心血管内科、神经科、甲状腺外科、乳腺外科、骨科、妇科，以及产科常见疾病的影像学检查，内容涉及X线检查、CT检查、MRI检查、超声检查等，并重点阐述了影像学检查在临床诊断疾病的具体应用。本书适合各级医院临床医务工作者参考使用。

图书在版编目（CIP）数据

常见疾病影像学诊断与应用 / 刘文霞等主编. 上海 ：上海交通大学出版社，2024.8. -- ISBN 978-7-313-31339-3

Ⅰ. R445

中国国家版本馆CIP数据核字第2024A9W302号

常见疾病影像学诊断与应用

CHANGJIAN JIBING YINGXIANGXUE ZHENDUAN YU YINGYONG

主　　编：刘文霞　岳庆红　胡安宝　武敬华

出版发行：上海交通大学出版社　　地　　址：上海市番禺路951号

邮政编码：200030　　电　　话：021-64071208

印　　制：广东虎彩云印刷有限公司　　经　　销：全国新华书店

开　　本：710mm×1000mm　1/16　　印　　张：11.75

字　　数：205千字　　插　　页：2

版　　次：2024年8月第1版　　印　　次：2024年8月第1次印刷

书　　号：ISBN 978-7-313-31339-3

定　　价：198.00元

编委会 BIANWEIHUI

◎主　编

刘文霞　岳庆红　胡安宝　武敬华

◎副主编

王楠楠

◎编　委（按姓氏笔画排序）

王楠楠（山东省淄博市市立医院）

刘文霞（山东省枣庄市妇幼保健院）

武敬华（山东省肥城市中医医院）

岳庆红（山东省聊城市退役军人医院）

胡安宝（山东国欣颐养集团枣庄中心医院）

Foreword 前言

现代科技的飞速发展使影像学技术获得很大进步,医学影像学更是取得了里程碑式的成就。各种检查技术的出现使医学影像学从传统医学影像学步入了现代医学影像学的新时代,完成了从解剖成像向功能成像的跨越,并由此促进了分子影像学的产生和飞速发展,从而使影像学不仅在诊断技术的精确度上,而且在可诊断疾病的病种和类型等方面都发生了翻天覆地的变化。然而,目前针对广大医务工作者的医学影像学专业书籍多数还停留在对常见病、多发病的常规影像学表现上,少数能追踪最新影像学进展的专业书籍却又缺乏理论和实践的统筹兼顾。基于此,特邀请一批具有多年临床工作经验的影像科医务工作者,编写了《常见疾病影像学诊断与应用》一书。

本书主要围绕临床常见疾病的影像学诊断展开介绍,包括冠心病、心脏瓣膜病、心肌炎等心血管疾病,缺血性脑梗死、脑出血、阿尔茨海默病等神经科疾病,桥本甲状腺炎、结节性甲状腺肿、毒性弥漫性甲状腺肿等甲状腺外科疾病,乳腺炎、乳腺纤维腺瘤、导管内乳头状瘤等乳腺外科疾病,关节脱位、骨折、化脓性骨髓炎等骨科疾病,急性盆腔炎、葡萄胎、子宫肌瘤等妇科疾病,以及异位妊娠、胎儿异常、胎盘异常等产科疾病的影像学检查与临床应用。本书内容丰富、资料翔实、结构清晰,内容参考了国内外前沿、权威的研究进展,集科学性与实用性于一体,可以作为各级医院影像科室医师的工具书及临床医师选择影像学检查方法、学习疾病影像学表现的参考书。

由于编者理论水平和实践经验有限，在跟踪快速发展的医学影像技术和掌握博大精深的影像学诊断实践方面难免有所疏漏，恳请各位读者批评指正，以便在下次修订中进一步完善。

《常见疾病影像学诊断与应用》编委会

2024 年 3 月

Contents 目录

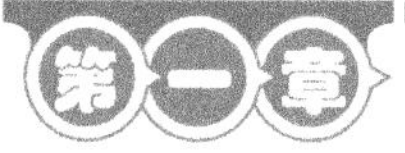

心血管内科疾病

一、冠心病

(一)概述

冠心病是指冠状动脉发生动脉粥样硬化病变引起血管腔狭窄或阻塞,造成心肌缺血、缺氧或坏死而导致的心脏病。按照临床表现和心电图改变,冠心病可分为以下 5 种类型。

1.隐匿性或无症状型

患者无临床症状,冠状动脉轻度狭窄,心电图可出现心肌缺血改变。

2.心绞痛型

患者有发作性胸骨后或心前区剧痛,为一过性心肌供血不足所致,服用硝酸甘油能缓解疼痛症状。

3.心肌梗死型

冠状动脉重度狭窄或闭塞引起心肌严重缺血,患者出现剧烈、持久的胸骨后疼痛,心电图有进行性 ST-T 改变和病理性 Q 波,血清心肌酶活性升高,常伴发心律失常、休克和心力衰竭。

4.缺血性心肌病型

长期心肌缺血导致心肌变性、纤维化,患者的主要临床表现为心力衰竭,常伴有心律失常,心腔(尤其是左心室)呈进行性扩大。

5.猝死型

患者发生心搏骤停而猝死,多由心肌缺血引起电生理紊乱,传导功能障碍,发生严重心律失常导致。

(二)影像学检查

1.冠状动脉病变

(1)X 线冠状动脉造影:诊断冠状动脉病变最准确的影像学检查。该检查通过动脉插管，进行选择性冠状动脉造影，向冠状动脉管腔内注入对比剂，可以反映相应冠状动脉分支的管腔情况，显示冠状动脉狭窄、闭塞及痉挛等病理状态。冠状动脉造影包括左冠状动脉造影和右冠状动脉造影，可以分别显示左、右冠状动脉及其分支的情况。

冠状动脉造影的异常所见主要为血管分支的狭窄和闭塞。一般应用目测动脉直径法判断狭窄，以所显示冠状动脉在各个体位中狭窄程度最高的图像为准，计算狭窄段血管直径减少的百分比，作为评价冠状动脉狭窄的量化指标。

在狭窄严重程度的判断上，临床通常将狭窄程度进行简化，将狭窄1%～25%定为25%狭窄，26%～50%定为50%狭窄，51%～75%定为75%狭窄，76%～90%定为90%狭窄，91%～99%定为99%狭窄，100%狭窄即闭塞。也有学者将血管狭窄分为轻、中、重度，50%以下为轻度，51%～75%为中度，76%以上为重度。同时，根据累及左前降支、回旋支和右冠状动脉这三支血管的数量，可划分为单支病变、双支病变和三支病变。左主干病变通常计为左前降支和回旋支的病变。

冠状动脉造影中，冠状动脉狭窄的形态学描述包括向心性狭窄、偏心性狭窄、局限性狭窄、管状狭窄、弥漫性狭窄、管腔不规则、管腔闭塞等。冠状动脉硬化的其他基本病变还包括冠状动脉瘤样扩张或动脉瘤形成、动脉粥样斑块溃疡、血栓或栓塞、冠状动脉钙化，以及侧支循环形成等。

(2)计算机体层成像(computed tomography，CT)检查：受扫描速度的限制，只有电子束CT和多层螺旋CT才能用于冠状动脉的检查。应用CT检查冠状动脉包括平扫的冠状动脉钙化评价和应用对比剂进行冠状动脉CT血管成像2种方法。此外，根据心动周期不同时相所采集的数据，还可以获得有关心室运动功能的信息，进行心功能评估。

冠状动脉钙化评价是应用CT检测冠状动脉钙化，并进行定量分析，从而间接判断冠状动脉狭窄程度，并评估患者发生冠心病的风险。目前的电子束CT和多层螺旋CT均配有自动的冠状动脉钙化计分计算软件，操作者确定冠状动脉钙化后，计算机可以自动计算冠状动脉各分支的钙化计分，各支血管钙化计分之和即为冠状动脉钙化总分。大量研究证明，冠状动脉钙化与冠状动脉狭窄有直接关系，冠状动脉钙化的计分与冠状动脉狭窄的程度呈正相关。冠状动脉钙化预测冠状动脉狭窄有着较高的敏感度和特异度。

电子束CT的冠状动脉CT血管成像一般采用心电触发的步进容积扫描，扫描层厚度较多层螺旋CT略厚，其层面内空间分辨力也比较低(1.2 mm)。因此，其显示冠状动脉狭窄的能力仅限于冠状动脉近段，并且很容易造成假阳性。此外，电子束 CT 价格昂贵，普及性较差，临床应用受到很大限制。

目前临床多应用多层螺旋 CT 进行冠状动脉 CT 血管成像检查。螺旋 CT 冠状动脉 CT 血管成像一般采用屏气扫描，行回顾性心电门控重建图像。以目前扫描速度最快的 64 排螺旋 CT 为例，旋转时间达到 0.35 秒/圈，5 秒即可完成冠状动脉扫描。进行回顾性心电门控重建图像时，可应用心动周期的不同时相，根据不同心电时相对冠状动脉分支显示情况进行比较，从中选择最佳的时相分别重建冠状动脉各个分支的图像。可将横轴位图像进行三维后处理，经常用于冠状动脉图像重组和观察的处理技术包括最大密度投影、多层面重建、容积漫游，以及曲面重建。

冠状动脉 CT 血管成像可以清楚地显示冠状动脉主干，甚至可以显示 3～4 级分支，因此可以对冠状动脉硬化病变作出较准确的评价。目前 64 排螺旋 CT 的各向同性空间分辨力已达到 0.4 mm 以下，显示冠状动脉形态及病变均可达到令人满意的效果。同时，与传统 X 线冠状动脉造影比较，多层螺旋 CT 对冠状动脉分支位置的定位更为准确，除显示冠状动脉管腔病变外，还可显示血管壁情况及周围组织结构。冠状动脉 CT 血管成像显示的病变类型与 X 线冠状动脉造影相同，更高分辨力的图像还可对冠状动脉斑块的性质进行识别，从而帮助判断粥样斑块的危险系数。

(3)磁共振成像(magnetic resonance imaging，MRI)检查：目前磁共振冠状动脉成像应用较多的技术包括亮血的快速三维对比增强梯度回波序列和暗血的脂肪预饱和、磁化传递预饱和等技术。磁共振冠状动脉成像在临床应用的主要问题：①通常仅能显示冠状动脉开口及近中段，对直径<3 mm 的血管缺乏分辨能力；②不能完全消除呼吸和心脏收缩造成的伪影；③易受心包脂肪垫高信号的干扰，影响图像质量；④若迂曲血管超出扫描层厚覆盖的范围，可导致显示的冠状动脉管腔不连续。MRI 检查评价冠状动脉狭窄的特异度和敏感度差异较大，而且总体水平不够高，但 MRI 检查完全能满足诊断冠状动脉先天性畸形需要的条件。

2.心肌梗死

(1)普通 X 线检查：约半数急性心肌梗死患者的心脏有不同程度的增大，以左心室扩大为主，且增大多呈主动脉型。患者发生心功能不全时，可有左心房和右心室扩大。少数急性心肌梗死患者心脏呈普大型。若进行透视观察，偶尔可发现左心室缘区域性搏动减弱或消失，并且搏动减弱或消失区与梗死的部位和范围可能完全一致。

陈旧性心肌梗死同急性心肌梗死，X 线检查缺乏特征表现，可有不同程度的心脏增大。

(2)X 线心室和冠状动脉造影：X 线心室造影主要用于观察心室形态、大小、运动功能、主动脉瓣功能、有无室壁瘤、附壁血栓，以及室间隔破裂等并发症。急性心肌梗死的 X 线心室造影主要表现为梗死心肌的节段性运动功能失调，包括运动功能减弱、运动功能消失，以及矛盾运动等异常改变，运动异常的范围与冠状动脉造影显示的病变血管分布区基本一致。对心室舒张末期和收缩末期容积进行定量分析可以计算心室射血分数，主要表现为射血分数下降。冠状动脉造影可显示冠状动脉狭窄和闭塞病变。

陈旧性心肌梗死 X 线心室造影的表现与急性心肌梗死类似，主要表现为室壁的节段运动异常，射血分数降低。冠状动脉造影同样可显示冠状动脉狭窄和闭塞病变。

(3)CT 检查：应用电子束 CT 和多层螺旋 CT 可以对心室运动的不同时相进行成像，并了解心室的运动情况。急性心肌梗死的 CT 动态成像表现为局部心肌变薄，节段心肌收缩期增厚率降低，局部室壁运动功能异常(包括运动减弱、消失、不协调和矛盾运动)，整体及节段射血分数降低。应用 CT 心肌灌注成像，可以进一步发现缺血和梗死心肌，急性缺血和梗死的心肌的灌注曲线呈缓慢上升的斜线或类似于正常心肌但低小的曲线。

多层螺旋 CT 显示陈旧性心肌梗死的征象与急性心肌梗死类似，也表现为病变心肌变薄和运动异常。在 CT 心肌灌注扫描，陈旧性心肌梗死的部位主要为瘢痕组织，缺少供血血管和血管床，其灌注曲线接近水平的直线。

(4)MRI 检查：急性心肌梗死的自旋回波序列所见包括梗死区心肌信号强度增高，T_2WI 较 T_1WI 明显；梗死室壁局限性变薄，判断标准为同一层面梗死区室壁厚度不超过其他正常室壁平均厚度的 65%；梗死室壁出现节段性运动减弱，邻近部心室腔内可有血流高信号或附壁血栓，后者 T_1WI 呈较高信号，T_2WI 信号强度不变或略降低。钆喷酸葡胺增强扫描，T_1WI 上梗死心肌呈高信号强化，其增强模式有均匀强化、心内膜下强化、不均匀强化和环状强化 4 种。增强扫描有助于显示心肌梗死区，提高 MRI 检查诊断急性心肌梗死的阳性率。由于急性期附壁血栓无强化，增强扫描还有助于梗死心肌与血栓的鉴别。

急性心肌梗死心肌高信号与邻近心室腔内缓慢血流的高信号之间的界限常不清楚，但是进行同一层面收缩期与舒张期图像的对比，有助于两者的鉴别。心腔内血流高信号随心动周期时相变化形态发生改变，而梗死心肌高信号形态不变。此外，检查心肌运动还可采用心肌标记技术，应用线或网格标定心脏，通过心脏收缩时标记线或网格的运动来显示正常组织与异常组织运动的变化，从而定量评价心肌存活情况。

陈旧性心肌梗死的 MRI 检查显示梗死室壁节段性变薄，对同一患者而言，其变薄程度较急性期更重，收缩期显示此征象较舒张期明显。变薄节段室壁心肌信号强度减低，以 T_2WI 更明显；变薄节段室壁收缩期增厚率异常，以收缩期增厚率下降（＜30％）甚至消失多见，较大的病灶周边可有收缩期增厚率增强的现象，与中心部收缩期增厚率下降并存；变薄节段室壁运动异常，多数为运动减弱，应用 SE 技术判断室壁运动状况，可以比较同一扫描层面收缩末期和舒张末期像，行梯度回波平面回波成像电影 MRI 扫描动态观察室壁运动，更有利于显示此异常现象；合并附壁血栓，表现与急性期不同，陈旧血栓发生不同程度机化，自旋回波序列 T_1WI 多呈中等信号强度，与心肌相似，而 T_2WI 上血栓信号较心肌高；延迟增强扫描，注射对比剂后 30 分钟成像，坏死心肌显著强化。

（5）超声心动图：急性心肌梗死的二维超声心动图主要表现为室壁运动异常，梗死局部室壁膨出，运动消失或矛盾运动，收缩期局部室壁增厚率降低或消失。应用三维超声心动图，可以对心室功能作更准确的评价，尤其有明显室壁运动异常时，三维超声测量左心室容量和收缩功能的准确性要显著高于二维超声技术。此外，三维超声心动图还可通过彩色室壁动态技术显示心动周期中室壁的运动幅度，对室壁的运动幅度进行立体定量分析，估测心肌缺血范围。

陈旧性心肌梗死的二维超声心动图表现为梗死部位室壁变薄、回声增强、运动减弱、消失或矛盾运动。

（6）核医学检查：核素心室造影可显示室壁运动异常和心功能异常。心肌灌注显像能提供心肌血流灌注的信息，诊断心肌缺血，但不能鉴别急性与陈旧性心肌梗死。通过注射 ^{99m}Tc 焦磷酸盐等梗死心肌显像剂，该检查可以进行急性心肌梗死“热区”扫描，急性心肌梗死表现为局部放射性增高的浓集区。但心肌梗死“热区”显像剂在急性心肌梗死 6～12 小时才开始显像，不能用于超急性期诊断。

在心肌灌注显像上，陈旧性心肌梗死与急性心肌梗死类似，都表现为心肌灌注减低或缺损。核素心室造影可显示梗死心肌运动异常和心功能异常。

3.缺血性心肌病

（1）普通 X 线检查：缺血性心肌病 X 线检查表现包括左心室扩大，甚至双心室扩大，以及肺淤血、肺水肿和胸腔积液，与其他原因导致的心功能不全难以鉴别。透视观察可见心脏搏动减弱。

(2)X线心室及冠状动脉造影:缺血性扩张型心肌病X线心室造影可见心室腔扩大、心室壁局部或弥漫性运动障碍和射血分数降低。缺血性限制型心肌病则表现为左心室腔无扩大或轻度扩大,其他表现与扩张型类似。缺血性心肌病的心室壁运动障碍,扩张型主要为收缩功能不全,而限制型以舒张功能受损为主。冠状动脉造影可显示冠状动脉狭窄和闭塞病变。

(3)CT检查:增强多层螺旋CT可见左心室壁变薄,室壁运动减弱,收缩期增厚率下降。此外,CT检查还可以发现心肌病所致的肺水肿和胸腔积液。

(4)MRI检查:缺血性扩张型心肌病MRI检查显示左心室壁普遍灶性变薄,导致左心室壁厚度不均匀;室壁变薄部位心肌信号减低;左心室腔扩大,室壁收缩期增厚率下降,室壁运动减弱,其程度与室壁变薄部位的减弱程度一致。缺血性限制型心肌病左心室腔无扩大或轻度扩大。

(5)超声心动图:缺血性心肌病主要表现为心脏增大,收缩末期和舒张末期血容量增加,室壁运动异常,随心力衰竭程度增加而加重,出现左心室扩大和心包积液。扩张型左心室腔扩大较明显,而限制型左心室腔无扩大或轻度扩大。

(6)核医学检查:放射性核素心室造影可见室壁运动障碍和射血分数下降。心肌灌注显像可以鉴别冬眠心肌、顿抑心肌和梗死心肌的瘢痕组织,从而指导临床治疗。正电子发射计算机体层扫描术为判断心肌可逆性损伤(即心肌冬眠)的"金标准",对血管再通术的判断和预后有重要意义。

4.心绞痛和隐匿性冠心病

(1)普通X线检查:心绞痛和隐匿性冠心病的普通X线检查无特异性表现,心影可呈主动脉型。

(2)X线心室及冠状动脉造影:X线心室造影通常表现室壁运动正常,射血分数在正常范围;冠状动脉造影可显示冠状动脉狭窄病变。

(3)CT检查:多层螺旋CT灌注扫描可以根据心肌在注射对比剂后的时间-密度曲线来判断局部心肌的血流灌注情况,从而检测心肌缺血。应用电子束CT对包括左心室壁节段心肌CT峰值、心肌CT峰值与主动脉CT峰值之比,以及心肌上升CT值与主动脉曲线下面积之比3个指标的研究显示,冠心病组的指标数值明显低于正常人。

(4)MRI检查:普通MRI平扫心脏扫描序列不能区分心肌缺血与正常心肌,应用MRI对比剂才能显示。注射对比剂后,缺血区信号在早期无变化,而正常心肌信号增高,晚期以后对比剂在缺血区内得以再分布而使正常与缺血心肌之间的信号对比丧失。因此，使用快速成像序列可以显示心肌急性缺血。注射对比剂后扫描，心肌损伤区呈延迟增强，时间-信号强度曲线上升斜率缩小。药物负荷 MRI 检查可以进一步明确缺血，并可区分轻、中度缺血心肌与正常心肌时间-信号强度曲线。

磁共振心肌灌注成像是应用 MRI 检测心肌缺血另一种重要手段。首过法磁共振心肌灌注成像，正常心肌组织灌注均匀，而缺血心肌的灌注减低，表现为灌注时间延迟或出现灌注缺损。采用药物负荷试验，可以测定不同冠状动脉供血区心肌灌注储备，从而显示隐匿性心肌缺血的区域，更准确地判断冠脉不同分支的病变程度。

(5)超声心动图：可以观察左心室形态、大小，测定左心室泵功能及区域性运动功能异常。对静息状态未见异常改变者，可行药物负荷试验，检出潜在性缺血区，提高早期诊断率。

(6)核医学检查：放射性核素心肌灌注扫描可以显示心肌灌注减低或缺损，表现为放射性稀疏或缺损区，由此确定冠状动脉病变的程度、部位和范围。对于静息状态下被掩盖的心肌缺血，可以通过负荷试验检出，表现为负荷试验后心肌灌注图像上出现局限性放射性减低区，据此可以早期作出定性、定量诊断。核医学检查手段中，正电子发射计算机体层扫描术较单光子发射计算机断层成像更准确，还提供了从细胞水平、分子水平进行诊断的能力。除灌注显像外，应用正电子发射计算机体层扫描术还可进行代谢显像和受体显像。

(三)临床应用

1.冠状动脉病变

X 线冠状动脉造影是诊断冠状动脉病变的“金标准”，通过多体位观察，可以对冠状动脉的狭窄及闭塞病变作出明确诊断，还可了解冠状动脉的侧支循环情况。

多层螺旋 CT 在冠状动脉评价方面应用较多，但该技术对患者屏气配合和心律的要求较高，对某些患者而言，还需要进行呼吸训练或采用吸氧等方法来保证扫描顺利进行。心律不齐也是严重影响冠状动脉 CT 血管成像质量的重要因素，患者需要在扫描前进行药物纠正。如果被检查者的心率过快，就必须进行心率控制，否则可能导致所获图像发生错位，引起误诊。在图像重建时，医师需要仔细寻找对冠状动脉分支显示最佳的时相，否则可能因图像质量差，引起假阳性结果。因此，多层螺旋 CT 冠状动脉 CT 血管成像评价冠状动脉的准确度尚不及 X 线冠状动脉造影，主要是因为 CT 血管成像容易出现假阳性结果，但是其阴性结果的可靠性很高。由于CT血管成像为无创伤检查手段，因此对冠状动脉病变的筛选具有重要意义。

2.心肌梗死

根据世界卫生组织（World Health Organization，WHO）的研究，具备以下3个特征中的2个即可诊断为急性心肌梗死：典型症状（剧烈胸痛）、心肌酶水平升高和出现Q波的典型心电图表现。在急性心肌梗死的诊断中，影像学检查可以提供更准确的定位、定量诊断，通常根据影像学表现进行急性心肌梗死的诊断并不困难。

陈旧性心肌梗死根据临床病史及影像学表现比较容易作出诊断，其影像学表现主要应与急性心肌梗死进行鉴别，尤其是陈旧性心肌梗死合并心绞痛的患者。虽然两者的临床表现和病程有明显差别，但是对已患陈旧性心肌梗死再发胸骨后剧痛的患者，必须鉴别再发急性心肌梗死与陈旧性心肌梗死合并心绞痛。根据心肌的MRI信号、超声回声等，可以对两者进行鉴别。

3.缺血性心肌病

根据临床资料及影像学检查，对缺血性心肌病进行诊断并不困难。缺血性心肌病的影像学鉴别诊断，主要应与其他原因导致的心肌病进行鉴别，其中缺血性扩张型心肌病主要应与原发扩张型心肌病、酒精性心肌病等进行鉴别，缺血性限制型心肌病主要应与淀粉样变性心肌病等进行鉴别。采取病史、影像学检查及心肌活体组织检查（简称活检）等方法，能够对缺血性心肌病与其他原因导致的心肌病作出鉴别。

4.隐匿性冠心病

隐匿性冠心病的诊断主要依靠静息状态与负荷试验后的对比。如静息状态下心肌灌注正常，而负荷试验后灌注减低或缺损，提示为可逆性，是心肌缺血的典型表现。而静息状态下表现灌注异常者，则为不可逆性或持续性，是心肌梗死的表现。心肌灌注检查的“金标准”是正电子发射计算机体层扫描术，但其价格昂贵，目前MRI检查技术的快速发展为无辐射检测心肌缺血提供了另一种有效和经济的办法。

二、心脏瓣膜病

（一）概述

心脏瓣膜病是由多种原因引起的心脏瓣膜狭窄和（或）关闭不全导致的心脏疾病。正常情况下，心脏瓣膜开放时液向前流动，心脏瓣膜关闭则可防止血液反流，从而保证心脏内血液的单向流动。当瓣膜狭窄时，心腔压力负荷增加；瓣膜关闭不全时，心腔容量负荷增加。这些血流动力学改变可导致心房或心室结构改变及功能失常，最终出现心力衰竭、心律失常等临床表现。

（二）影像学检查

1.二尖瓣狭窄

（1）胸部 X 线检查：常规必做的检查，左心房扩大是最重要的征象。采取吞钡侧位或右前斜位，可显示食管压迹增深或后移。正位右心房内后方可见左心房影，心左缘主动脉结与肺动脉段间局部突出形成“第三弓”，气管分叉角可增大。右心室扩大，表现为心尖圆钝上翘，心前间隙下部变窄。左心房和二尖瓣区可见钙化。肺静脉高压时，可见血流再分配与间质性肺水肿。间隔 B 线与双侧胸腔常可见少量积液。

（2）CT 检查：时间、空间、密度分辨力等条件优良，成像不受心跳、呼吸的影响。任意角度多期多平面重组，有助于瓣膜形态的判断，电影成像则可观察瓣膜的开闭与动度。CT 血管成像在因肺气肿或体型原因难行超声心动图、需明确非原发二尖瓣病变原因（如黏液瘤或血栓所致栓塞），了解冠状动脉通畅程度，以及排除瓣周脓肿和肺水肿等并发异常方面，具有重要作用。

风湿性心瓣膜病导致的二尖瓣狭窄，常见二尖瓣叶增厚钙化，平扫可见二尖瓣膜、腱索或心房血栓钙化。电影成像显示舒张期瓣叶呈穹隆状，缺乏动度，二尖瓣口狭窄。部分可见左心房血栓，呈低密度，增强后无强化。左心耳因常规扫描时间过早，可导致充盈不足的假阳性，必要时可延迟扫描以明确诊断。

先天性瓣上狭窄环，表现为紧邻二尖瓣上方、起自左心房壁向房腔延伸的软组织隔膜。交界融合型狭窄表现为瓣叶增厚。

（3）MRI 检查：心脏 MRI 检查的心电门控电影成像可评估心脏瓣膜结构、瓣膜形态、测量口径，包括速率编码电影对比技术，在内的直接或间接方法可量化瓣膜的狭窄程度。该检查不适用于幽闭恐惧症患者、起搏器使用者、肥胖者，以及肺气肿患者。

电影序列显示舒张期血流喷射进入左心室是二尖瓣狭窄的主要征象，时相增强可以用于计算峰值收缩速率和跨瓣压力差。此外，左心房与右心室扩大、心房血栓均可清晰显示。

（4）超声心动图：经胸超声心动图结合彩色多普勒技术能提供瓣膜的形态、二尖瓣口面积、跨瓣压力差等信息，成为二尖瓣狭窄首选的诊断方法。经食管超声心动图属于有创检查，但其提供的二尖瓣图像质量优于经胸超声检查，对心房血栓的检查较为敏感,并可在二尖瓣球囊成形术中起到引导作用。

二尖瓣狭窄时,M 型超声心动图可见前叶 M 型运动曲线与正常人明显不同,舒张期 E 峰后曲线下降速度减慢,与 A 峰之间的 F 点消失,代之以“平台样”曲线,即“城墙样”改变。二尖瓣后叶与前叶粘连,舒张期受前叶的被动牵拉,也呈前向运动。

二维超声心动图能够更直观地了解瓣叶的形态、结构和活动情况。风湿性心脏病引起的二尖瓣狭窄,瓣膜边缘明显增厚,回声增强,由于受到牵拉,瓣尖活动度减小,开放幅度明显减小,呈“穹隆样”或“气球样”改变。由于瓣口狭窄,导致舒张期左心室充盈受阻,血流淤滞于左心房内,左心房扩大、压力增高,发生结构重构,如果合并房颤,左心房甚至双房进一步增大。由于长期的血流淤滞,左心耳或左心房内容易形成血栓。彩色多普勒检查能够在舒张期探及通过二尖瓣口的高亮血流信号。

经食管超声心动图能够从多个切面、多个角度、更清晰地评价二尖瓣及左心耳的形态结构。经食管超声探头位于左心房后方,因此左心房成为声束近场,对左心耳的成像更加清晰,多个切面观察左心房及左心耳内部有无自发回声显影及异常回声也是经食管超声检查评价二尖瓣狭窄的重点。实时三维超声心动图能够对二尖瓣叶、瓣环的立体结构,以及与毗邻结构的空间关系进行更为真实的呈现,并通过三维重建,精确计算有效二尖瓣口面积。

2.二尖瓣关闭不全

(1)胸部 X 线检查:可直观地显示心脏大小、肺血情况,是常规检查手段。通常急性期心脏大小正常,可有不对称肺水肿,以右肺上叶较严重;慢性期以左心室扩张为特征;晚期可有肺动脉高压和右心扩张,表现为残根状肺门、心尖圆钝上翘、胸骨后间隙闭塞。

(2)CT 检查:心电门控心脏 CT 可直观地显示导致二尖瓣关闭不全的瓣叶脱垂的经典征象、感染性心内膜炎导致的瓣膜周脓肿,以及冠状动脉的通畅程度,成为常用的二线检查方法。

直接征象可见二尖瓣逆行进入左心房、超过二尖瓣环平面 2 mm、呈连枷状或皮带扣状。急性期间接征象为肺泡性肺水肿,以右肺上叶较显著;慢性期间接征象主要为左心房与左心室扩大;晚期间接征象为肺动脉及主要分支的显著扩张和右心房与右心室的扩大。感染性心内膜炎患者常见瓣膜增厚、钙化,以及瓣周脓肿形成。

(3)MRI 检查:可精确定量反流量,与定量多普勒成像的相关性良好,是测量心室容积、左心室心肌质量最精确的无创技术。电影序列可直观显示收缩期血流喷射至左心房，MRI 检查是评估左室射血分数、左心室容积、左心室心肌质量的常用技术。

(4)超声心动图：在诊断二尖瓣关闭不全、判断病因及修复可能性、定量严重程度方面发挥重要作用。多普勒超声是估测肺动脉收缩压的有效工具，运动负荷超声心动图对于无症状或稳定患者的检测有较大帮助。

发生二尖瓣脱垂时，M 型超声心动图可见二尖瓣收缩期运动曲线，CD 段向下凹陷，呈经典的“吊床样”改变。二维超声心动图可判断二尖瓣脱垂的部位及严重程度。正常的二尖瓣结构呈马鞍形，发生脱垂时，这种马鞍形结构被破坏，一个或两个二尖瓣叶的一个或多个部分脱向左心房，导致瓣膜的关闭不全。由于左心容量负荷的增加，左心房、左心室扩大，乳头肌相对移位，导致二尖瓣环扩张，二尖瓣的生理解剖结构被进一步破坏，从而加重二尖瓣反流的严重程度。原发性二尖瓣反流的患者，常见瓣叶增厚，瓣下腱索松弛、冗长；瓣下腱索断裂的患者，可见腱索残端随瓣叶活动而甩动，即“连枷样”运动。当合并感染性心内膜炎患者的瓣膜受到炎症侵犯时，瓣叶及附属结构不均匀增厚，可见大小不一的赘生物附着于瓣膜表面，严重者瓣叶被破坏，造成穿孔。继发性二尖瓣脱垂作为急性心肌梗死乳头肌功能不全的机械并发症之一，乳头肌部分或全部断裂，相应室壁可见节段性室壁运动异常。

彩色多普勒成像能够显示通过二尖瓣反流的方向，有助于判断病变的瓣膜。前叶脱垂，瓣膜反流方向为左心房侧后壁；后叶脱垂，反流方向为房间隔、左心房前壁；如果前、后叶均发生脱垂，反流束方向可能居中。反流程度严重时，血流甚至发生折返。

3.主动脉瓣狭窄

(1)胸部 X 线检查：表现为主动脉瓣狭窄导致后负荷增加，心影改变与高血压性心脏病变类似。心影呈主动脉型，主动脉瓣钙化严重时，主动脉瓣区可见钙化；若升主动脉扩张，使纵隔增宽，主动脉结凸出。左心室肥厚可使左心缘饱满、心尖圆钝，心脏进一步增大可使心界向左侧扩大；晚期左心室肥厚代偿泵血能力不足，压力往后传导至左心房，导致左心房扩大，右心缘可见双房影，肺部可见肺淤血表现。以上表现结合主动脉瓣听诊区有收缩期喷射性杂音，可以提示主动脉瓣狭窄的诊断。

(2)心导管造影：通过介入性技术测量左心室与主动脉收缩压，压差超过 2.7 kPa(20 mmHg)即可诊断为主动脉狭窄。压差与瓣膜狭窄程度成正比，

2.7～4.0 kPa(20～30 mmHg)为轻度狭窄,4.0～6.7 kPa(30～50 mmHg)为中度狭窄,超过 6.7 kPa(50 mmHg)为重度狭窄。

主动脉或左心室造影显示主动脉瓣增厚变形,收缩期可见瓣口喷射征,升主动脉呈梭形扩张,左心室肥厚或扩张。近年来,随着超声心动图、多排 CT 增强扫描,以及 MRI 检查等无创心血管疾病检查方法的应用,心血管造影已不再作为基础性诊断方法。但对于某些介入治疗技术,仍需行心血管造影,如主动脉瓣狭窄患者的瓣膜球囊扩张术,术前需行升主动脉或左心室左前斜位造影,明确主动脉瓣狭窄程度、瓣环直径、有无合并主动脉瓣反流等,以选择适当直径的球囊导管。术后重复行升主动脉造影,以观察有无主动脉瓣反流及其程度。

(3)CT 检查:可了解主动脉瓣叶个数、形态及类型,判断狭窄程度,测量瓣环的大小、主动脉的宽度及心肌厚度,可以量化主动脉瓣钙化程度,并准确测量瓣环等径线。瓣膜钙化概率随着年龄的增长而增加,年龄超过 70 岁,36%的患者存在瓣膜钙化;年龄超过 80 岁,瓣膜钙化概率可达 75%;年龄低于 40 岁如发现瓣膜钙化多具有临床意义。钙化性主动脉瓣狭窄的病理特点是瓣叶在增厚的基础上,存在大量的钙化结节,凸出瓣叶的表面。

大量钙化也是术后主动脉瓣反流、主动脉瓣环撕裂、冠状动脉堵塞的危险因素。相对于球囊扩张式瓣膜,自膨式支架受钙化影响在术后产生瓣周漏的可能性更大。经导管主动脉瓣置入术不像传统外科手术,钙化的瓣叶无法取出,因此钙化的存在对于瓣膜假体能否良好锚定及避免移位非常重要。CT 扫描显示瓣膜钙化后通过 Agatston 评分系统,可以对钙化进行定位、定量分析,半定量评估严重程度可分为 4 级:1 级为无钙化,2 级为瓣周及瓣尖点状钙化,3 级为多发大点状钙化,4 级为连续线状钙化。

(4)心脏 MRI 检查:主动脉瓣狭窄的扫描方案特点是增加主动脉根部短轴切面多序列成像(如主动脉窦短轴多层电影序列、相位对比序列),可观察主动脉瓣形态,对瓣环直径、经瓣速度、跨瓣压差或反流进行量化。主动脉瓣狭窄疾病后期应关注后负荷加重引起的心血管改变,如左心室心肌肥厚、纤维化,左心房扩大,升主动脉增宽等,心脏 MRI 检查在这些方面具有独特优势。心脏 MRI 检查白血及黑血序列均可显示左心室心肌厚度,钆造影剂延迟强化的出现提示局灶性心肌纤维化,是晚期心肌损伤的改变。心肌纤维化的出现是心肌损伤及心功能改变的重要标志之一,可引起心室重构,使心脏的机械活动和电活动发生改变,甚至可导致患者发生心力衰竭,增加患者的死亡风险。

(5)超声心动图:M 型超声心动图主动脉波群显示主动脉瓣增厚,回声增强，开放幅度明显减小。二维超声心动图显示瓣叶形态改变，瓣叶可增厚、回声增强，瓣叶交界处粘连，瓣口开放受限，严重狭窄时，瓣叶几乎不活动。若是瓣膜畸形，大动脉短轴切面，单叶瓣畸形开放时呈椭圆形，其中一个边缘紧靠主动脉壁，关闭时关闭线形如逗号，并且偏向一侧主动脉壁。主动脉二叶瓣相对较常见，呈上下或左右排列，左右二叶瓣常见，开放时呈梭形或鱼口状，关闭时呈哑铃状。四叶瓣畸形显示主动脉瓣叶为四叶，瓣叶的大小可不一样，主动脉瓣开放时形似四方形，关闭时呈“田”字形。组织多普勒超声心动图显示收缩期高速射流频谱特点，峰值速度增快，加速时间短，减速时间长，峰值后移。彩色多普勒显示收缩期血液从左心室进入狭窄的主动脉瓣口时呈五彩高速射流，射入主动脉内，严重狭窄时可至主动脉弓及其分支。一般主动脉瓣狭窄的血流为中心性，在二叶式主动脉瓣时，主动脉的血流束多呈偏心性。左心室流出道排血受阻，血流速度缓慢，因此左心室流出道血流色彩暗淡。

超声心动图可根据估测的主动脉瓣口面积和跨主动脉瓣的压差定量评价主动脉瓣的狭窄程度。左心室流出道的每搏血流量与主动脉瓣口的每搏血流量相等，所以主动脉瓣口面积可根据连续性方程计算。该方法估测的是主动脉瓣有效瓣口面积，而非真正的解剖面积。根据连续多普勒可准确地测定在主动脉瓣口的跨瓣压差，估测主动脉瓣狭窄的严重程度。

4.主动脉瓣关闭不全

(1)胸部X线检查：仅能显示该病的一些间接征象，如左心室扩大、升主动脉增宽等，不能提供确定诊断的依据。心脏呈主动脉型，主动脉瓣区或可见钙化，升主动脉普遍扩张，左心室扩大。

(2)CT检查：对瓣膜钙化较敏感，心电门控下行CT血管成像可清晰地显示主动脉窦部及心脏结构，对测量主动脉瓣置换术前径线具有重要应用价值。

CT平扫可显示主动脉瓣区的钙化，增强扫描可见瓣膜增厚和赘生物，二维多平面重建和三维容积再现图像可显示主动脉和左心室的继发改变。在主动脉病变中，如主动脉根部扩张，冠状位多平面重建显示升主动脉呈瘤样扩张，左心室扩大。覆盖整个心动周期的电影图像可观察瓣膜运动，以经主动脉根部的图像显示最佳。舒张期观察主动脉瓣脱垂的效果最好。

(3)MRI检查：视野大，空间分辨力较好，可以显示主动脉瓣形态及测量跨瓣反流血流量。MRI常规电影序列可以观察主动脉瓣反流征象，表现为舒张期左心室内起自主动脉瓣向心尖方向走行的低信号束，可在左心室流出道、左心室流入道与流出道切面进行观察。根据信号缺失的大小、持续的时间和方位，可粗略做出瓣膜病变程度的判断，但准确度受扫描切面的影响。因此，需要定量的检查方法。目前可采用 2 种方法进行定量分析，一种是求积法，另外一种是时相标测法。进行 MRI 定量分析需要容积数据，根据覆盖心脏多层面、多时相的心脏短轴图像，可以计算出心室收缩末期、舒张末期的容积及心功能。正常人左右心室的搏出量是相等的，所以瓣膜反流心室与正常心室搏出量的差值就是反流量。应用求积法评价瓣膜反流的效果，优于评价瓣膜狭窄。时相标测法可测量反流血流，区分顺向和逆向血流，在平行于主动脉瓣环层面的图像上，可测量反流血流的速度曲线。正常人在舒张期主动脉瓣无逆向血流，而主动脉瓣反流者出现逆向血流，时间-逆向血流曲线下面积即代表反流量。研究表明，MRI 检查与 X 线造影测得的反流量结果一致。

(4)超声心动图：主动脉瓣关闭不全首选和定性的检查方法，彩色多普勒在瓣膜运动、血流速度成像中发挥重要作用，且相对简便易行，有利于疾病随访复查。但不足之处在于操作者依赖性，组织分辨率不够。

超声心动图主要选用左心室长轴切面或心尖二腔心切面、心底短轴切面和心尖五腔心切面，从不同角度观察主动脉瓣结构及反流。二维超声心底短轴切面可清楚地观察瓣叶的解剖结构改变，可见主动脉瓣不同程度的增厚、回声增强，瓣叶呈不规则团状或粗线状回声，活动受限。舒张期主动脉瓣关闭时，瓣膜可见裂隙。主动脉瓣脱垂时，舒张期瓣膜超过主动脉瓣关闭点的连线，突向左心室流出道。彩色多普勒可直接显示舒张期起源于主动脉瓣的五彩反流束，并延伸至左心室流出道。彩色多普勒不仅可对主动脉瓣关闭不全作出定性诊断，还可以进一步确定关闭不全的程度。根据反流束在左心室流出道内的最大宽度和左心室流出道宽度的比值，可将关闭不全分三度：两者比值＜25％为轻度，两者比值在25％～65％为中度，两者比值＞65％为重度。

5.肺动脉瓣狭窄

(1)胸部 X 线检查：可显示肺循环血流量减少，方便简单判断心脏大小。检查显示心脏呈二尖瓣型，肺动脉段突出，两侧肺门不对称，左肺门较右肺门大是肺动脉瓣狭窄的经典征象。

(2)CT 检查：心电门控心脏 CT 及其电影成像可展示瓣膜的开放受限、瓣叶形态、瓣膜下或漏斗部纤维肌性狭窄，发现右心房与右心室扩大。CT 检查常应用于超声诊断有疑问或需排除其他并发连接异常、血管异常时。

肺动脉瓣膜狭窄，瓣膜增厚呈结节状，电影成像显示瓣膜开放受限，主肺动脉狭窄后扩张。瓣叶可呈不规则的二瓣状或花蕾状。瓣膜下或漏斗部纤维肌性狭窄，可见流出道肌壁肥厚伴相应部位管腔狭窄。此外，可有第三心室形成。瓣膜下隔膜型狭窄，呈肺动脉瓣下带状透明区。右心房、右心室可见扩大。

(3)MRI 检查：可较精确地评估瓣膜的狭窄程度和右心室功能，因无创和任意平面成像，其在肺动脉瓣狭窄的应用将越来越受到重视。MRI 检查可显示扩张的肺动脉干及左肺动脉，MRI 电影可显示增厚融合的瓣叶、狭窄的瓣口，增强成像可明确跨肺动脉瓣容积血流比例。

(4)超声心动图：可直观地显示肺动脉瓣狭窄的存在与程度、右心室扩大，评估右心室功能，加上无创、方便、廉价的优点，已成为常规首选和确诊肺动脉瓣狭窄的方法。

肺动脉瓣狭窄时，大动脉短轴切面能显示肺动脉瓣的形态结构，肺动脉瓣明显增厚、开放幅度减小，收缩期呈"穹隆样"改变。肺动脉主干呈狭窄后扩张，是肺动脉瓣狭窄的间接证据，但肺动脉扩张程度与瓣膜狭窄程度并不成比例。肺动脉瓣狭窄合并右心室流出道狭窄多见。二维图像仅能判断肺动脉瓣及右心室形态学改变，但是对于狭窄程度无法作出判断，连续多普勒能定性、定量地评估，彩色多普勒血流可显示瓣口狭窄处加速血流。

6.肺动脉瓣关闭不全

(1)胸部 X 线检查：获得性肺动脉瓣关闭不全最常见于肺动脉高压，可见双侧肺门增大、心左缘肺动脉段突出、右心室扩大导致心尖圆钝上翘。肺纹理可稀疏，并且透过度可增高。先天性肺动脉瓣关闭不全常因肺动脉瓣缺如导致，常并发于法洛四联症，以右心室扩大、肺动脉扩张为特征。

(2)CT 检查：高端 CT 除能够展示瓣膜形态与开放动态外，在显示重要并发异常(如肺动脉血栓、瓣周脓肿、肺部阻塞性疾病)等方面也有明显优势。先天性肺动脉瓣关闭不全多因肺动脉瓣缺如造成，后者最常并发于法洛四联症。CT 检查对与手术密切相关的室间隔缺损部位、主动脉骑跨程度、冠状动脉有无畸形等情况的提示，对治疗具有重要作用，成为临床常用的补充手段。

肺动脉高压时，CT 检查常见肺动脉主干及分支扩张。分叉水平肺动脉主干直径较同层面升主动脉直径大。肺动脉血栓患者可见肺动脉内无强化、偏心性充盈缺损。此外，还可见右心室扩大。因病因不同，肺部可见肺气肿、纤维化、马赛克灌注、胸腔积液等征象。术后患者行 CT 检查，可显示既往手术改变。

感染性心内膜炎则常见主动脉瓣、二尖瓣同时受累，瓣膜见不规则赘生物、瓣周脓肿为经典征象。肺动脉瓣缺如患者显示右心室流出道与肺动脉主干间未见瓣叶或仅有部分瓣叶遗留。肺动脉主干与右心室显著扩大，左、右肺动脉近段扩张。扩张的肺动脉压迫左、右肺上叶支气管及右侧中间段支气管，可见并发法洛四联症、房间隔缺损或三尖瓣下移。

(3)MRI 检查：可显示扩大的主肺动脉及右心室。稳态自由序列或梯度回波电影可显示舒张期反流性血流信号缺失喷射进入右心室，电影图像有助于右心室容积、功能的评估，右心室功能是决定是否需要修补的关键。速率编码时相增强血流研究可以测量反流容积。

(4)超声心动图：因肺动脉主干靠近胸壁，因此经胸超声心动图比经食管超声心动图显示清晰。彩色血流多普勒可以准确地识别微量、轻度的肺动脉瓣反流，肺动脉反流显示为细小、短簇的血流，与重度肺动脉瓣反流显著不同。另外，观察肺动脉瓣叶结构，评估右心室大小及功能也能明确反流的病因和对容量负荷过重的适应。记录肺动脉瓣反流和三尖瓣反流的连续波多普勒频谱，提供肺动脉瓣反流程度的支持性指征并估算肺动脉压力。肺动脉反流程度分级：①肺动脉瓣轻度反流，肺动脉反流束长度≤10 mm；②肺动脉中度反流，肺动脉反流束长度在 10～20 mm；③肺动脉重度反流，肺动脉反流束长度＞20 mm。

彩色多普勒超声心动图可通过测量反流喷射束的大小、密度、宽度、减速率评估关闭不全的严重程度，也因无创、廉价、方便等优点成为本病首选的检查方法。

(三)临床应用

1.二尖瓣狭窄

患者多以呼吸困难就诊，心脏 X 线检查显示左心房、右心室显著扩大及肺间质肺水肿，首先需考虑风湿性心脏病，二尖瓣狭窄。超声心动图显示二尖瓣叶增厚，舒张开放呈“鱼口样”改变，瓣口开放面积＜2.0 cm^2，M 型超声二尖瓣前叶运动曲线呈“城墙样”改变。心脏 CT 检查可直观地显示二尖瓣增厚、粘连、钙化。在少数情况下，如发现青少年患者瓣膜增厚及瓣上狭窄环，则需考虑先天性瓣膜及瓣上狭窄，并且可以同时观察是否合并主动脉缩窄或其他畸形。冠状动脉通畅程度、左心房是否存在血栓、肺间质水肿、胸腔积液也属于观察重点。

2.二尖瓣关闭不全

超声心动图、心脏 CT 检查或 MRI 电影成像可显示心室收缩期血流自左心室反流至左心房，是二尖瓣关闭不全的主要征象。二尖瓣逆行进入左心房、超过二尖瓣环平面 2 mm、呈连枷状或皮带扣状，则考虑为二尖瓣脱垂。左心房、左心室扩大为常见的继发征象。在感染性心内膜炎患者中，常见二尖瓣膜增厚、钙化，以及瓣周脓肿形成。

3.主动脉瓣狭窄

主动脉瓣狭窄的影像学评估,应综合瓣膜解剖学、血流动力学、患者症状、左心室对压力负荷的反应等因素,如心肌有无重构、纤维化。超声心动图仍将是主动脉瓣狭窄初始评估的主要依据,诊断要点:①主动脉瓣增厚,瓣口开放幅度减小,左心室壁增厚。②定性诊断,彩色多普勒显示主动脉瓣口出现收缩期多色镶嵌的射流束,进入升主动脉后明显增宽。脉冲多普勒和连续波多普勒显示主动脉瓣口的高速射流频谱。③定量诊断,主要包括主动脉瓣跨瓣压差和瓣膜口面积的估测。

通过CT检查进行主动脉瓣钙化评分是评估主动脉瓣狭窄严重程度的另一种方法,特别是对于超声心动图显示钙化与狭窄程度不一致的患者。在疾病后期,应关注心肌的病变,应用心脏MRI检查识别患者心肌纤维化,以帮助指导主动脉瓣置换的时机。

4.主动脉瓣关闭不全

主动脉瓣关闭不全的诊断主要依靠临床表现及影像学检查,影像学检查可观察瓣膜结构并评估反流程度及血流动力学改变继发心血管病变。

彩色多普勒超声或心脏MRI检查,在左心室流出道内观察起自主动脉瓣的舒张期反流束,均可定量评估反流量。CT平扫可显示主动脉瓣区的钙化,增强扫描可见瓣膜增厚和赘生物等,可用于病因的诊断。CT大视野扫描可观察升主动脉及心脏,对明确病因有帮助。

5.肺动脉瓣狭窄

青少年多因劳累后心慌气促就诊。胸部X线检查显示肺循环血流量减少、左侧肺门较右侧肺门大,CT检查或超声心动图提示肺动脉瓣膜增厚开放受限或二瓣化、伴或不伴瓣下狭窄..

6.肺动脉瓣关闭不全

超声心动图或MRI电影可直观地显示肺动脉瓣关闭不全的征象。

三、心肌炎

(一)概述

WHO将心肌炎定义为一种由组织学、免疫学及免疫组化确定的心肌炎性疾病,可局限性或弥漫性累及心肌,为临床常见病之一。根据病因可分为感染性、特发性、自身免疫性、毒素或药物,在感染性病因中以病毒感染最常见,其中柯萨奇病毒、人类细小病毒B19、人疱疹病毒6型和腺病毒的检出率最高。

病理生理学上，心肌炎包括3个不同的阶段，第1阶段是病毒诱导的心肌细胞破坏；第2阶段为宿主特定的免疫反应激活导致T细胞分泌细胞因子，进而发现并清除感染的心肌细胞，而这可能破坏正常的心肌细胞；第3阶段为急性炎症过程减退，受损的心肌细胞被胶原蛋白取代，发生弥漫性纤维化，心肌炎从急性转为慢性阶段。

急性病毒性心肌炎组织学检查发现可心肌变性、水肿、断裂、溶解坏死，以及细胞浸润等异常改变。慢性者引起心房、心室的扩大，心内膜增厚，在心肌内形成陈旧性瘢痕。有些病毒性心肌炎可以引起扩张型或肥厚型心肌病。病毒性心肌炎的上述病理改变常侵犯心脏各层组织，除心肌外还可累及心包、心内膜，以及心脏传导系统。大体观察心肌炎产生的心肌损害，一类演变为扩张型心肌病，另一类导致心肌肥厚。患者的主要临床表现是心律失常，严重者可致心肌收缩力减弱、收缩功能受损、心排血量减少、心功能不全。

(二)影像学检查

1.X线检查

X线检查无法定性诊断心肌炎，且80%的病毒性心肌炎患者胸部X线检查无阳性发现，少数患者(不足10%)因有少量心包积液，可见心脏略增大和心包积液征象。

2.CT检查

CT检查心脏可无阳性发现，患者心肌受累严重时，心肌可见多发低密度病灶，常合并心包积液征象。冠状动脉CT血管成像对于排除冠心病十分重要。

3.心脏MRI检查

心脏MRI检查可以在组织学水平评估急性心肌炎的病理学改变，包括水肿、心肌充血、毛细血管渗漏，以及心肌坏死和纤维化，对于心肌炎的诊断及预后评估有重要价值。

对急性和亚急性心肌炎患者进行心脏MRI检查，结果显示心室肌壁厚度在正常范围或略有增厚，在T_1加权像上病灶呈多发斑点状低信号，在T_2加权像上为高信号，此征象具有一定的特征性，反映了心肌组织内炎性病灶和水肿。此外，室壁运动及收缩期室壁增厚率可节段性下降，心腔可扩大。

慢性期心肌炎患者进行心脏MRI检查，结果显示室壁有灶性、局限性变薄，病灶比陈旧心肌梗死灶的范围小，伴有低信号改变，室腔可扩大，收缩功能下降，表现为室壁运动减弱。部分患者发生心肌炎后左心室壁可增厚，似肥厚型心肌病样改变。

(1)T_2WI:心肌发生损伤时,病毒复制及炎症反应会破坏心肌细胞,导致自由水及蛋白含量增加,且后续炎症因子释放会增加心肌灌注,增加心肌内自由水的含量。自由水中质子在磁场中存在长 T_2效应,因此受损心肌在 T_2WI 上较正常心肌信号增高。T_2WI 常用的三反转自旋回波序列,可抑制心包外脂肪信号。T_2WI 可定性评估局灶性心肌水肿,当心肌全部受累时,心肌信号与骨骼肌信号比值≥2.0 即提示水肿。

(2)早期强化:心肌细胞损伤释放炎症因子引起血流灌注增加、心肌充血,采用自由呼吸增强 T_1加权成像,可显示心肌异常强化。以骨骼肌为参考标准,增强后心肌及增强前心肌信号强度比值≥4.0 或当骨骼肌发生炎症时,心肌绝对增强值>45%提示心肌充血。研究结果表明,早期强化诊断心肌炎敏感性为63%~85%,特异性为68%~100%。

(3)钆造影剂延迟强化:延迟强化具有较高的信号与干扰加噪声比,可显示心肌坏死及纤维化。当存在心肌损伤时,心肌细胞膜破裂,导致造影剂过多分布于细胞外间隙,选择合适的反转时间,正常心肌被抑制呈低信号,而坏死区域造影剂残留较多,信号增高。心肌炎心肌强化分布部位多样,多数局限于左心室下壁、下侧壁中外层心肌。不同病毒引起的心肌炎,心肌坏死位置不同,人类细小病毒 B19 感染心肌炎心肌下侧壁存在钆造影剂延迟强化,而在人疱疹病毒 6 型感染组室间隔出现钆造影剂延迟强化,而心肌坏死部位分布不同导致患者临床症状及预后差异较大。钆造影剂延迟强化诊断急性心肌炎的特异性较高,但敏感性和准确性较差。钆造影剂延迟强化图像易受患者呼吸及心脏运动伪影的干扰,且当发生弥漫性心肌损伤时,没有正常心肌作为参考,诊断心肌炎具有挑战性。

(4)定量 mapping 技术:T_1和 T_2弛豫时间是组织的 MRI 特性,与其内在组织特征、周围的生物环境和外在因素相关。与传统的心脏 MRI 检查技术相比,mapping 生成以像素为单位的定量心肌图,mapping 图上的每个像素都提供了一个组织的 T_1或 T_2数值,具有较高的空间分辨率,且不依赖相对图像信号强度差异来诊断疾病。心肌每种组织都具有正常 T_1或 T_2数值范围,其升高或降低可反映疾病状态或生理变化。无论是细胞内还是细胞外,T_1和 T_2弛豫时间检测到的游离水含量均可反映心肌炎的病理学改变。

T_1-mapping:有 2 种可能的机制解释损伤心肌的 T_1值较正常心肌高。第 1 种机制认为,缺血心肌含水量增加导致 T_1升高。在体研究推测 T_1延长是由细胞内和细胞外空间总含水量和相对含水量增加所致。第 2 种机制认为,自由质子在缺血组织中电解质分布改变进一步使 T_1延长。文献报道,在 1.5 T MRI

图像上，T_1超过990毫秒提示心肌损伤，mapping形成伪彩图可直观地显示心肌损伤范围。造影剂注射之前获取原始T_1-mapping，造影剂注射后在不同时间采集获得增强后T_1-mapping，增强后T_1-mapping可间接反映造影剂动力学改变。增强后T_1-mapping不是心肌组织的内在特性，而取决于造影剂在细胞外空间的积累，即心肌组织中造影剂浓度。当血池与心肌造影剂达到平衡时，可以估计心肌细胞外体积分数，细胞外体积和心肌纤维化相关。有学者在疑似心肌炎患者中比较T_1-mapping与T_2WI的诊断准确性发现，与黑血T_2WI、亮血T_2WI及钆造影剂延迟强化相比，原始T_1-mapping超过990毫秒敏感性更高，而诊断准确性相似。

T_2-mapping：检测心肌水肿较敏感，可增加心肌炎诊断的准确性。局灶性钆造影剂延迟强化患者的心肌T_2弛豫时间显著长于没有明显钆造影剂延迟强化患者的心肌T_2弛豫时间，说明急性心肌炎患者的心肌受累。由于心肌炎患者受累心肌不均质性，多采用整体平均T_2值，造成T_2-mapping诊断心肌炎准确性降低，急性心肌炎患者的T_2值和像素值的变化增大。此外，T_2-mapping还能及时监测急性心肌炎患者的疾病进展。

4.超声心动图

病变早期由于心脏的形态结构及功能改变不明显，超声心动图往往缺乏特异性表现。随着疾病进展，超声心电图可出现类似扩张型或肥厚型心肌病的表现，主要特征列举如下。

(1)心腔扩大：急性心肌炎的二维超声心动图表现为舒张末期心室内径在正常范围，随着疾病进展，患者心肌重构、心腔扩大，极少数明显扩大，左右心均可累及，以左心扩大为主。心室扩张可导致不同程度的二尖瓣或三尖瓣反流。

(2)心肌增厚、回声异常：急性期由于心肌间质水肿导致心肌增厚，以室间隔及左心室后壁为主，心肌回声减低。亚急性期心肌回声不均或弥漫性增强，以室间隔左心室面或左心室下壁显著，恢复期心肌厚度及心肌回声可逐渐恢复正常。

(3)心脏功能异常：表现为收缩功能整体下降，部分患者可以出现心室壁节段性运动异常，为心肌炎症受累不均所致。组织多普勒表现为瓣环运动速度降低，E/e′升高，但随患者病情好转数日后很快恢复正常。暴发性心肌炎患者则出现弥漫性室壁运动减低，蠕动样搏动，为心肌弥漫性炎症导致心肌收缩力显著下降所致，早期变化和加重很快。同时，左室射血分数显著降低，甚至低至10%，部分射血分数极低的患者可出现心室内血栓。

(4)心包积液：心肌炎病变累及心包时可出现心包积液，表现为心包腔内的无回声区,超声诊断心包积液敏感性高,可以为临床诊断、治疗及预后评估提供重要参考。

(5)少数暴发性心肌炎病情进展迅速,可出现室间隔穿孔及心腔内附壁血栓。室间隔穿孔表现为室间隔的一束或多束分流,多发生于肌部;附壁血栓则为心腔内的低回声或等回声光团,超声造影时无造影剂进入。

一旦心肌炎临床诊断成立,医师应注意行超声心动图随访患者的心室大小与功能,包括左心室的容量与射血分数,其他的参数还包括组织运动速度,以评估左心室收缩功能的恢复情况。大部分心脏结构及功能的改变,在有效治疗数天或更长时间后即可恢复正常,超声心动图的意义还在于帮助及时排除心脏瓣膜病、肥厚型或限制型心肌病等。

(三)临床应用

典型的病毒性心肌炎,具备以下 3 项要点就可以明确诊断。

(1)有病毒感染的证据:如上呼吸道感染、腹泻或其他病毒感染的表现,在病毒感染后数日内出现心脏受损的表现。

(2)有心肌损伤表现:出现下列任何临床表现之一,即提示发生心肌损伤。①心脏增大;②心力衰竭,③频发室性期前收缩、多源性或多形性室性期前收缩、房早二联律、多源性房性心动过速、心房颤动、阵发性室性心动过速、房性心动过速和窦房传导阻滞;④心包摩擦音;⑤病理性杂音;⑥无其他原因可以解释的血清心肌酶水平升高。

(3)影像学表现:心脏超声检查出现室间隔及左心室后壁增厚、心功能减退或合并心包积液。心脏 MRI 检查出现典型心肌炎表现:①心肌水肿,心肌信号与骨骼肌信号比值≥2.0。②心肌充血,以骨骼肌为参考标准,增强后心肌及增强前心肌信号强度比值≥4.0;或当骨骼肌发生炎症时,心肌绝对增强值超过45%。③心肌坏死,心外膜下心肌点片状延迟强化,以左心室游离壁受累多见。④新的定量技术包 T_1、T_2-mapping 图上原始 T_1、T_2-mapping 及细胞外体积增大。

四、先天性心脏病

(一)概述

先天性心脏病简称先心病,是由胚胎期心脏血管形成障碍、发育与连接异常、出生后应自动关闭的通道未能闭合导致的畸形,是婴幼儿中最常见的先天性疾病之一。

大多数先天性心脏病的病因尚不清楚，目前认为其发生可能是胎儿周围环境与遗传因素相互作用的结果。因此，孕妇加强孕期保健，尤其是孕早期适当补充叶酸，积极预防风疹、流感等病毒感染，避免与发病相关的因素接触，对预防先天性心脏病的发生有积极意义。

小部分单一先天性心脏病（如房间隔缺损、室间隔缺损和动脉导管未闭）患儿在5岁以前（尤其是1岁以内）有自愈的机会。另外，小部分患者畸形轻微、对循环功能无明显影响，无须任何治疗。但大多数先天性心脏病患者需进行手术或介入治疗矫正畸形，尤其是复杂性先天性心脏病患者，常需联合治疗或多期手术治疗。随着检查和治疗技术的进步，大多数先天性心脏病患者可在胎儿时期或婴儿时期得到准确诊断，并进行手术或介入治疗，从而在很大程度上改善先天性心脏病患者的预后，部分患者可恢复正常，不影响生长发育。

（二）影像学检查

1.房间隔缺损

（1）胸部X线检查：肺循环血流量增加，心脏呈“梨形”，右心增大，肺动脉段突出，主动脉结偏小或正常。

（2）CT检查。①直接征象：房间隔不连续，左右心房之间可见造影剂相通，可在轴位图像上测量房间隔缺损的前后径，在冠状位图像上测量上下径，同时对其进行分型，从而为房间隔修补术或介入封堵术治疗提供影像学信息。②间接征象：右心室扩大、室壁肥厚，右心房扩大，肺动脉高压改变，即表现为肺动脉干横径超过同水平升主动脉横径。观察房间隔缺损的同时，还应观察房-室连接及心室-大动脉连接的关系，同时应注意患者是否合并冠状动脉起源和走行异常，是否合并肺静脉异位引流，主动脉弓、主动脉降部有无缩窄，以及气管发育情况。

（3）MRI检查：横轴位和短轴位自旋回波序列上，可见房间隔连续性中断，电影序列可见穿隔血流，由于房间隔较薄，因此信号强度较弱，尤其是对小的缺损观察受限。

（4）超声心动图：常用切面包括胸骨旁四腔心、大动脉短轴切面，剑突下四腔心、大动脉短轴切面，以及剑突下腔静脉长轴切面。相对于较肥胖的成年人等常规切面显示不清者，可选用右侧透声窗的各切面，对诊断非常有帮助，超声心动图的表现具体如下。

M型超声心动图：右心室扩大、右心室流出道增宽。室壁运动异常：心房内异常交通时，右心容量负荷增加，致使右心室前壁运动幅度增大，而室间隔运动幅度减小，甚至与左心室后壁呈同向运动。

二维超声心动图：可见右心扩大，右心房、右心室内径增大，右心室流出道增宽；房间隔连续性回声中断是诊断房间隔缺损的直接征象，不同类型的房间隔缺损，回声缺失的部位不同。①中央型：缺损位于房间隔中部的卵圆孔处，四周有完整的房间隔组织。②上腔型：可见近似胸骨旁四腔心切面显示缺损位于室间隔后上方；剑突下切面显示下腔静脉入口处房间隔回声中断，上腔静脉骑跨于房间隔之上。③下腔型：可见近似胸骨旁四腔心切面示缺损位于房间隔后下方，剑突下切面探查显示下腔静脉入口处房间隔回声中断，下腔静脉骑跨于房间隔上。④混合型：可见上述 2 种以上缺损同时存在，缺损常较大。胸骨左缘或剑突下切面显示不清及肥胖患者可采取右侧卧位，右侧旁四腔、心房两腔或上下腔静脉长轴切面常能清楚地显示房间隔缺损。

彩色多普勒超声心动图：可显示左心房向右心房分流的穿隔分流束，其宽度与房间隔缺损的大小成正比。缺损大，分流束宽；缺损小，分流束窄。出现肺动脉高压时，随着压力的增高，左向右分流会逐渐减少，最后导致心房水平的右向左分流，临床上患者可出现发绀等症状。

超声造影：一般情况下，诊断房间隔缺损不需要做超声造影，只有当患者的声窗太差，医师对房间隔缺损观察不清时，或当左心房过房间隔向右心房的分流观察不清时，可以采用超声造影。血流经肘静脉注入超声造影剂后右心房、右心室顺序显影，由于左心房和右心房存在压差，所以右心房出现负性显影区，左心房内一般无超声造影剂。超声造影过程中，嘱受检者做瓦尔萨尔瓦动作或连续咳嗽，使右心房压力暂时升高，产生一过性少量心房水平右向左分流，以便左心房内出现少量超声造影剂回声，从而提高诊断的准确性。患者合并肺动脉高压时，心房水平为双向或右向左分流，左心房内可清晰呈现造影剂回声。

经食管超声心动图：一般情况下，诊断房间隔缺损不需要做经食管超声心动图，只有经胸超声检查的声窗太差，对房间隔缺损观察不清时，或需要仔细观察房间隔缺损的位置、形态、大小、与周围组织关系，以便指导介入封堵治疗时，可以行经食管超声心动图。经食管超声心动图不受胸壁和肺组织的影响，声束方向与房间隔接近垂直，因此不易造成回声失落导致的假阳性，并且可最大限度地显示房间隔全部解剖结构，如房间隔缺损的位置、数量、大小及周边残余房间隔解剖状态，对房间隔缺损的诊断、分型及介入适应证的选择有重要价值。

2.室间隔缺损

(1)胸部 X 线检查：室间隔缺损的胸部 X 线检查征象取决于缺损的大小、心内分流量及肺动脉高压三者之间的关系。室间隔缺损分流量较小者，胸部 X 线检查大致正常；中至大量分流者，肺循环血流量增多，肺周边动脉与中心动脉成比例增粗，胸部X线检查可见心影增大，主要为右心室扩大，呈“梨形”心，两肺血管纹理增多、增粗，肺门血管增宽，透视下可见肺门舞蹈征。患者合并重度肺动脉高压时，双侧肺门动脉明显增宽，搏动增强，肺动脉段突出，但中外肺野的肺循环血流量反而减少，肺血管纹理纤细、扭曲，形成“截断”现象，主动脉结正常或缩小等。室间隔小缺损在儿童时期可自然闭合，随诊观察其胸部X线检查可见肺循环血流量由增多逐渐减少至正常范围，心脏大小不变或正常，相应的心脏杂音消失。

(2)心导管和心血管造影：可直接显示室间隔缺损，了解缺损的部位、大小、数量、室间隔膜部瘤及主动脉关闭不全或主动脉瓣的脱垂。由于室间隔为一个“S”形弯曲的弧形结构，只有在X线与之成切线时，才能更好地显示室间隔缺损的直接征象。室间隔缺损的诊断以采用长轴斜位(左前斜位)左心室造影为宜，根据右心室显影密度、分流的喷射方向和右心室最早显影的部位，一般可以判断缺损的解剖类型及其分流量。

(3)CT检查：除了观察室间隔缺损，还应该观察其他心内结构，如主动脉窦是否合并窦瘤、室间隔膜周部是否合并膜部瘤、主动脉瓣有无脱垂等，还应注意观察心脏外大血管结构，如肺动脉增宽程度，判断有无肺动脉高压和肺动脉血栓，观察主动脉弓部是否合并缩窄或动脉导管未闭，观察冠状动脉走行是否正常。①直接征象：可见室间隔不连续，左右心室间可见造影剂通过；CT血管成像可三维重建观察室间隔缺损位置及其与周围结构间的关系，通过多方位重建图像多角度、多方向测量室间隔缺损的大小，准确地对室间隔进行分型。②间接征象：左心室扩大或双心室扩大，肺动脉增宽，即表现为主肺动脉直径超过同层面升主动脉直径，提示可能存在肺动脉高压。晚期发生艾森门格综合征时，则左心室缩小、右心室肥厚。

(4)MRI检查：横轴位和短轴位自旋回波序列上，可见室间隔连续性中断。隔瓣后室间隔缺损，于四腔位可见隔瓣后两心室间交通；嵴上型室间隔缺损垂直于室间隔根部，斜矢状位可见主动脉根部与右心室流出道间的圆锥部间隔消失；漏斗部室间隔缺损以短轴位显示为佳。电影序列可见心室水平穿隔血流，根据血流信号可以判断分流方向及估测分流量，同时有利于检出较小的室间隔缺损，电影序列准确性更高，通过后处理还可以测定射血分数、心排血量等。

(5)超声心动图：目前临床应用最广泛的诊断室间隔缺损的检查方法，可直接显示膜周部、肌部和干下型室间隔缺损，特别是肋骨下、胸骨旁探查还可显示扩大的左心房，室间隔膜部瘤等其他合并畸形。①直接征象：可以显示室间隔缺损的位置、数量及大小，缺损部位的回声连续性中断，断端回声增强、粗糙；室间隔膜部瘤可呈瘤样突向右心室，囊壁上可有连续性中断。②间接征象：右心室流出道增宽，肺动脉增宽，合并肺动脉高压时，右心增大、右心室前壁增厚。

多普勒超声心动图：可显示心室水平的分流信号，明确分流方向、时相和速度。当缺损较小时，于缺损处可见左向右分流的明亮五彩花色信号，收缩期可探及高速湍流频谱；缺损较大时，呈双向分流；若肺动脉压力明显升高，则为右向左的分流。

超声造影：左向右分流时，右心室可有负性造影区；右向左分流时，可见右心室显影后造影剂进入左心室。

3.动脉导管未闭

(1)X 线检查：可显示肺循环血流量增多、肺动脉段突出、左心室和右心室扩大、主动脉结凸出或增宽。值得注意的是，分流量小的细小动脉导管未闭，心肺可无明显异常改变；分流量较大时可发生肺动脉高压，X 线检查可见肺动脉增粗，主动脉弓部呈漏斗状膨出，下方降主动脉开始处骤然内缩（即漏斗征），是本病的典型X 线检查征象。

(2)心导管和心血管造影：选用标准左侧位投照，行主动脉弓降部造影，可见主动脉显影的同时，肺动脉也显影，还可显示动脉导管和主动脉弓局部“漏斗状”膨出。心导管检查可以测量肺动脉压力，血氧分析可显示肺动脉血氧含量高于右心室，间接提示肺动脉水平有左向右分流。

(3)CT 检查。①直接征象：降主动脉与肺动脉间可见动脉导管显影和相通。CT 检查可分析动脉导管的类型、直径及长度，矢状位是显示导管的最佳体位。②间接征象：可显示左心增大、肺动脉扩张，常合并室间隔缺损、主动脉缩窄、主动脉离断等。除了观察动脉导管未闭，CT 检查图像的视野很大，还需要观察患者是否合并其他复杂的心内、心外畸形，如主动脉弓发育不良与缩窄褶曲、主动脉瓣（是否二瓣化）和瓣上狭窄、冠状动脉发育情况、肺静脉发育畸形、双肺异常等。

(4)心脏 MRI 检查：横轴位、冠状位和矢状位自旋回波序列均可显示位于主动脉弓降部的未闭动脉导管，表现为降主动脉上段内下壁连续性中断，与主肺动脉或左肺动脉近段之间有管状低或无信号相连。电影序列可见降主动脉和肺动脉间异常连接的高速血流信号。沿主动脉长轴的斜矢状位是显示动脉导管的最佳位置，对比增强的磁共振血管成像能够更准确和清楚地显示动脉导管未闭。

(5)超声心动图。①二维超声心动图:心底短轴切面和胸骨上窝主动脉弓长轴切面,左肺动脉的起始部与降主动脉之间有异常通道交通,根据异常通道的形态可分为漏斗型、管型和窗型。其他表现有左心室扩大,室间隔活动增强,肺动脉明显增宽,且搏动增强。合并肺动脉高压时,右心室扩大,右心室壁增厚。②M型超声心动图:心室波群显示左心增大,室间隔活动增强。③多普勒超声心动图:可探及异常血流从降主动脉经异常导管进入主肺动脉分叉处或左肺动脉起始部。连续多普勒于肺动脉内可探及连续性左向右分流信号,形态呈"锯齿形"连续高速频谱。出现肺动脉高压时,可见右向左分流信号。④超声造影:对肺动脉高压的判断有重要意义。主动脉压高于肺动脉压时,部分患者在二维切面上,由肺动脉分叉处沿主动脉外侧壁可见细长负性造影区,与彩色多普勒分流束对应;肺动脉压高于主动脉压时,在降主动脉内可见充盈的造影剂,左心房及左心室内无造影剂。

4.先天性主动脉瓣上及瓣下狭窄

(1)胸部X线检查:表现为心影大致正常或轻至中度增大、左心室不同程度扩大,升主动脉一般无扩张或不对称扩张,但心影增大、主动脉扩张均提示血流动力学的显著异常。胸部X线检查不能用于直接诊断主动脉瓣上狭窄及主动脉瓣下狭窄。

(2)CT检查。①主动脉瓣上狭窄:横断位及多平面重组均可直接显示主动脉瓣上狭窄的部位、程度及范围,但主动脉窦及瓣叶正常;左心室心肌肥厚、扩张,较主动脉瓣下狭窄及主动脉瓣狭窄轻;升主动脉远段狭窄后扩张;若冠状动脉位于狭窄的近端,冠状动脉可迂曲扩张,若狭窄累及冠状动脉开口,则冠状动脉狭窄、细小。同时,应注意观察周围肺动脉是否存在狭窄(威廉姆斯综合征)。②主动脉瓣下狭窄:横断位及多平面重组均可直接显示主动脉瓣下方不同程度的狭窄和肌性、纤维性隔膜的大小与位置;左心室心肌肥厚、扩张,较主动脉瓣狭窄显著;升主动脉狭窄后扩张可有可无;严重者可出现左心房扩大,肺淤血、混合性肺动脉高压征象,甚至出现左心衰竭及肺水肿。

(3)MRI检查:优势在于无辐射,可多方位多平面成像,软组织分辨率高;劣势在于扫描时间长,空间分辨率较低,对于婴幼儿主动脉瓣上狭窄及主动脉瓣下狭窄需要镇静,具有诱发猝死的风险。MRI检查可直接、清晰地显示主动脉瓣上狭窄或主动脉瓣下狭窄的部位、程度及范围,左心室肥厚、扩张,以及升主动脉狭窄后扩张等形态学表现,还可观察狭窄局部湍流及合并的主动脉瓣膜反流等血流动力学情况,并可同时评估左心室功能及主动脉弓部解剖情况。

(4)超声心动图。①二维超声心动图:主动脉瓣下狭窄,隔膜型可见于主动脉瓣下左心室流出道内探及凸向左心室流出道的隔膜样回声。根据隔膜的形态,可表现为一端附着于室间隔,另一端附着于二尖瓣前叶根部或仅表现为不对称性一端附着。肌肥厚型表现为主动脉瓣下肥厚的肌性组织凸向左心室流出道。除此之外,可有特殊类型的主动脉瓣下狭窄,如左心室假腱索或二尖瓣附瓣致主动脉瓣下狭窄,通过超声心动图均可检出。主动脉瓣上狭窄可单独存在,也可以是全身多系统变化的一部分,如合并特殊面容、智力障碍、高钙血症等的威廉姆斯综合征。

根据升主动脉发育不全的程度,先天性主动脉瓣上及瓣下狭窄可分为隔膜型主动脉瓣上狭窄、壶腹型主动脉瓣上狭窄,以及升主动脉缩窄三型。隔膜型主动脉瓣上狭窄表现为主动脉窦上缘窦管交界处有一中心有孔的薄膜,遮挡于主动脉瓣口之上,升主动脉内径无明显异常。壶腹型主动瓣上狭窄主要表现为升主动脉窦管交界处的局部狭窄,远端升主动脉内径正常。升主动脉缩窄表现为整个升主动脉发育不全,升主动脉弥漫性狭窄,内径变细。②多普勒超声:彩色多普勒显示通过狭窄处血流束变细,为五彩镶嵌的湍流血流信号,心尖五腔心切面连续多普勒测量,可以获得狭窄口的血流速度,从而计算跨狭窄处的压力阶差。

5.先天性主动脉窦瘤及破裂

(1)胸部X线检查:主动脉窦瘤无破裂者,可无异常表现。对于主动脉窦瘤破裂者,X线检查主要表现为心影增大、肺动脉段突出、肺纹理增多、肺野充血等,合并心力衰竭者可出现肺淤血。

(2)超声心动图。①二维超声心动图:可观察到受累主动脉窦扩大,呈瘤样扩张。如果窦瘤破裂,可以观察到破口和血流异常。超声心动图可以同时观察到各房室扩大的情况,以及主动脉瓣的情况。②多普勒超声:彩色多普勒显示通过窦瘤破口处血流束,以及破口血流流向的房室腔。

(3)CT检查:三维、多平面重组可直观地显示主动脉窦瘤形态、大小及部位。主动脉窦瘤未破裂者CT检查表现为主动脉窦壁向外呈瘤样或锥形膨出,窦壁完整,未与其他血管腔异常沟通;心脏大小及肺循环血流量无明显异常。主动脉窦瘤破裂后,可显示瘤壁中断,并与邻近某个心腔直接沟通;通常破裂后心脏短期内迅速增大,以左右心室扩大为主,肺循环压力升高,肺内充血并淤血。CT图像的采集需要心电门控,保证图像不受心跳的影响。需要注意观察窦瘤与主动脉瓣和冠状动脉的关系。

（4）MRI 检查：黑血、白血序列可直接显示主动脉窦瘤的形态、大小及部位，有助于评估瓣膜及主动脉根部形态；电影序列可用于评估心功能、升主动脉异常血流等。对于主动脉瘤破裂者，电影序列尚可显示窦瘤破口处的低信号异常血流束，同时可观察心功能及主动脉瓣关闭不全等。

6.主动脉缩窄

（1）X 线检查：正侧位最常见的表现是左锁骨下动脉边界增宽，但最有价值的征象是主动脉弓的异常轮廓，在主动脉峡部上下形成双凸起表现，即主动脉弓下缘与降主动脉连接部显示切迹。降主动脉不同程度的膨凸，形成双弓阴影；升主动脉扩张和（或）主动脉结缩小；肋骨切迹，呈局限性半圆形的凹陷，好发于第4～8 肋后下缘，由肋间动脉侧支循环形成、扩张、搏动所致，并随年龄增长变得更为常见，见于 75％的成年主动脉缩窄患者。多数患者心脏不增大或轻度增大，多为不同程度的左心室肥厚、增大。

（2）CT 检查：可直接显示主动脉弓峡部管腔不同程度狭窄，尤其多平面及容积重现可直观地显示缩窄的部位、形态及程度，同时可显示远近端主动脉状况、头臂血管有无受累及程度；还可显示粗大侧支血管形成，以锁骨下-内乳-肋间动脉系统扩张最为常见，其次为锁骨下动脉锁-肋椎动脉主干-肋间动脉、颈横动脉-肩胛上动脉-肋间动脉；左心室肥厚或增大，常见合并动脉导管未闭、室间隔缺损、主动脉弓发育不良等畸形。CT 检查主要观察动脉导管与缩窄处的关系，从而明确主动脉缩窄分型。

（3）MRI 检查：可直接显示主动脉缩窄的部位、形态、程度及远近端主动脉状况、头臂血管受累情况；电影序列可显示主动脉缩窄段的异常低信号血流束，以及合并的二尖瓣、主动脉瓣异常；磁共振相位对比电影成像技术可测量流速，从而判断狭窄前后的压力阶差。MRI 检查还可显示左心室肥厚、增大及功能状况，以及动脉导管未闭、室间隔缺损等畸形。

（4）超声心动图：经胸骨上窝探查可显示主动脉缩窄的部位和长度，缩窄段的内膜呈嵴状增厚凸出或隔膜样狭窄，以及降主动脉的狭窄后扩张，主动脉局限性明显缩小是直接征象，间接征象有左心室壁肥厚。彩色多普勒超声心动图，狭窄部位可见血流束变细，血流加速，通过狭窄后呈五彩镶嵌色，频谱可显示高速湍流频谱。动脉导管未闭可以有相应表现，频谱方向可识别主动脉与肺动脉间分流方向，合并畸形有主动脉瓣二瓣化、主动脉弓发育不良、动脉导管未闭、室间隔缺损等。

7.法洛四联症

(1)胸部 X 线检查:肺循环血流量减少,血管纤细;左心腰凹陷,心尖圆钝上翘,主动脉结凸出,呈“靴形心”。

(2)CT 检查:①直接征象。a.肺动脉狭窄:多为漏斗部狭窄或同时合并肺动脉瓣狭窄,也可合并肺动脉主干或分支狭窄。局限性狭窄者可在右心室流出道见到异常增厚的肌束或隔膜,弥漫性狭窄者可见右心室流出道狭窄呈线样。肺动脉瓣狭窄时,表现为瓣膜增厚。如果为局限性狭窄,通常还合并狭窄后扩张。CT、MRI 检查均可很好地显示漏斗部至周围肺动脉狭窄的部位及程度。对流出道及肺动脉主干的观察采用左右前斜位,左右肺动脉多于近似冠状位显示较佳。肺动脉发育情况的评估对手术治疗有重要意义,肺动脉主干和左右肺动脉内径及其连续情况是评估肺动脉发育状况的主要内容。左右肺动脉内径相加与横膈水平降主动脉内径的比值称 Mc Goon 指数,该指数＞1.5 时可考虑进行根治手术。b.室间隔缺损:常为高位的室间隔大缺损,表现为主动脉瓣下室间隔连续性中断。c.主动脉骑跨:主动脉明显增宽,向前向右移位,骑跨于室间隔上。骑跨程度一般在 50%左右。值得注意的是,即使目测骑跨率超过 50%,也并非是右室双出口,因为主动脉根部与二尖瓣前叶有纤维连接,说明主动脉源自左心室而非右心室。只有主动脉与二尖瓣无纤维连接时,才可考虑右心室双出口的诊断。d.右心室壁增厚:肌小梁粗大,增强检查显示异常粗大的腔内充盈缺损,如丛林状。部分环扎右心室腔扩大。②间接征象。a.右心房扩大,上下腔静脉扩张。b.左心室及左心房内径正常或偏小。c.在肺动脉瓣闭锁时,肺动脉瓣口无血流,造影剂不显影。d.侧支循环血管的建立表现为主动脉弓及降主动脉发出多条侧支血管供应肺动脉,肋间动脉及支气管动脉增粗、扭曲。肺动脉狭窄越严重者,侧支动脉越多、越粗,也常见合并动脉导管未闭,部分患者合并冠状动脉畸形,需注意观察。

(3)超声心动图。①二维超声心动图:主动脉增宽骑跨,对位不良型室间隔缺损(膜周部或漏斗部);左心室长轴切面显示主动脉前壁与室间隔连续性中断,漏斗部室间隔前移,流出道狭窄(肌性肥厚或狭窄环);右心室前壁肥厚,右心室腔通常扩大,肌小梁肥大;左心内径正常或偏小;肺动脉瓣常有增厚或二瓣化,开放受限;主肺动脉及分支常伴狭窄。②多普勒超声心动图:心室水平双向低速分流,彩色暗淡。右心室流出道及肺动脉内血流加速,五彩镶嵌,往往测得高速充填频谱(一般流速在 4 m/s 以上)。常合并动脉导管未闭或体肺侧支,卵圆孔未闭或房间隔缺损。

8.肺动脉闭锁

(1)X线检查:肺循环血流量减少,部分患者可以观察到不规则走行的体肺侧支血管;心影增大,心腰凹陷,呈“靴形心”。

(2)CT、MRI检查。①直接征象:伴有室间隔缺损的肺动脉闭锁直接征象把握3条主线。a.明确右心室流出道-肺动脉瓣-肺动脉干-左右肺动脉及其分支于何处闭锁。b.明确室间隔缺损的部位和大小。c.必有来源于主动脉系统的侧支血管或动脉导管直接供应双肺,需要观察这些血管的发育和走行情况。肺动脉闭锁CT检查显示闭锁部位的管腔内无造影剂充盈。室间隔缺损多位于膜周部。根据肺动脉闭锁发生部位,肺动脉闭锁可分为五型:Ⅰ型,右心室漏斗部闭锁,肺动脉干及左右肺动脉完整,动脉导管与肺动脉干或左肺动脉相连;Ⅱ型,肺动脉瓣闭锁,右心室漏斗部存在,动脉导管与肺动脉主干或左肺动脉相连;Ⅲ型,肺动脉干下部闭锁,肺动脉干上部多呈锥状狭窄,动脉导管与肺动脉分叉部或左肺动脉相连;Ⅳ型,全部肺动脉干闭锁,左右肺动脉汇合部存在,分支多细小,动脉导管与左肺动脉相连;Ⅴ型,固有肺动脉不存在,左右肺动脉不汇合,左右肺动脉分支分别来自主动脉侧支血管或动脉导管。依据自身肺动脉和粗大的主-肺侧支动脉的存在与否,可将肺动脉闭锁伴室间隔缺损分为三型:A型,自身肺动脉存在,肺循环血来自未闭的动脉导管;B型,自身肺动脉和粗大的主-肺侧支动脉同时存在;C型,自身肺动脉不存在,肺循环血由粗大的主-肺侧支动脉供应。②室间隔完整的肺动脉闭锁必有房间隔缺损或卵圆孔未闭,肺动脉闭锁多发生于肺动脉瓣水平,肺动脉供血主要来自动脉导管,肺动脉发育不良者,可合并主动脉侧支参与肺动脉供血。根据右心室发育情况,肺动脉闭锁可分为两型:Ⅰ型,肺动脉闭锁伴右心室发育不良,右心室腔小而狭窄,右心室壁增厚;Ⅱ型,右心室腔正常大小或扩张,三尖瓣关闭不全,右心房扩大。③间接征象:心脏增大,一侧心房或心室明显增大,心室肥厚;主动脉常增宽、骑跨;肺循环血流量常减少;肺及胸廓发育不良;可伴发腔静脉或肺静脉畸形,也可伴有心脏异位。横断面结合多平面及容积再现重组图像,可清晰地显示肺动脉闭锁部分及范围,固有肺动脉的发育状况,侧支血管起源、粗细及走行,能为治疗决策的制订提供非常有价值的信息。对固有肺动脉发育状况的判断,CT图像甚至优于心血管造影,因它有效克服了心血管造影的影像重叠及密度分辨率较差的不足。

(3)超声心动图表现:①肺动脉闭锁合并室间隔缺损。a.二维超声心动图:与法洛四联症类似,主动脉增宽骑跨,左心室长轴切面显示主动脉前壁与室间隔连续性中断,漏斗部室间隔前移,右心室流出道狭窄,肺动脉瓣部位探及膜样回声，未见瓣叶活动，或右心室流出道呈盲端，未探及肺动脉瓣，主肺动脉近端呈条索状强回声，主肺动脉远端及分支发育不良。b.多普勒超声心动图：心室水平双向低速分流或右向左低速分流，彩色暗淡。右心室流出道至肺动脉无血流连续性。主动脉弓或大动脉短轴探及肺动脉内源于动脉导管或侧支的血流。②室间隔完整的肺动脉闭锁：二维超声心动图显示右心房扩大，右心室壁明显增厚，室腔变小，室间隔完整，房间隔中部回声中断或回声分离，右心室流出道为盲端，未探及肺动脉瓣，主肺动脉及分支发育不良，三尖瓣发育不良，瓣环偏小，瓣叶短小，活动受限，降主动脉与主肺动脉之间可探及异常通道。

9.三尖瓣下移畸形

(1)胸部 X 线检查：右心房、右心室高度增大，与肺循环血并不匹配，肺部血管可大致正常。

(2)CT 检查。①直接征象：CT 增强横断面及斜矢状面图像，显示三尖瓣隔瓣及后瓣细小，附着点下移，三尖瓣前瓣长且大。瓣叶形态在心电门控图像上显示更清楚。有时心脏搏动伪影可影响三尖瓣叶附着点及瓣叶形态的观察，并且诊断的准确性可能受到限制。②间接征象：右心房明显扩大，房化右心室扩大，右心房及房化右心室连在一起呈扩张改变，功能右心室小，并且右心室流出道大小不等。③合并畸形：三尖瓣下移畸形可并发房间隔缺损、肺动脉狭窄、肺动脉闭锁、室间隔缺损、主动脉缩窄、动脉导管未闭等。

(3)MRI 检查。①直接征象：表现同 CT 检查。延迟强化扫描中，心肌出现强化可用于判断心肌的纤维化程度。②间接征象：通过在后处理软件上描画功能右心室、房化右心室、左心室舒张，以及收缩末期的心室容积来获得各个心室的射血分数值。

此外，还可通过(RA＋aRV)/(fRV＋LA＋LV)比值对病变的严重性进行评估。其中，aRV 代表房化右心室，fRV 代表功能右心室。比值＜0.5 时记为1 分，比值在 0.5～1.0 时记为 2 分，比值在 1.1～1.4 时记为 3 分，比值＞1.5 时记为 4 分，分数越高，表明疾病越严重。心脏 MRI 检查因不受气体衰减的影响，所以对右心室功能判断的准确性及可重复性优于超声检查。

(4)超声心动图。①二维超声心动图：胸骨旁左心室长轴切面及心尖四腔心切面显示右心增大；心尖四腔心切面显示三尖瓣前叶冗长，呈篷帆样，隔叶向心尖部移位；右心室流入道切面显示三尖瓣后叶附着点向心尖部移位；三尖瓣叶对合点下移。室间隔左移，左心室内径变小，呈“香蕉形”，下移平面与原三尖瓣环之间形成房化右心室，探及卵圆孔回声分离或房间隔中部回声中断。GOSE 评分:在心尖四腔心切面舒张期,依次测量右心房+房化右心室面积(a)、功能右心室面积(b)、左心房室面积(c),计算 GOSE 分数,即 a/(b+c)。对 GOSE 分数进行分级,≤0.5 为 1 级,0.50~0.99 为 2 级,1.00~1.49 为 3 级,≥1.5 为4 级。GOSE 级别越高预示手术矫治失败或患者死亡风险越高。②多普勒超声心动图:收缩期三尖瓣中等量反流,反流速度一般在 2.5 m/s 以下,反流口位置较低。心房水平探及双向分流。③三维超声:立体显示瓣叶下移程度,计算右心室容积。超声检查表现为三尖瓣下移,右心房及房化右心室连在一起呈瘤样扩张改变,功能右心室小。诊断标准为下移的隔瓣附着缘与二尖瓣前瓣附着缘之间的距离≥8 mm,以隔瓣和后瓣多见,前瓣少见或罕见。

10.三尖瓣闭锁

(1)胸部 X 线检查:肺循环血流量减少患者,心影正常或轻度增大;肺循环血流量增多者,心影可增大。典型的胸部 X 线检查征象为心脏右缘平直,左心缘圆钝,左心房扩大,心尖抬高。

(2)CT、MRI 检查。①直接征象:肌型三尖瓣闭锁,横断面图像显示右侧房室沟部位正常、三尖瓣位置凹陷,局限性肌纤维组织增厚,表现为与室壁等密度软组织封闭三尖瓣孔,CT 检查对肌型闭锁诊断一般较准确;膜型三尖瓣闭锁,右侧房室沟结构增厚,三尖瓣口被隔膜状结构封闭。对于三尖瓣无孔型、埃布斯坦型及房室通道型三尖瓣闭锁,多层螺旋 CT 检查难以准确诊断,磁共振电影更有诊断优势。三尖瓣闭锁首先根据心室与大动脉连接关系可分为三型,然后依据室间隔缺损大小,肺动脉狭窄或闭锁情况可分为几种亚型。Ⅰ型,三尖瓣闭锁,心室大动脉连接正常:Ⅰa,肺动脉闭锁,室间隔完整;Ⅰb,肺动脉狭窄,小的室间隔缺损;Ⅰc,肺动脉无狭窄,大室间隔缺损。Ⅱ型,三尖瓣闭锁,右位型大动脉错位:Ⅱa,肺动脉闭锁,大室间隔缺损;Ⅱb,肺动脉狭窄,室间隔缺损;Ⅱc,肺动脉无狭窄,室间隔缺损。Ⅲ型,三尖瓣闭锁,左位型大动脉错位:Ⅲa,肺动脉或肺动脉瓣下狭窄;Ⅲb,主动脉瓣下狭窄。②间接征象:右心室不同程度发育不良。较大的室间隔缺损及肺动脉无狭窄时,右心室腔仅轻度缩小。当合并肺动脉闭锁及室间隔完整时,右心室仅呈一封闭腔。心房间存在交通,CT 检查显示房间隔连续性不同程度中断,多位于继发孔位置。左心室扩大,心室壁可肥厚。心室大动脉连接可相适应,也可不相适应,表现为右位型大动脉错位或左位型大动脉错位。③合并畸形:三尖瓣闭锁常伴其他心血管畸形,如室间隔缺损(肌部缺损多见)、动脉导管未闭、主动脉缩窄、肺静脉异位引流等,表现同各畸形。

(3)超声心动图。①二维超声心动图:左心室扩大,右心室发育较小,房间隔回声中断。心尖四腔心切面显示室间隔上端回声中断，十字交叉结构存在，三尖瓣呈闭锁状，未探及明确三尖瓣叶活动。肺动脉瓣增厚，开放受限。②多普勒超声心动图：剑突下切面显示心房水平右向左分流，心室水平探及双向分流，三尖瓣口未能探及明确的前向血流，动脉瓣前向血流增快，大动脉短轴探查有无体肺侧支。

（三）临床应用

1.房间隔缺损

房间隔连续性中断、右心室及右心房扩大，若收缩期和舒张期都能见到房间隔连续性中断，诊断可信度大，若仅一期可见，则需要结合间接征象共同判断。诊断房间隔缺损不难，但是需要精细化诊断，如房间隔缺损位置大小、缺损数量、与上下腔静脉和主动脉根部的关系、与左右肺静脉的关系等。另外，对于较大的房间隔缺损或中老年患者，临床治疗前需要提供更多的功能学信息，如房间隔缺损的分流量、右心房及右心室的体积与功能、肺动脉压力、三尖瓣关闭情况，以及是否合并冠心病等。

2.室间隔缺损

根据心脏杂音的部位及性质特点，结合超声心动图、心电图和 X 线检查结果，不难诊断室间隔缺损。合并肺动脉高压及其他复合畸形时，右心导管测定肺动脉压力，是最可靠的检查方法。室间隔缺损合并其他超声检查不能很好地显示的复合畸形时，CT 或 MRI 检查就很有必要。

3.动脉导管未闭

根据典型的连续性杂音做出动脉导管未闭的诊断并不困难，但合并肺动脉高压或其他心内分流时，心脏杂音不典型。经胸超声检查和多普勒超声心动图基本可以明确诊断动脉导管未闭，显示为动脉导管与主肺动脉分叉处或左肺动脉近段间的连通，多普勒超声检出经未闭动脉导管的分流束，可明确诊断。本病的诊断要点还包括主动脉根窦部、主动脉弓、心腔内畸形等合并症的情况。

4.先天性主动脉瓣上及瓣下狭窄

先天性主动脉瓣上及瓣下狭窄需要评估梗阻狭窄的部位、形态、程度、范围及类型，左心室扩大及心肌肥厚情况，冠状动脉开口与梗阻水平的关系，以及冠状动脉自身情况和心肌灌注状况。同时，需要观察肺动脉及主动脉弓、周围血管受累情况等，还应了解是否合并其他畸形。

5.先天性主动脉窦瘤及破裂

先天性主动脉窦瘤及破裂的诊断需重点评估主动脉窦瘤的部位、大小、形态及邻近结构受压情况，主动脉窦瘤是否破裂及破裂口大小、破入心腔及分流量情况，心功能和瓣膜关闭情况及与冠状动脉开口的关系。

6.主动脉缩窄

主动脉缩窄应评估的要点包括缩窄的部位、程度、范围，主动脉弓及弓上血管受累情况，是否存在动脉导管未闭及其与主动脉缩窄的关系。同时，还需要了解侧支循环形成情况及是否合并其他畸形。

7.法洛四联症

4 个病理解剖畸形是本病的诊断基础，即肺动脉狭窄、室间隔缺损、主动脉骑跨和右心室肥厚，特别是前 2 个。

本病以心脏超声检查为最基本的检查方法，CT、MRI 检查可以作为有益补充，尤其是弥补超声检查对心外结构显示的不足。放射影像发展的趋势在于准确评估肺血管的功能，以帮助临床准确把握治疗指征及评估预后。以下几点对患者治疗有重要意义：①冠状动脉起源、走行是否正常，如果冠状动脉走行于右心室流出道或肺动脉前方，术中处理右心室流出道狭窄时可能误伤；②粗大的体-肺侧支，尤其起源于头臂血管的侧支提示临床考虑是否术前进行封堵和栓塞；③Mc Goon 指数与手术预后相关性强，测量需要准确，肺动脉直径一般在冠状面图像上肺动脉分叉 1 cm 处测量。

8.肺动脉闭锁

以下几点有助于肺动脉闭锁的临床决策：①提示临床肺动脉闭锁类型，固有肺动脉是否融合及其发育情况；②粗大的体-肺侧支的数量，尤其起源于头臂血管的侧支。

9.三尖瓣下移畸形

三尖瓣附着缘下移至右心室腔内，右心室发育差，具有房化右心室，右心房明显扩大，三尖瓣关闭不全。

三尖瓣下移畸形需要与累及三尖瓣的其他病变进行鉴别，如三尖瓣发育不全、三尖瓣脱垂等，主要观察瓣环位置、三尖瓣叶发育和抵止点，以及右心室发育情况。

10.三尖瓣闭锁

三尖瓣闭锁需要准确描述三尖瓣闭锁情况和可能影响外科治疗方式的右心室发育、肺动脉发育、室间隔缺损、侧支血管，以及合并畸形情况。

三尖瓣闭锁需要与左室型单心室合并右心室输出腔(或小梁囊)或未定型单心室进行鉴别。鉴别的重点是观察三尖瓣的情况，三尖瓣闭锁没有三尖瓣的结构，而二尖瓣的位置和结构正常；单心室是具有三尖瓣(或共同房室瓣)、右心室有瓣膜结构的流入道。

五、肺动脉栓塞

(一)概述

肺动脉栓塞是由于内源性或外源性栓子堵塞肺动脉，引起肺循环障碍的临床和病理生理综合征。栓子包括内源性栓子和外源性栓子，如血栓栓子、脂肪栓子、羊水栓子及空气栓子等。按发病时间，肺动脉栓塞可以分为急性肺栓塞与慢性肺栓塞：急性肺栓塞指发病时间较短，一般在 14 天以内，新鲜血栓堵塞肺动脉者；若发病时间超过 14 天，在 3 个月以内者，为亚急性肺栓塞；慢性肺栓塞是指发病时间超过 3 个月，肺动脉血栓已机化者。血管进行性阻塞导致血管阻力不断增加，使慢性血栓栓塞性肺动脉高压形成。

绝大多数急性肺栓塞患者都有诱因，如下肢或盆腔静脉血栓形成、长期卧床或不活动、慢性心肺疾病、手术、创伤、恶性肿瘤、妊娠，以及口服避孕药等。血流淤滞、静脉损伤和血液高凝状态等因素综合作用易引起血栓形成，血栓脱落后可导致肺栓塞。栓子的脱落常与血流突然改变有关，如久病术后卧床者突然活动或用力排便。

肺动脉栓塞的临床表现缺乏特异性，临床表现取决于栓子的大小、数量、栓塞的部位，以及患者是否存在心、肺等器官的基础疾病。多数患者因呼吸困难、胸痛、先兆晕厥、晕厥和(或)咯血而被疑诊为肺栓塞，单纯依靠临床症状或实验室检查经常难以诊断。及时诊断肺栓塞可以指导临床干预并改善患者预后。

(二)影像学检查

1.急性肺栓塞

(1)胸部 X 线检查：肺动脉栓塞如果引起肺动脉高压或肺梗死，胸部 X 线检查可出现肺缺血征象，表现为肺纹理稀疏、纤细，肺动脉段突出或呈瘤样扩张，右下肺动脉干增宽或伴截断征，右心室扩大；也可出现肺野局部浸润阴影、尖端指向肺门的楔形阴影、盘状肺不张、患侧膈肌抬高、少量胸腔积液、胸膜增厚粘连等。胸部 X 线检查虽缺乏特异性，但有助于排除其他原因导致的呼吸困难和胸痛。

(2)肺核素通气/灌注显像：典型征象是与通气显像不匹配的肺段分布灌注缺损。其诊断的敏感性为 92%，特异性为 87%，且不受肺动脉直径的影响，尤其在诊断亚段以远肺栓塞中，具有特殊意义。但任何引起肺循环或通气受损的因素，如肺部炎症、肺部肿瘤、慢性阻塞性肺疾病等，均可造成局部通气血流失调，因此单凭此项检查可能造成误诊，并且部分有基础心肺疾病的患者和老年患者不耐受等因素，也使其临床应用受限。

(3)CT检查和CT血管成像：①CT平扫。a.管腔局限性密度增高：可见于主肺动脉及左右肺动脉；肺动脉血栓栓子数天至数周内可发生机化，使血栓成为致密影。b.局限性密度减低：表现为血栓的密度较周围肺动脉内血液密度低，提示血栓形成时间短，含水分较多，为新鲜血栓。c.接近栓子近段肺血管增粗，而远段肺纹理变细或减少。d.肺组织密度呈马赛克样改变，局限性的血管纹理分布不均或稀疏，在肺窗内能观察到肺内密度不均匀。e.肺梗死灶形成，以胸膜为基底的楔形实变，尖端与供血肺动脉相连，周围为磨玻璃样渗出，有时可见支气管充气征。f.胸膜增厚、胸腔积液，以及肺动脉高压等。②增强CT扫描：肺动脉内完全或部分充盈缺损。根据血管内栓子的位置，将栓子分为以下三型。a.中心型：栓子游离于血管中心，栓子周围为高密度造影剂，多见于急性血栓。b.偏心型：栓子位于血管一侧，对侧充盈高密度造影剂。c.闭塞型：栓塞的血管呈低密度而无造影剂充盈。③双能量CT检查：不仅能够提供全肺和肺动脉的解剖信息，而且还能直观地显示肺灌注情况，表现为栓塞肺动脉所供应的肺实质灌注减低，形状呈楔形、三角形，肺实质灌注正常或代偿性增高。解剖和功能信息相结合提高了亚段以下肺动脉栓塞的诊断率，特别提高了小栓子或亚段以下栓子的检出率，为肺栓塞的诊断提供了新的检查方法。肺栓塞患者出现右心室功能障碍时，舒张期横轴位测量左右心室腔最宽处内径，右心室内径/左心室内径＞1。肺灌注缺损面积与右心室功能障碍程度存在一定正相关。

(4)肺动脉造影：肺动脉栓塞的直接征象是肺动脉内造影剂的充盈缺损，伴或不伴轨道征的血流阻断；间接征象包括肺动脉造影剂流动缓慢，局部低灌注，静脉回流延迟。

(5)MRI检查：不仅可显示肺动脉血栓的情况，而且能显示肺灌注和右心功能情况，对于肺栓塞治疗前后疗效评估有价值。

(6)超声心动图。①直接征象：肺动脉主干和(或)左右肺动脉、右心房和(或)右心室探及血栓回声。其中，肺动脉主干或左右肺动脉的新鲜血栓，多表现管状或指状低回声，而陈旧血栓多呈蚯蚓状或形态不规则；右心房与右心室内的血栓多表现为椭圆形或蛇形，较容易脱落。②间接征象：右心房与右心室扩大、右心室壁运动减弱、室间隔左移、左心室变小、主肺动脉干增宽、肺动脉压增高、下腔静脉增宽等。

2.慢性血栓栓塞性肺动脉高压

(1)CT 检查:①肺动脉血管病变征象。a.完全闭塞:带状充盈缺损、血管突然变细和远端血管充盈。b.部分闭塞:管腔狭窄、内壁不光滑、带状或网状影。可见血管狭窄,大血栓内部再通或见附着于动脉壁的机化血栓。偏心性、新月状充盈缺损则与血管壁呈钝角。c.血栓钙化:少见,需与肺内钙化结节相鉴别,慢性血栓可见管样钙化,且局限分布在动脉分叉处。d.肺动脉高压征象:肺动脉主干直径宽于同层升主动脉直径,且超过 29 mm,近段肺动脉不均匀增粗,肺动脉壁钙化、肺血管扭曲,右心室扩大。②肺实质征象。a.肺梗死导致的肺瘢痕:表现为基底面向胸膜的楔形影逐渐缩小被条索影取代。b.马赛克灌注征象:因血管远端闭塞及血流重新分配到开放的血管床,而表现为高低密度不均匀。c.外周肺动脉血流灌注引起的局部区域磨玻璃样改变。d.柱状支气管扩张:占 2/3,发生于段及段以下支气管,邻近肺动脉严重狭窄或完全阻塞、收缩。③其他征象。a.心包增厚或少量心包积液:提示预后较差。b.侧支循环:支气管动脉在阻塞水平旁形成体-肺动脉的侧支循环。支气管动脉近段异常膨大(直径>2 mm),血管弯曲;支气管动脉扩张能够支持慢性或再次栓塞的诊断,且降低肺动脉内膜切除术后的死亡率,其他侧支循环开放,如膈下、肋间和胸廓内动脉,这些患者的咯血症状与侧支循环的形成有关。

CT 检查在慢性血栓栓塞性肺动脉高压的应用中除了具有诊断价值之外,还具有预后价值。Cobb 角,即室间隔与胸骨中点-胸椎棘突连线之间的夹角,一般于收缩期测量,能可靠地评估慢性血栓栓塞性肺动脉高压患者的肺血管阻力。当 Cobb 角为 67.5°时,预测肺血管阻力≥1 000 dyn·s·cm^{-5}的敏感度及特异度分别为72.5%及 84%。室间隔偏曲能提示慢性血栓栓塞性肺动脉高压患者的病死率及预后。室间隔偏曲与肺动脉收缩压成比例,室间隔左偏提示肺动脉收缩压>9.0 kPa(67 mmHg)。

慢性肺栓塞的双能量 CT 肺灌注图像的典型表现为马赛克或地图状分布,而相应的肺动脉常难以检测到异常血栓,这与急性肺栓塞的肺灌注图像上局限性、三角形的表现不同,此表现代表肺内血流再分布,但这些表现不是慢性肺栓塞和慢性血栓栓塞性肺动脉高压所特有,其他原因所致的肺动脉高压也可出现这种表现。血管源性马赛克样病变的高密度区,对应于正常或高灌注的肺组织,可显示血管管径变大,而低密度区常伴有血管管径变细,对应于双能量 CT 肺灌注图像上的低灌注区。气道病变所致的马赛克样区域,血管大小变化较少,血管灌注减少不明显。因此,在双能量 CT 肺灌注成像上,与马赛克样病变中低密度区一致的灌注缺损提示血管源性病变,而不一致者则提示气道源性病变。

(2)肺通气/灌注显像:可以区分肺动脉高压是血栓栓塞性还是原发性或其他性质,但多发的灌注缺损只提示慢性血栓栓塞性肺动脉高压的可能。慢性血栓栓塞性肺动脉高压的表现为一个或多个通气与灌注不匹配的节段性或较大的充盈缺损,通气/灌注显像正常者几乎可以排除慢性血栓栓塞性肺动脉高压的诊断。虽然其诊断敏感性较高,但并不能在解剖上定位疾病的范围,也不能指导手术可行性。

(3)磁共振血管成像:作为一项无创性的影像学检查方法,对慢性血栓栓塞性肺动脉高压的诊断价值尚不明确,主要用于评价术前患者的右心功能,并可评估右心室心肌有无脂肪浸润或纤维化;对慢性血栓栓塞性肺动脉高压行肺动脉内膜剥脱术或肺动脉球囊扩张术的患者,可客观评价术后患者的右心功能是否有所改善,评价手术疗效。

(4)超声心动图:可以通过监测肺动脉高压,为大部分慢性血栓栓塞性肺动脉高压患者提供重要的诊断依据。肺动脉高压患者,无论有无右心功能不全,都应排除慢性血栓栓塞性肺动脉高压的可能。超声心动图可敏感地探测到肺动脉高压及右心功能不全,但诊断慢性血栓栓塞性肺动脉高压的特异性不高。其表现为右心房与右心室扩大、右心室壁肥厚、右心室收缩功能异常、三尖瓣反流、室间隔左移、左心室缩小、左心收缩或舒张功能异常等。

(5)纤维血管镜:主要用于慢性血栓栓塞性肺动脉高压的术前评估。进行这项检查有 2 个主要目的,其一是在病情相对较轻的肺动脉高压患者中,预测其血流动力学结果;其二是预测肺动脉造影后不能确定的重度肺动脉高压患者手术的可能性。

(6)肺动脉造影及右心导管检查:绝大多数慢性血栓栓塞性肺动脉高压患者肺动脉造影有以下 2 种或 2 种以上表现,双侧多见、杯口状充盈缺损、肺动脉条索状狭窄或突然狭窄、血管内膜不规则,叶、段肺动脉起始部完全阻塞等。如果 CT 肺动脉造影和通气/灌注显像都不能明确诊断慢性血栓栓塞性肺动脉高压,或判断是否需要手术,则需行肺动脉造影及右心导管造影。2 项检查对于明确诊断慢性血栓栓塞性肺动脉高压及评估手术的可能性、预测术后肺动脉压的恢复情况,有重要的价值。

(三)临床应用

1.急性肺栓塞

(1)有肺栓塞的直接诊断依据,即肺动脉血管内的充盈缺损(血栓)形成;有肺栓塞的间接诊断依据，如病变区域肺实质的血流灌注减低、灌注不均，肺动脉高压改变，以及右心房与右心室扩大、功能降低等。

(2)肺栓塞患者需整合临床严重程度评分、超声心动图、CT 血管成像和生物标志物，确定患者的危险分层水平；并且根据危险分层水平，决定下一步的诊断和治疗策略。①首先根据是否存在休克或低血压，将怀疑急性肺栓塞的患者分为高危和低危。对于高危患者，强调尽早行 CT 肺动脉成像以明确诊断，然后进行再灌注治疗；②非高危患者，进一步分为高度临床可能性和低中度临床可能性 2 组，对于高度临床可能性的患者，强调行 CT 肺动脉造影以明确诊断；对于低中度临床可能性的患者，可以先行 D-二聚体检查，对于 D-二聚体阳性患者，再进一步行 CT 肺动脉成像。

(3)预后及危险度分层：简化型肺栓塞严重指数评估内容包括年龄＞80 岁，1 分；肿瘤，1 分；慢性心脏病或慢性肺病，1 分；脉搏＞110 次/分，1 分；收缩压＜13.3 kPa(100 mmHg)，1 分；动脉血氧饱和度＜90%，1 分。简化型肺栓塞严重指数≥1 为中危组，简化型肺栓塞严重指数＜1为低危组，即使超声心动图或 CT 检查提示右心室劳损或肌钙蛋白/脑钠肽升高。中危组的患者还可分为中高危组和中低危组，前者要求 CT 检查或超声心动图提示右心扩张/功能不全，并且血清生物标志物(肌钙蛋白或脑钠肽)水平升高，后者要求满足两者之一即可。低危组简化型肺栓塞严重指数得分为 0，且无右心室扩张/功能不全及血清生物标志物水平升高。

2.慢性血栓栓塞性肺动脉高压

(1)患者多有慢性肺栓塞病史，影像学检查显示肺动脉的附壁充盈缺损，管腔狭窄、闭塞，内壁不光滑，肺内带状或网状影，肺动脉壁钙化，肺血管扭曲，肺动脉高压征象，马赛克灌注征象等。

(2)预后及危险度分层：无法治疗的慢性血栓栓塞性肺动脉高压患者，其预后很差，病死率高。随着外科技术的进步及临床医师治疗慢性血栓栓塞性肺动脉高压患者的经验增加，手术期间的多科室合作使其在较好的治疗中心进行手术治疗的病死率降至 4%～7%。

慢性血栓栓塞性肺动脉高压生存率与肺动脉高压的程度呈负相关。有学者认为，平均肺动脉压为 4.0 kPa(30 mmHg)是预后不良的阈值。CT 检查在慢性血栓栓塞性肺动脉高压也具有预后价值，Cobb 角、室间隔偏曲可提示慢性血栓栓塞性肺动脉高压患者的病死率及预后。

六、主动脉瘤

(一)概述

主动脉瘤是指主动脉壁局部或弥漫性异常扩张，一般较预期正常主动脉段直径扩大至少1.5倍，压迫周围器官而引起临床症状，瘤体破裂为其主要危险。正常动脉壁中层富有弹力纤维，随每次心脏搏动进行舒缩而传送血液。动脉中层受损，弹力纤维断裂，代之以纤维瘢痕组织，动脉壁失去弹性，不能耐受血流冲击，在病变段逐渐膨大，形成动脉瘤。动脉内压力升高有助于形成动脉瘤。

主动脉瘤的症状由瘤体压迫、牵拉、侵蚀周围组织引起，视主动脉瘤的大小和部位而定。胸主动脉瘤压迫上腔静脉时面颈部和肩部静脉怒张，并可有水肿；压迫气管和支气管时引起咳嗽和气急；压迫食管引起吞咽困难；压迫喉返神经引起声嘶。腹主动脉瘤患者常有肾、脑、冠状动脉粥样硬化的症状，最初引起注意的是腹部搏动性肿块，较常见的症状为腹痛，疼痛多位于脐周或中上腹部，也可涉及背部，疼痛的发生与发展提示动脉瘤增大或少量出血。疼痛剧烈持续，并向背部、骨盆、会阴及下肢扩展或肿块出现明显压痛，均为破裂征象。

(二)影像学检查

1.胸主动脉瘤

(1)胸部X线检查：对胸主动脉瘤的诊断价值极其有限，通常是在筛查其他疾病时偶然发现纵隔增宽或主动脉结凸出等征象，但主动脉轮廓正常并不能排除胸主动脉瘤的可能。

当瘤体扩张超出纵隔时，可显示升主动脉瘤的纵隔右侧缘增宽、主动脉弓部瘤的主动脉结向左侧异常凸出、胸主动脉瘤的降主动脉影向左侧膨凸。

(2)CT检查：作为一种无创性检查方法，已被广泛用于胸主动脉瘤的诊断，在主动脉疾病的诊断、风险分层和治疗中起着重要作用。CT检查应用广泛，扫描速度快，图像采集和处理所需时间短，能够获得整个主动脉的完整数据，尤其是心电门控采集模式对于减少主动脉根部和胸主动脉的运动伪影至关重要。CT血管成像检查及其影像后处理技术，可多角度、多平面、全方位直观地显示主动脉瘤的全貌并能确定是否合并其他主动脉疾病。CT检查的缺点主要是含碘造影剂，有肾毒性损伤和发生变态反应的可能，并且存在X线辐射。无法获得功能学数据，如血流和主动脉瓣反流的评估等也是CT检查的限度。

CT增强扫描可显示主动脉根窦部、升主动脉、主动脉弓、降胸主动脉段等不同位置的局限性瘤样扩张，并且能显示瘤体壁的钙化和瘤腔内有无附壁血栓。

粥样硬化性的升主动脉扩张为渐进性、均匀性的，扩张处管壁与正常管壁自然延续无明确分界，测量时应取垂直于升主动脉长轴的最大宽径为瘤体直径。马方综合征的升主动脉瘤样扩张更多位于根窦部，呈葱头样改变，近弓部管腔已接近正常，且常合并夹层的存在。由于根窦部的明显扩张可致主动脉瓣叶在舒张期对合不良，造成主动脉瓣关闭不全及不同程度反流，所以马方综合征患者的胸主动脉瘤常可合并左心室扩大及心肌肥厚。胸主动脉瘤也可向下延续，成为弥漫性胸腹主动脉瘤。

(3)MRI 检查：与 CT 检查同是诊断主动脉瘤的"金标准"。MRI 主动脉成像不需要注射造影剂，无放射损伤，能清晰地显示大血管内腔、管壁及邻近组织，完整地显示主动脉瘤腔和附壁血栓，并能用多平面成像立体地观察其范围、程度及邻近解剖，还可精确测量各部位管径。其诊断胸主动脉瘤的敏感性与特异性等同，甚至高于 CT 检查和经胸超声心动图。但 MRI 检查存在较多缺点，如扫描时间长，不适于血流状态不稳定的急重症患者，不能显示瘤体壁的钙化，体内植入金属物患者属于检查禁忌。

快速自旋回波的 T_1 和 T_2 加权成像序列主要用于形态学诊断，主动脉的瘤样扩张及其瘤腔内的附壁血栓等均能显示，还可测量扩张管腔的直径。三维动态增强磁共振血管成像能准确地显示胸主动脉的局限性扩张，呈梭行、囊状或梭囊状凸出，界限清楚。MRI 检查还可以显示瘤壁的厚度和形态，以及是否有粥样硬化斑块和附壁血栓。粥样硬化斑块表现为形态不规则或呈结节状低信号，而附壁血栓在 SE 脉冲序列 T_1WI 表现为高信号时为新鲜血栓，为中低信号时说明血栓已机化。

(4)超声心动图：常规经胸超声心动图无创、经济、便捷，是筛查主动脉瘤最合适的方法。可用于连续测量最大主动脉根部直径，评估主动脉瓣关闭不全，以及胸主动脉瘤患者择期手术的时机。经胸超声心动图可经胸骨旁、胸骨上窝及剑突下等切面观察胸主动脉，但在一定程度上受声窗狭小制约影响对胸主动脉全程显示；经食管超声心动图能弥补以上不足，在显示胸主动脉瘤部位、范围方面与 CT、MRI 检查具有相同的能力。二维超声可识别向外膨凸的瘤体壁是否为真正的血管壁，从而及时作出明确诊断。彩色多普勒检查可显示瘤体处的涡流信号，并可评估主动脉瓣有无反流及反流的程度。

经胸超声心动图可显示升主动脉或根窦部的扩张，动态观察瘤体处主动脉运动减弱甚至消失，以及瘤体内附壁血栓情况，还可准确测量瘤体及胸部主动脉各区域的径线。实时二维超声可显示动脉硬化性升主动脉瘤管壁僵硬，管壁回声不同程度增强。测其胸主动脉径线可见主动脉瓣、主动脉窦无明显扩张，升主动脉开始逐渐扩张，至主动脉弓趋向正常。而马方综合征的胸主动脉瘤则显示主动脉管壁菲薄、光滑，测其胸主动脉径线可见主动脉瓣环扩张，主动脉窦及升主动脉明显扩张，近主动脉弓部则接近正常。主动脉弓及降胸主动脉通常不扩张。主动脉窦部呈“三叶花瓣状”改变，扩张的窦部、升主动脉，以及趋向正常的升主动脉弓部构成一个花瓶状的形态。

2.腹主动脉瘤

(1)腹部X线检查：因本身密度及受到腹腔脏器、腰大肌及脊椎重叠影响，腹主动脉瘤即使再大，在腹部X线检查上也不能显示。但当瘤壁重度钙化时，可显示瘤样扩张的高密度钙化的瘤体边缘，提示腹主动脉瘤的存在，常在腹部立位或腰椎正侧位X线检查可见。

(2)CT检查：可全程显示主动脉及动脉瘤病变，并精确测量各种管径。CT检查可快速成像，特别适用于心血管急症，但存在X线辐射及碘造影剂肾损害。CT检查对腹主动脉瘤的术前评估包括测量瘤体的最大直径及长径、瘤体上缘距肾动脉开口的距离，瘤体两侧正常腹主动脉(近端瘤颈)和髂动脉(远端瘤颈)的直径，以及瘤体与两端瘤颈的角度、瘤颈管壁有无钙化等，这些重要的信息可直接指导腔内介入治疗的手术决策。术前评估还包括髂动脉瘤、髂动脉或肾动脉的闭塞性疾病，以及畸形血管的存在。腹主动脉瘤支架修复后复查，建议CT延迟扫描，以检测内漏。

CT平扫仅能显示主动脉呈瘤样扩张，对瘤腔内信息及瘤体与周围组织关系无法确认。CT血管成像可在轴位及重建图像上明确显示腹主动脉的局限性瘤样扩张，通常为向两侧均匀膨凸的梭形，也可呈偏向一侧的囊袋状凸起，在三维重建图像上的显示更为直观。轴位图像还可显示瘤体管壁的钙化及瘤腔内的附壁血栓形成。除了形态学的观察，CT血管成像还可测量并提供与手术相关的重要的信息，包括瘤体的最大直径及长径、瘤体上缘距肾动脉开口的距离、瘤体两侧正常腹主动脉(近端瘤颈)和髂动脉(远端瘤颈)的直径、瘤体与两端瘤颈的角度，以及瘤颈管壁有无钙化等。此外，以下关于瘤体急性破裂、濒临破裂及慢性破裂的重要CT血管成像征象也应给予明确提示。

腹主动脉瘤急性破裂的CT征象：主要为典型的腹主动脉瘤合并血肿形成。破裂的腹主动脉瘤可显示活动性造影剂外溢或瘤体变尖等征象，新鲜的血肿密度常高于腰大肌密度，可局限于腹膜后，位于主动脉后外侧，也可以同时位于腹膜后、腹腔，腹腔内血肿一般位于主动脉前或前外侧。

腹主动脉瘤濒临破裂的 CT 征象：CT 平扫瘤体周缘出现新月形高密影，且增强密度高于腰大肌；腹主动脉瘤瘤体绝对直径＞70 mm；腹主动脉瘤瘤体年增长＞10 mm；瘤体钙化中断；附壁血栓变薄等。

腹主动脉瘤慢性破裂的 CT 征象：主动脉旁规则光滑的低密度血肿形成，当瘤体壁无钙化时血肿常与瘤体内附壁血栓不可分，位于腹膜后累及同侧腰大肌。皱褶主动脉征为腹主动脉瘤瘤体后壁失去正常张力及弧度，紧贴并与后方椎体的前缘粘连，提示腹主动脉瘤体壁功能不全并且有微泄漏，即使没有血肿形成也可诊断。邻近的椎体前缘可被侵蚀变平直，甚至局限性缺失。

（3）MRI 检查：与 CT 检查同是诊断主动脉瘤的“金标准”。快速自旋回波序列 T_1 和 T_2 加权成像序列主要用于形态学诊断，动脉瘤及其瘤腔内的附壁血栓均能显示。但由于该检查扫描时间较长，不适用于急性破裂或濒临破裂的腹主动脉瘤患者。另外，对于体内置入起搏器等金属装置和支架等金属物的患者也存在扫描禁忌，对于 CT 增强扫描相对或绝对禁忌的患者，MRI 检查可作为首选的替代检查方法。

快速自旋回波的 T_1 和 T_2 加权成像序列主要用于形态学诊断，主动脉的瘤样扩张及其瘤腔内的附壁血栓等均能显示，还可测量扩张管腔的直径。三维增强磁共振血管成像能准确地显示病变的部位、大小、形态，以及邻近分支血管受累等情况，还可鉴别慢血流和血栓，对指导治疗和判断预后具有重要价值。

（4）超声心动图：腹主动脉超声检查目前仍然是腹主动脉瘤的主要筛查方法。检查通常在仰卧位进行，侧卧位也可能会得到更多征象。在测量直径之前，应尽可能获得主动脉的图像，以确保选择的图像垂直于主动脉长轴，避免过高地估计实际直径。在这样获得的切面上，从瘤体一侧外边缘到另一侧外边缘测量前后径，记为腹主动脉瘤的直径。采用超声检查定期对腹主动脉瘤的老年患者进行随访是很好的方法，建议男性≥65 岁、吸烟者和有腹主动脉瘤家族史的人群采用超声检查定期筛查、监测腹主动脉瘤的变化，重点是测量瘤体直径，并对比前次结果观察瘤体直径的变化及附壁血栓的形成及变化情况。

二维超声重点观察病变处动脉管壁的连续性，瘤体的位置、大小，以及有无附壁血栓形成，测量并记录腹主动脉扩张最明显处横切面直径及上下径，对比计算腹主动脉瘤年增长量。扩张的腹主动脉瘤多呈梭形或纺锤形，病变段内膜不光滑，管壁常可见大小不等的高回声斑块，部分后伴声影。彩色和频谱多普勒可观察血流情况，在扩张的瘤腔内可见红蓝相间的血流信号。腹主动脉的主要分支是否受累也可观察。

腹主动脉瘤管腔呈梭形、囊状或圆柱状扩张，除了动脉管径增宽以外，还可出现长度增加，囊腔多向左侧偏移，很少偏向右侧。当附壁血栓形成，血栓呈同心圆或偏心性层状分布于扩张的腹主动脉壁上，在二维超声显示低或中等回声，血栓的层状结构可以被显示或显示不清。超声检查还可检测合并的管壁及瘤腔内病变，如附壁血栓或斑块，而且多普勒超声还可以提供瘤腔内血流的信息。

(三)临床应用

1.胸主动脉瘤

(1)胸主动脉瘤患者通常无症状，多属偶然发现，诊断需依据影像学检查结果。患者偶有疼痛、压迫症状，体表触诊搏动性膨隆，听诊有杂音与震颤。

(2)临床上，胸主动脉瘤的诊断标准为升主动脉瘤体直径＞50 mm，降主动脉瘤体直径＞40 mm，但影像学诊断标准通常要低于这一指标。当升主动脉瘤的直径＞60 mm或降主动脉瘤的直径＞70 mm时，提示破裂的风险增加，应积极干预。

2.腹主动脉瘤

(1)腹主动脉瘤患者通常无症状，多属偶然发现，诊断需依据影像学检查结果。

(2)破裂或濒临破裂的腹主动脉瘤，临床表现可有腹痛、低血压、搏动性包块。腹主动脉瘤破裂时，患者可突发剧烈腹痛及休克。

(3)影像学检查腹主动脉局限性瘤样扩张，直径≥30 mm可诊断腹主动脉瘤。

(4)当平扫时扩张的主动脉瘤腔边缘出现新月形略高密度影、增强时腹主动脉瘤直径＞70 mm、造影剂渗入附壁血栓致血栓变薄中断，或多次随访瘤体每年扩大超过10 mm时，需注意动脉瘤有破裂趋势。

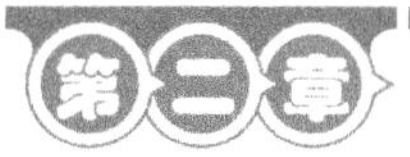

神经科疾病

一、缺血性脑梗死

(一)概述

缺血性脑梗死是指因急性脑循环障碍引起的供血区域内脑组织缺血性坏死。脑梗死可由脑动脉狭窄、闭塞或急性血栓形成导致,也可在其他病变基础上,由各种原因造成的脑部血液循环障碍,引起以脑细胞缺血、缺氧为主的非动脉闭塞性脑梗死。

缺血性脑梗死可发生于任何年龄,但大多发生于40岁以上人群,以50~60岁人群多见。脑梗死的临床症状和体征主要取决于梗死的大小、部位及时间,主要临床表现为偏瘫、失语、口角㖞斜、意识模糊等,部分患者可有短暂性脑缺血发作前驱症状,如肢体发麻、无力,海马区梗死可出现记忆力下降,脑干及小脑梗死可出现眩晕、呕吐、四肢瘫痪、共济失调、肌张力降低、昏迷、高热等。

根据发病后时间的长短可对脑梗死进行分期。①超急性期脑梗死:6小时之内。②急性期脑梗死:6~72小时。③亚急性期脑梗死:3~10天。④早期慢性期脑梗死:11天至1个月。⑤晚期慢性期脑梗死:1个月以上。

(二)影像学检查

1.局限性脑梗死

(1)超急性期:头部X线检查对超急性期、急性期、亚急性期和慢性期局限性脑梗死的诊断意义不大,偶尔可发现动脉壁钙化也难以明确诊断。大面积局限性脑梗死伴明显水肿所致的颅内高压,因持续的时间短暂,X线检查难以有所发现,因此一般不做。在其他各期局限性脑梗死也往往无阳性发现,因此在急性期、亚急性期和慢性期局限性脑梗死部分将不再赘述。

超急性期和急性期局限性脑梗死CT检查可能出现以下3种提示动脉阻塞或局限性脑梗死的征象。①脑动脉高密度征:表现为一段脑动脉的密度高于同一支动脉的另一段或其他动脉的密度。CT检查头颅横断面大脑中动脉第1段常能显示于侧裂内，并且大脑中动脉发生阻塞的机会较多，所以脑卒中患者显示此征的机会较多，因此又称为大脑中动脉高密度征。一般认为，显示此征者为动脉内血栓，对局限性脑梗死而言，属间接性征象，当然也不一定属于很早期的征象。②局部脑肿胀征：表现为局限区域脑沟消失、基底池不对称、脑室受压和中线结构移位。脑缺血所致脑肿胀的病理基础主要为血管源性水肿，而单纯存在的细胞病毒性水肿不可能引起此征。③脑实质密度降低征：表现为局限性脑实质（灰质和白质）的密度降低，由于超急性期局限性脑梗死的血管源性水肿常甚轻，所以与健侧同样区域或结构相比，病变区密度常只下降 6～10 Hu。超急性期局限性脑梗死一般不做造影剂增强。

CT 血管成像对显示基底动脉环及其邻近颈动脉和各分支主干狭窄的准确性很高，但对小分支的阻塞则可能漏诊。CT 血管成像及其原始图像上还可显示侧支循环的情况，对推测预后可能有一定帮助。

CT 灌注成像表现为缺血区增强密度低于正常灌注区。

常规 MRI 检查包括 T_1WI、T_2WI、质子密度加权成像和液体抑制反转恢复序列成像。①超急性局限性脑梗死区主要改变为细胞毒性水肿，这时整个缺血区的含水量并未增加，只是细胞内外的含水量发生了变化。这种情况下常规 MRI 检查往往无阳性发现，少数患者可因早期血-脑屏障开放而形成轻度血管源性水肿，这时 T_2WI 和液体抑制反转恢复序列可显示为高信号区。②部分患者显示脑动脉流空现象消失。③钆剂增强后部分患者出现血管内强化。

磁共振血管成像常用的方法为 3D 时间飞跃法和 2D 相位对比法。3D 时间飞跃法的优点为分辨率较高，缺点为成像时间较长；2D 相位对比法的优点为成像时间较短和所测者为真正血流，缺点为分辨率较差，只能显示较大血管分支。磁共振血管成像用于超急性局限性脑梗死的诊断可用 3D 时间飞跃法和 2D 相位对比法。在血流中断或血流少而慢时相位对比法磁共振血管成像显示为血流中断状，2D 相位对比法分辨率较低，只能显示较大血管分支。3D 时间飞跃法磁共振血管成像不但可以显示较大分支的阻塞，甚至还可显示较小分支的阻塞。对于血流缓慢，3D 时间飞跃法磁共振血管成像显示为血管边缘模糊不规则、较细和信号强度低于健侧。

超急性局限性脑梗死区磁共振弥散加权成像的主要改变为细胞毒性水肿，这时整个缺血区的含水量并未增加，只是细胞内外的含水量发生了变化，这种情况下常规 MRI 检查往往无阳性发现，而只有能显示水分子布朗运动的弥散加权成像才能显示异常。水分子在细胞内的布朗运动慢于细胞外者，即水分子在细胞内的近似表观弥散系数小于细胞外者。存在细胞毒性水肿的情况下，细胞内水分子增加，引起细胞肿胀，细胞外间隙变小，即细胞外水分子减少，从而整个超急性局限性脑梗死区水分子布朗运动减弱，表观弥散系数变小，弥散加权成像显示为高信号，表观弥散系数图显示为暗区。

磁共振灌注加权成像可提供常规 MRI 检查和磁共振血管成像不能提供的血流动力学方面的信息，目前常用的方法为动态对比增强磁敏感加权灌注 MRI。其原理是基于含 Gd 或 Dy 对比剂的磁敏感效应，经静脉注射造影剂后，含顺磁性对比剂的血管周围组织局部磁场不均匀，引起去相位，致信号减低；其信号减低的程度在正常脑组织中与局部脑血容积成正比。根据造影剂首过局部脑组织引起的信号强度变化与时间的关系，可以绘制时间-信号强度曲线。超急性期局限性脑梗死灌注加权成像显示为灌注减低或灌注缺损区，同时进行灌注加权成像和弥散加权成像有助于推测是否存在可恢复性脑缺血性改变，即是否存在半影区。

磁共振波谱成像是目前唯一可以用来在体观察细胞代谢变化的非损伤技术。磁共振波谱成像的应用使得对局限性脑梗死的研究深入细胞代谢水平，对理解局限性脑梗死的病理生理变化、早期诊断、预后和疗效的判断均有非常重要的意义。目前临床上常用的是^{1}H 磁共振波谱成像和^{31}P 磁共振波谱成像。用于脑组织检查时，^{1}H 磁共振波谱成像可以检测到一些氨基酸、乳酸和某些神经介质。主要包括 N-乙酰天门冬氨酸，其主要存在于神经元中，可以作为神经元的标志物；乳酸是糖酵解的主要代谢产物，含量的多少可以反映无氧酵解的情况；其他还可检测到含胆碱类化合物、肌酸和一些氨基酸。超急性期局限性脑梗死的磁共振波谱成像表现为乳酸水平明显升高，N-乙酰天门冬氨酸水平轻度下降，胆碱类化合物和肌酸水平正常。N-乙酰天门冬氨酸水平反映了缺血灶成活神经元数量，早期仅有乳酸水平升高而 N-乙酰天门冬氨酸水平正常或轻度下降，常规 MRI 检查正常的区域可能代表了缺血半影区。

超急性期局限性脑梗死阶段常规血管造影和数字减影血管造影除考虑溶栓治疗和排除其他脑血管病外，一般不做脑血管造影。典型表现为血管阻塞、中断，其他还包括动脉缓慢顺行充盈、排空延时、动静脉分流和引流静脉早显、动脉逆行充盈、梗死处呈空白无血管区。

(2)急性期：CT 平扫能显示 3 种局限性脑梗死的阳性征象，分别为脑动脉高密度征、局部脑肿胀征和脑实质密度降低征，在超急性期和急性期局限性脑梗死征象是相同的。脑实质密度降低征在急性期较早阶段，与超急性期所见相仿，即密度降低十分轻微。随着时间推移，密度降低将逐渐加重，范围也逐渐扩大。2天之内的病变区域，边界常较模糊，与正常区域呈逐渐过渡状，密度降低虽加重，但仍明显高于脑脊液的密度，其密度并不十分均匀。2天以后，病变区边缘变得清楚，密度可能更低一些，也更均匀一些。注射造影剂后CT扫描部分患者出现梗死区增强，部分患者表现为梗死区密度高于正常区域，部分患者表现为原低密度区变为等密度。缺血性脑梗死患者可能继发出血，转变为出血性脑梗死，一般为脑实质出血，少数患者在脑实质出血的基础上再发生脑室内出血和蛛网膜下腔出血。

常规MRI检查：①T_1WI等信号或低信号，质子密度加权成像、T_2WI和液体抑制反转恢复序列成像高信号，其病理生理基础为血-脑屏障受障导致的血管源性水肿、梗死细胞的解体和细胞程序性死亡，均可造成细胞外间隙增大和含水量增多。②部分患者显示脑动脉流空现象消失。③钆剂增强后部分患者出现血管内强化、脑实质强化和脑膜强化。

磁共振血管成像所见与超急性局限性脑梗死相仿，部分患者可见血管再通。

磁共振弥散加权成像仍显示为高信号，表观弥散系数图仍显示为暗区。

急性期局限性脑梗死的磁共振灌注加权成像仍显示为灌注减低或灌注缺损区，有时血管再通，可显示过度灌注的表现，为反应性充血所致。

急性期局限性脑梗死的磁共振波谱成像表现为乳酸水平明显升高，N-乙酰天门冬氨酸水平下降，胆碱类化合物和肌酸水平正常或下降，与超急性局限性脑梗死表现相似，但N-乙酰天门冬氨酸水平下降幅度较超急性期更大。

(3)亚急性期：CT检查与急性期相比，梗死区的密度进一步降低，并趋向均匀，其边界也更加清楚。与急性期和慢性期相比，出血性脑梗死的发生率以亚急性期为最高，出血的表现与急性期相仿。注射造影剂后梗死灶可有不同程度的增大，发生率明显高于急性期者，表现与急性期所见者相仿。

常规MRI检查：①T_1WI低信号，质子密度加权成像、T_2WI和液体抑制反转恢复序列成像高信号，其病理生理基础与急性期局限性脑梗死相同。②脑动脉流空现象消失可继续存在，一般于1周后消失。③钆剂增强大部分出现脑实质强化，特征性表现为脑回样强化，在亚急性早期还能见到血管内强化和脑膜强化。

局限性脑梗死区磁共振弥散加权成像显示为等信号或高信号，其机制为细胞毒性水肿和血管源性水肿、细胞坏死解体等因素的共同作用。

磁共振灌注加权成像显示为灌注低下，周边部分由于新生血管长入和充血可显示过度灌注的表现。

亚急性局限性脑梗死区磁共振波谱成像显示乳酸水平仍升高，N-乙酰天门冬氨酸水平降低或完全消失，胆碱类化合物和肌酸水平也降低。

(4)慢性期：CT 平扫梗死区表现为边界较清楚的低密度灶，代表脑软化区、囊变区和梗死区灰白质内胶质增生，囊变区的 CT 值可接近脑脊液密度，胶质增生的密度一般高于脑软化区，但 CT 检查有时难以将它们截然分开。由于灰质外层血液供应丰富和具有较深部结构更强的抗缺血能力，仍可保持原来形态，而其下方已呈脑软化改变。梗死区附近可见脑沟增宽、脑室和脑沟扩大，继发萎缩明显者还可见中线结构向患侧移位。梗死范围较小时可不伴有上述萎缩性改变。此时若有沃勒变性，CT 检查可见同侧大脑脚和脑桥有萎缩表现。亚急性期局限性脑梗死注射造影剂后出现脑实质增强者为数甚多；一般可持续达早期慢性期局限性脑梗死阶段，但有些增强表现可持续达 2～3 个月；个别较大病灶可于起病后 6 个月行增强扫描，仍可显示病灶增强。

常规 MRI 检查 T_1WI 低信号，质子密度加权成像和 T_2WI 高信号，液体抑制反转恢复序列成像早期慢性局限性脑梗死高信号，晚期慢性局限性脑梗死低信号；钆剂增强大部分出现脑实质强化，特征表现为脑回样强化，但一般不能见到血管内强化和脑膜强化。

局限性脑梗死区磁共振弥散加权成像显示为低信号或等信号，表观弥散系数图显示为亮区。

磁共振灌注加权成像显示为灌注缺损区。

慢性期局限性脑梗死磁共振波谱成像显示乳酸水平降低直至消失，N-乙酰天门冬氨酸水平降低或完全消失，胆碱类化合物和肌酸水平也可降低。

2.腔隙性脑梗死

(1)CT 平扫：在急性期多难以检出，以后随着坏死和水肿发展逐渐表现为圆形、卵圆形或小条状低密度灶，边界不清。梗死发生 3～4 周后形成囊性脑软化灶时，CT 检查图像上其边界也越来越清楚，显示为与脑脊液密度相似的低密度。这些梗死灶直径多为 5～15 mm。由于病灶较小，因此一般没有占位病变的征象。腔隙性脑梗死在急性期、亚急性期和慢性早期因血-脑屏障破坏，CT 增强后梗死灶可表现为斑点状或环状强化，一般无明显占位效应。

(2)MRI 检查：对腔隙性脑梗死的显示优于 CT 检查，尤以天幕下的病灶明显。常规 MRI 检查 T_1WI、T_2WI 分别表现为低信号和高信号斑点状或斑片状病灶，呈圆形、椭圆形或裂隙状，最大径常仅数毫米，一般不超过 1 cm。急性期

T_1WI的低信号和T_2WI的高信号常不及慢性期明显。此外，由于水肿的存在，因此病灶常大于实际梗死区。早期液体抑制反转恢复序列成像显示为高信号灶，至慢性期液体抑制反转恢复序列可显示为低信号灶，提示无效腔已变成小囊腔。如果为不完全性脑缺血或脑梗死，慢性期液体抑制反转恢复序列可始终显示为高信号灶。注射造影剂后，急性期、亚急性期和慢性早期病灶T_1WI可显示增强，呈圆形、椭圆形，也可为环状。腔隙性脑梗死弥散加权成像在超急性期、急性期和亚急性期均可表现为数毫米至1.5 cm大小的高信号灶，呈圆形或卵圆形，亚急性期以后T_2WI往往显示为高信号，T_1WI也可为低信号。随着时间推移，弥散加权成像将转变为阴性或表现为低信号灶。

3.脑栓塞

(1)脑血管造影：可明确栓塞部位，但阴性者不能排除脑栓塞，特别于发病2～3周后，栓子溶解或破碎，脑血管造影可正常。

(2)CT、MRI检查：多表现为一侧颈内动脉或大脑中动脉供血区的大面积梗死，表现与脑梗死相似，仅约1/5的患者为椎-基底动脉系统供血区的梗死，较常发生出血性脑梗死。间断脱落释放的微小栓子可反复引起不同血管分布区的梗死，CT、MRI检查不能确定栓塞部位。

(三)临床应用

1.局限性脑梗死

(1)超急性期脑梗死：根据临床上脑卒中症状出现后6小时之内，CT检查未显示脑出血征象，MRI弥散加权成像显示高信号区，表观弥散系数图显示暗区，可以确定超急性期脑梗死的诊断。如果不做CT检查，也可直接做MRI自旋回波-平面回波成像T_2WI和弥散加权成像，弥散加权成像出现高信号区，T_2WI阴性或表现为高信号，也可成立诊断。

(2)急性期脑梗死：根据6～72小时起病突然，CT检查显示低密度病灶或常规MRI检查发现T_1WI低信号、T_2WI和弥散加权成像高信号病灶，即可诊断为急性期脑梗死。但是，有些弥散加权成像高信号的病灶也可能不是脑梗死所致，因此应加以区别。此外，急性期较晚阶段与亚急性期脑梗死的表现相仿，有些脑梗死病灶具有比较明显的占位效应，应注意与肿瘤和炎症等占位病变相区别。

(3)亚急性期脑梗死：根据脑梗死患者的临床表现及典型的CT和MRI检查所见，一般均易作出明确诊断。但有时临床和影像学表现不典型，特别是占位效应较明显，伴有不典型的出血征象时，应注意与肿瘤和炎症相鉴别。脑肿瘤占位表现常较脑梗死更显著，胶质瘤多呈不规则强化，转移瘤常呈均匀或环形强化，均不同于脑梗死，个别鉴别困难的患者应结合临床或进行动态观察。脑脓肿常呈规则的环形强化，可以鉴别。

(4)慢性期脑梗死：早期阶段面临的鉴别诊断问题与亚急性期脑梗死者相似。慢性期脑梗死晚期阶段有时应与脱髓鞘病变相鉴别，特别是与其中比较常见的多发性硬化症进行鉴别。后者病灶多为两侧对称分布，不累及灰质，常为多发性，较对称分布于侧脑室周围、中央半卵圆区、脑干、小脑脚和脊髓，病灶较大者少见，其分布与单支动脉区不一致。活动期 CT 和 MRI 增强虽可呈斑点状增强，但从不表现为脑回样强化。临床上病程波动，常有缓解和复发交替的过程。脑梗死至慢性期常发展为软化灶，其周围结构多有萎缩性改变，而多发性硬化症因病灶小，多不引起萎缩性改变。

2.腔隙性脑梗死

基底节区、丘脑区等部位表现为圆形小病灶，CT 检查呈低密度，MRI 检查呈长 T_1、长 T_2信号，弥散加权成像在超急性期、急性期和亚急性期高信号，边界清楚，无明显占位表现，可多发，结合病史可以诊断。腔隙性梗死有时难与软化灶、血管周围间隙鉴别，需结合临床，必要时可行增强扫描。

3.脑栓塞

脑栓塞在 CT、MRI 检查的表现与脑梗死、出血性脑梗死相同，结合病史并行脑血管造影常能明确诊断，否则难与血栓形成性脑梗死相鉴别。

二、脑出血

(一)概述

脑出血是指脑实质内出血，根据出血原因可分为创伤性脑出血和非创伤性脑出血。前者的病因包括各种外伤；后者又称为原发性或自发性脑出血，多指高血压、动脉瘤、血管畸形、脑淀粉血管病变、静脉血栓、脑血管炎、出血性脑梗死或栓塞后再灌注、血液疾病和颅内肿瘤等引起的出血。原发性脑出血以高血压性脑出血最为常见，与年龄与性别、饮食习惯、血液高脂质、原发性高血压、糖尿病、精神紧张、吸烟，以及遗传等因素相关，其病理基础主要是脑动脉硬化。

脑出血起病多较突然，常在体力活动、情绪激动或过度劳累时发病，表现为突发性头痛，并迅速出现偏瘫、失语和不同程度的意识障碍，病情呈逐渐加重趋势并一般于 24 小时内达到高峰。

(二)影像学检查

1.血管造影

血管造影可见脑动脉分支变细、僵直,为脑水肿及脑血管痉挛改变。若是因脑动脉瘤、动静脉畸形、脑脉管炎、脑肿瘤引起的脑出血则可见到相应征象。

2.CT 检查

CT 检查可反映脑内血肿形成、吸收、囊变 3 个阶段的病理演变过程。超急性及急性期(即血肿形成期),新鲜血肿 CT 检查表现为脑内密度均匀一致的高密度灶,这是因为血红蛋白对 X 线的吸收高于脑实质。血肿呈圆形或卵圆形,边界清楚,CT 值为 50~80 Hu。一般来说,CT 检查可以检测出容积为 1 mL 的血肿,利用高分辨率 CT 检查有可能发现更小的血肿。高密度血肿周围可见一低密度环影,为水肿带所致,与血肿压迫周围脑组织造成缺血、坏死有关。还可见因血肿和水肿造成的脑池、脑沟、脑室受压,以及中线结构移位等占位表现。高血压性脑出血常发生于基底节区,以壳核和内囊区最常见,其次为丘脑。血肿多为单发,偶尔多发。

出血可破入相邻脑室和(或)蛛网膜下腔,表现为相应部位的高密度影,有时可见脑内血肿与脑室内积血相连。脑室内少量积血则沉积于侧脑室后角或三角区,呈高密度影的积血与上方呈低密度影的脑脊液间形成液-液平面,具有明显的密度差异。脑室内大量积血则可形成高密度脑室铸型。蛛网膜下腔积血则为相应部位蛛网膜下腔呈高密度影,大量积血则表现为蛛网膜下腔高密度铸型。

较大血肿除造成明显的占位表现外并可引起脑疝,占位表现一般在出血后 3~7 天达高峰,此时为脑水肿的高峰期。在出血后 16 天左右占位效应开始减轻,以后随着血肿吸收而逐渐消失。

出血后 3~7 天,血肿内血红蛋白发生破坏、纤维蛋白溶解。这种病理演变过程从血肿周边向中心发展,形成融冰征,表现为高密度血肿边缘模糊、密度降低、淡薄,周围低密度环影逐渐扩大,血肿高密度影向心性缩小。随着时间的推移,血肿的 CT 值下降,平均每天下降约 15 Hu。15 天至 1 个月后,血肿被逐渐溶解、吸收,由高密度转变为等密度、低密度或混杂密度灶,2 个月内血肿可被完全吸收,形成囊腔状软化灶。血肿吸收后为瘢痕组织修复,局部收缩,可出现邻近脑室被牵拉扩大,脑池增大、脑沟加深等萎缩性改变,出现负占位表现。部分患者可无后遗改变(占 27%左右),这主要见于出血灶小者和儿童患者,偶尔可见血肿钙化。

脑室内积血的吸收较脑内血肿快,通常在 1~3 周可被完全吸收,与脑脊液循环有关。有时,血肿会出现一些不典型或特殊的CT表现,如血肿呈等密度、血肿内出现液平面,这主要见于凝血机制障碍的患者如血小板功能不全、血红蛋白低、过多的纤溶反应、血块不收缩等。血肿密度普遍降低,有时可见液平面,也见于正在进行溶栓治疗的患者。

急性期血肿不需增强检查,即使行CT增强早期也无强化。强化一般在出血后第3天出现,并可持续数月之久,但大多数患者出现在血肿形成后的第2周至2个月内。增强检查可见血肿周围完整或不完整的环形强化,这种强化环位于血肿周围低密度影的内缘,与高密度血肿之间又有低密度或等密度溶解血肿带相隔。强化环的大小、形态与最初血肿的大小和形态基本一致,其原因与血-脑屏障破坏及有丰富毛细血管的肉芽组织形成有关,如血肿中央为高密度,则呈靶征。通常血肿经平扫CT即可准确诊断,但当血肿为等密度又有占位表现时,增强检查则具有意义。

3.MRI检查

(1)超急性期:血肿形成,其内主要为含氧合血红蛋白的红细胞凝集。氧合血红蛋白缺少不成对的电子,具有抗磁性,无质子弛豫增强作用,所以在MRI检查既不影响T_1弛豫时间,也不影响T_2弛豫时间。此时血肿信号可为等信号,但由于短期内血块收缩和血浆中水分被吸收而致蛋白含量增加,又可能造成T_1弛豫时间缩短,此时血肿将表现为等信号或略高信号。这在低场强MRI检查装置中尤为明显,可能与低场强对蛋白质的作用较敏感有关。在质子密度加权成像和T_2WI上,血肿为略高信号。氧合血红蛋白在出血后就开始逐渐转为去氧血红蛋白,去氧血红蛋白具有T_2弛豫增强作用,造成T_2缩短,可使血肿显示为等信号或混杂信号。在血肿早期,其周围可无水肿,但数小时后血肿周围出现水肿,为环带状T_1WI低信号、T_2WI高信号改变。若血肿较大,则可见占位表现。

(2)急性期:血肿内红细胞主要为去氧血红蛋白,去氧血红蛋白含有4个不成对的电子,呈高速自旋,具有很强的顺磁性作用。但去氧血红蛋白不引起质子和电子的偶极增强,因此不能缩短T_1,所以无论在细胞内还是在细胞外,去氧血红蛋白T_1WI均呈等信号。相反,去氧血红蛋白对T_2的作用非常明显,能显著缩短T_2时间。因此,急性血肿在T_2WI呈低信号。去氧血红蛋白的短T_2作用是由于铁在红细胞内外分布不均匀,造成局部磁场不均匀从而引起质子去相位造成的。去氧血红蛋白的短T_2作用与MRI扫描机的磁场强度的平方成正比,因此上述现象在高场强机器更为明显。在质子密度加权成像上,由于质子密度较高,血肿为略高信号。急性期血肿周围出现较明显的血管源性水肿,水肿灶表现

为 T_1WI 呈低信号，T_2WI 呈高信号。

(3)亚急性期：血肿内红细胞的去氧血红蛋白进一步氧化，形成高铁血红蛋白，同时红细胞也可能发生溶解。高铁血红蛋白内含有 5 个不成对电子，为强顺磁性物质，使 T_1、T_2 弛豫时间同时缩短。一般情况下，去氧血红蛋白氧化成高铁血红蛋白的过程是由血肿外层向中心推移的。此外，在亚急性期血肿周围水肿带仍存在。典型的亚急性期血肿在 T_1WI 中心为等信号，边缘为高信号，而周围的水肿带可以不明显或显示为低信号带；T_2WI 则呈现为低信号的血肿绕以高信号的水肿带。在亚急性血肿后期，红细胞溶解，高铁血红蛋白游离于细胞外，T_1 仍缩短，但 T_2 延长，因此血肿在 T_1WI 和 T_2WI 均表现为高信号。此外，含铁血黄素在血肿壁沉积成环，T_2WI 呈极低信号。脑水肿在亚急性后期开始逐渐消退。

(4)慢性期：血肿内部的红细胞已溶解，稀释的游离高铁血红蛋白引起 T_1 弛豫时间缩短和 T_2 弛豫时间延长，T_1WI 和 T_2WI 均呈高信号。含铁血黄素环更加明显，T_2WI 表现为极低信号环。此后，随着血肿的演变，由于吞噬细胞不断吞噬、分解和移除血肿内血红蛋白，在血红蛋白分解的同时产生大量的含铁血黄素和铁蛋白，形成含大量含铁血黄素和铁蛋白的囊腔，T_1WI、T_2WI 均为低信号。但这种情况也可能不出现，而直接形成一类似脑脊液信号的囊腔，T_1WI 为低信号、T_2WI 为高信号。周围水肿逐渐消退，占位表现也消失。

4.功能性磁共振成像

脑出血弥散加权成像信号受血肿 T_2 信号影响显著，超急性期呈高信号，急性期呈较低信号，亚急性早期也呈低信号，亚急性晚期及慢性期则主要呈高信号。表观扩散系数图示超急性期、急性期，以及亚急性期早期出血核心扩散受限，信号减低，慢性期呈高信号，但由于磁敏感效应，常难以准确测量表观扩散系数。

(三)临床应用

脑出血的诊断依赖突发的脑卒中症状和 CT、MRI 检查，CT 平扫表现为脑实质内高密度病变(50～70 Hu)，MRI 检查病变信号符合上述脑出血的信号演变规律，诊断脑出血并不困难。但需注意，血肿的 CT 和 MRI 检查征象除受出血时间因素影响外，还与血肿的大小和位置、所采用的检查方法或检查装置有关。此外，脑出血只是一种疾病的表现或后果，不仅需要早期诊断、分期及部位分型，而且需进行病因分析，明确是否为高血压性脑出血，并与脑动脉瘤、脑血管畸形(动静脉畸形或海绵状血管瘤)、脑血管炎、出血性梗死、脑肿瘤等引起的脑出血相鉴别。进一步行CT血管成像、磁共振血管成像、磁共振静脉成像、磁敏感加权成像、数字减影血管造影或MRI增强检查可提供鉴别价值。

脑出血还需与脑肿瘤进行鉴别,脑肿瘤出血主要是由于肿瘤生长速度过快,肿瘤内血管形成不良,肿瘤中心坏死和出血。通常肿瘤内出血量较少,以脑肿瘤为背景的脑出血易与脑内单纯性出血鉴别。当肿瘤内出血严重,肿瘤大部分被出血掩盖时,需依据以下几点进行鉴别:肿瘤成分更复杂,不均匀,增强后常有强化的非出血区;良性出血常有含铁血黄素环,而肿瘤没有;良性出血追踪观察有顺序演变,而肿瘤出血的演变顺序延迟,不规则;良性出血的水肿及占位效应很快消退,而肿瘤出血则持久存在;出血性血管畸形常多发,而肿瘤常为单发,转移瘤可多发。

三、动静脉畸形

(一)概述

动静脉畸形由供血动脉、引流静脉及动脉化的静脉(血管巢)组成,动脉与静脉直接交通,其间无毛细血管床。动静脉畸形多见于男性,男女患者数量之比约为1.3∶1,80%的患者发病年龄在11～40岁,最多见于20～30岁,儿童多以脑出血、成人常以癫痫就诊。动静脉畸形最常发生于大脑中动脉系统,其次为大脑后动脉系统。动静脉畸形被认为是胎儿期脑血管形成异常的先天性疾病,但罕见有家族史。

病灶较小的动静脉畸形患者常无症状,甚至相当大的动静脉畸形也可无症状。其症状与体征取决于病灶的大小、形状、部位,以及是否破裂,动静脉畸形破裂后引起蛛网膜下腔出血是最常见的症状。以此起病的患者占40%～60%,可反复多次,出血者多较年轻,年龄在30岁以下。除表现为蛛网膜下腔出血外,常有脑实质内出血,脑室及硬膜下出血少见。约有20%的患者有2次以上出血,2次出血间隔时间多数在1年以上,少数患者可为数周或数月,平均4～6年。出血时患者表现为突然头痛,大多数伴有恶心、呕吐及意识障碍。少数患者伴癫痫,多数患者为大发作。出血后根据病变所在的部位,患者可出现相应的症状和体征。

(二)影像学检查

1.X线检查

X线检查一般无阳性发现,20%～30%的动静脉畸形可见钙化,呈斑片状或不规则状。个别患者有颈外动脉系统参与供血，可见颅骨血管沟增宽，棘孔扩大。脑内出血者，可见松果体、大脑镰钙化移位。动静脉畸形累及颅骨板障，可见虫蚀样骨质破坏。

2.血管造影

绝大多数情况下CT、MRI检查可确诊动静脉畸形，但尚不能全面显示供血动脉和引流静脉。血管造影迄今仍是脑血管畸形最可靠的诊断方法，可为手术治疗提供重要的参考资料，有利于治疗方案的选择。

由于畸形血管团内的动静脉短路，血流通过病灶速度较快，血管造影最好应用连续摄片，3～6张/秒。一般在动脉期就可显示迂曲、纠缠的畸形血管团，供血动脉近端迂曲、增粗，远端无造影剂充盈或显影很淡。引流静脉早期显影，在动脉期显影很清楚，在静脉期反而没有或极少造影剂充盈。动静脉畸形的血管巢表现为管径大小不等、走向不明或相互缠绕的造影剂通道，在动脉充盈期显影最清楚，50%的血管巢内含有至少1个动脉瘤样的扩张血管(血管巢内动脉瘤)。小的动静脉畸形仅见较粗的血管和静脉早期引流，无明显血管巢。由于有动静脉短路，通过血管巢的血流快，供血动脉血流量增加，供血动脉可明显扩张，部分供血动脉合并动脉瘤形成，在颈内动脉的虹吸部较常见。引流静脉扩张更明显，常可见瘤样扩张。

3.CT检查

脑动静脉畸形在CT图像上常像“一袋子蠕虫”，由堆在一起的杂乱血管组成，可有或无占位效应。平扫为局限性稍高混杂密度灶，病灶形态多不规则，多呈团块状，也可呈点状、不规则条状，边缘多不整齐。病灶中的高密度往往代表病灶内局限性胶质增生、钙化、出血、含铁血黄素沉着或血管内血栓形成。病变一般无占位效应，病灶周围可有局限性脑萎缩，邻近脑室及蛛网膜下腔扩大，病灶周围无脑水肿。增强表现为团块状强化，造影剂滞留在粗大、迂曲的血管团内是病灶强化的主要原因。有时可见迂曲的血管影，其周围可见供血动脉和引流静脉。部分动静脉畸形平扫无异常发现，仅在增强后扫描才可发现病变。少数患者动静脉畸形增强前后CT扫描均无异常发现。

CT扫描对出血范围、血肿大小、蛛网膜下腔出血及脑积水有很高的诊断价值。动静脉畸形出血常在脑实质内，可进入蛛网膜下腔和脑室，硬膜下罕见。脑内血肿形态多不规则，可能是血液在不规则排列的畸形血管团内扩展所致。脑出血及其周围水肿使病灶有明显的占位效应，增强后在血肿的周围多数可见畸形、迂曲的血管强化影。

发生在硬膜的动静脉畸形，CT 平扫价值有限，有时可见静脉回流受阻造成脑水肿或脑脊液循环障碍导致脑室系统扩大，增强后扫描可见病变处硬膜有斑片状或蚓状强化。此外，还可见直窦、横窦扩张。发生在脉络丛的动静脉畸形常见于青少年患者，多表现为脑室出血，血管造影多为阴性，CT 扫描很少能显示畸形血管，仅见脑室内出血。

4.MRI 检查

由于流空效应，血流呈黑色，使 MRI 检查对脑内血管性病变较敏感。动静脉畸形较大的血管巢在 T_1WI、T_2WI 均表现为低信号的迂曲血管团，其内有血栓时，T_1WI 表现为低信号的血管团内夹杂有等信号或高信号灶，T_2WI 表现为低信号的血管内夹杂高信号灶。较小的血管巢，其内血流较慢，T_1WI、T_2WI 可呈均匀等信号。MRI 检查对供血动脉和引流静脉显示也较好，一般引流静脉较粗大，其与硬膜窦的关系均较容易显示。由大脑前、中、后动脉及其主要分支供血的动静脉畸形，其供血动脉较易显示，由较小的脑内动脉三级分支供血的动静脉畸形，其供血动脉较难确定，并且与小的引流静脉难以鉴别。增强检查血管巢均可强化，引流静脉和一些流速较慢的供血动脉也可强化。动静脉畸形通过平扫可确诊，无须做增强检查。

病变周围及病变远端由盗血现象导致的软化灶，T_1WI 呈低信号，T_2WI 呈高信号，增强后无强化，也可显示邻近的脑室及蛛网膜下腔扩大。动静脉畸形出血的 MRI 信号变化较复杂，一般 T_1WI、T_2WI 均为高信号，陈旧性出血可见病灶周围有含铁血黄素沉积，T_2WI 呈低信号。

常规 MRI 检查通常即可明确诊断动静脉畸形，磁共振血管成像检查的价值在于进一步显示动静脉畸形的结构，为治疗提供有价值的信息。磁共振血管成像能清楚地显示动静脉畸形的血管巢及其供血动脉和大的引流静脉。磁共振血管成像的不同检查方法各有优势，3D 时间飞跃法磁共振血管成像对供血动脉大、血流速度快而复杂的动静脉畸形较理想，对动静脉畸形的小动脉和静脉显示较好。用顺磁性造影剂增强可改善引流静脉的显示，供血动脉由于流速较快，影响不大。用多个预饱和块能精确地描绘动静脉畸形的血液供应情况。无出血时，信号与干扰加噪声比好的 3D 时间飞跃法是首选检查方法；有明显出血时，应用相位对比法，因血肿在时间飞跃法磁共振血管成像检查也呈高信号，影响对血管的显示。2D 相位对比法检查时间短，约 1 分钟，可用不同流速编码进行多次检查，一般为 10～80 cm/s，间隔 10 cm/s 反复检查，可显示不同流速的供血动脉和引流静脉。3D 相位对比法磁共振血管成像效果同 3D 时间飞跃法相近，背景压抑好，不受出血的影响，但检查时间略长，最佳流速码较难掌握。较小的动静脉畸形由于流动效应不够，有时磁共振血管成像的血管像不能显示，应结合磁共振血管成像的原始图像和MRI图像。

外科治疗后，局部可见术后软化灶及术后残腔形成；介入栓塞治疗后，血管巢内血流消失，CT检查呈等密度，MRI T_1WI呈等信号、T_2WI呈等信号或稍高信号，增强后扫描可有轻度强化；血管巢周围的脑软化灶仍可继续存在。

放射性治疗包括γ刀和X刀治疗。血管巢直径<1 cm者，闭塞率可达100%；血管巢直径在1～4 cm者，闭塞率达85%；血管巢直径>4 cm者，闭塞率约50%，血管巢完全闭塞后表现同上述栓塞治疗后。放射性治疗后的并发症：①脑梗死，病变周围正常动脉受照射闭塞所致；②迟发性囊肿，血-脑屏障被破坏形成的液性囊腔；③放射性脑病，多在治疗后2～3年发生，与血管损失及免疫机制有关，表现为放射野内脑组织坏死，周围有指状水肿，CT和MRI增强后扫描病灶中央有明显的不规则环状强化。

（三）临床应用

CT平扫表现为边界不清的等密度或略高密度病灶，其间可夹杂等密度脑实质，周围无水肿及占位表现，有时病灶内可见点状、片状钙化灶。增强后病灶呈点状、线状血管影，可见粗大导入动脉和引流静脉；MRI检查由于血管流空显示更为清楚。同时，CT、MRI检查可见动静脉畸形引起的脑萎缩、软化灶、出血等并发症。磁共振血管成像、CT血管成像可显示较大的动静脉畸形，而数字减影血管造影为诊断动静脉畸形的“金标准”。

在数字减影血管造影中个别患者需与胶质瘤鉴别，鉴别要点：①动静脉畸形有异常血管团，血管密集；胶质瘤的异常血管团不如动静脉畸形密集。②动静脉畸形有动静脉短路，动脉期即有静脉出现；胶质瘤无此现象。③动静脉畸形引流静脉增粗显著；胶质瘤静脉无明显改变。

四、胶质瘤

（一）概述

脑胶质瘤是指起源于脑神经胶质细胞的肿瘤，是最常见的原发性颅内肿瘤，2021年第五版WHO中枢神经系统肿瘤分类将脑胶质瘤分为1～4级。其中1、2级为低级别脑胶质瘤，3、4级为高级别脑胶质瘤。

脑胶质瘤的发病机制尚不明了，目前确定的2个危险因素是暴露于高剂量电离辐射和与罕见综合征相关的高外显率基因遗传突变。此外，亚硝酸盐食品、病毒或细菌感染等致癌因素也可能参与脑胶质瘤的发生。

脑胶质瘤的临床表现主要包括颅内压增高、神经功能，以及认知功能障碍和癫痫发作三大类。目前，临床诊断主要依靠 CT 及 MRI 检查等影像学诊断方法，弥散加权成像、弥散张量成像、灌注加权成像、磁共振波谱成像、功能性磁共振成像，以及正电子发射体层成像等对脑胶质瘤的鉴别诊断及疗效评价具有重要意义。

(二)影像学检查

目前，神经影像的常规检查主要包括 CT 和 MRI 检查，这 2 种成像方法可以相对清晰、精确地显示脑解剖结构特征及脑肿瘤病变的形态学特征，如部位、大小、周边水肿状况、病变区域内组织的均匀性、占位效应、血-脑屏障破坏程度，以及病变造成的其他合并征象等(表 2-1)。MRI 检查在图像信息方面优于 CT 检查，CT 检查主要显示脑胶质瘤病变组织与正常脑组织的密度差值、脑胶质瘤病变的特征性密度表现(如钙化、出血及囊性变等)、病变累及的部位、水肿状况，以及占位效应等。常规 MRI 检查主要显示脑胶质瘤出血、坏死、水肿组织等的不同信号强度差异及占位效应，并且可以显示病变的侵袭范围。多模态 MRI 检查不仅能反映脑胶质瘤的形态学特征，还可以体现肿瘤组织的功能及代谢状况。

表 2-1 脑胶质瘤的影像学诊断要点

肿瘤类型	内涵范围	影像学特征
低级别脑胶质瘤	主要包括弥漫性星形胶质细胞瘤和少突胶质细胞瘤。特殊类型：多形性黄色星形细胞瘤、脊索样胶质瘤和毛细胞型星形细胞瘤等	弥漫性星形胶质细胞瘤的 MRI 检查信号相对均匀，长 T_1、长 T_2 和液体抑制反转恢复序列高信号，多无强化；少突胶质细胞瘤的表现同弥漫性星形胶质细胞瘤，常伴钙化。多形性黄色星形细胞瘤多见于颞叶，其位置表浅，有囊变及壁结节；增强扫描，壁结节及邻近脑膜有强化；第三脑室脊索样胶质瘤位于第三脑室内；毛细胞型星形细胞瘤以实性为主，常见于鞍上和小脑半球
间变性脑胶质瘤(WHO 3 级)	主要包括间变性星形细胞瘤、间变性少突胶质细胞瘤	当 CT 或 MRI 检查表现似星形细胞瘤或少突胶质细胞瘤伴强化时，提示间变性脑胶质瘤的可能性大
WHO 4 级脑胶质瘤	胶质母细胞瘤、弥漫性中线胶质瘤	胶质母细胞瘤的特征为不规则形周边强化和中央大量坏死，强化外可见水肿。弥漫性中线胶质瘤常发生于丘脑、脑干等中线结构，MRI 检查表现为长 T_1、长 T_2 信号，增强扫描可有不同程度的强化

续表

肿瘤类型	内涵范围	影像学特征
室管膜肿瘤	主要包括WHO 2级和3级室管膜肿瘤。特殊类型：黏液乳头型室管膜瘤为WHO 1级	室管膜肿瘤边界清楚，多位于脑室内，信号混杂，出血、坏死、囊变和钙化可并存，瘤体强化常明显。黏液乳头型室管膜瘤好发于脊髓圆锥和马尾

常规MRI检查主要获取T_1加权成像、T_2加权成像、液体抑制反转恢复序列及进行MRI对比剂的强化扫描。脑胶质瘤边界不清，表现为长T_1、长T_2信号影，信号可以不均匀，周边水肿轻重不一。因肿瘤对血-脑屏障的破坏程度不同，所以增强扫描征象不一，脑胶质瘤可发生于颅内各个部位。低级别脑胶质瘤常规MRI呈长T_1、长T_2信号影，边界不清，周边有轻度水肿影，局部有轻度占位征象，如邻近脑室可致其轻度受压，中线移位不明显，脑池基本正常，病变区域内少见出血、坏死及囊变等表现；增强扫描显示病变极少数出现轻度异常强化影。高级别脑胶质瘤的MRI检查信号明显不均匀，呈混杂T_1、T_2信号影，周边有明显指状水肿影，占位征象明显，邻近脑室受压变形，中线结构移位，脑沟、脑池受压；增强扫描呈明显环状及结节样异常强化影。

不同级别脑胶质瘤的正电子发射体层成像特征各异，目前广泛使用的示踪剂为^{18}F-氟代脱氧葡萄糖及^{11}C-蛋氨酸。低级别脑胶质瘤的代谢活性一般低于正常脑灰质；高级别脑胶质瘤的代谢活性可接近或高于正常脑灰质，但不同级别脑胶质瘤之间的^{18}F-氟代脱氧葡萄糖代谢活性存在较大重叠。氨基酸肿瘤显像具有良好的病变一本底对比度，对脑胶质瘤的分级评价优于^{18}F-氟代脱氧葡萄糖，但仍存在一定重叠。

临床诊断怀疑脑胶质瘤拟行活检时，可采用正电子发射体层成像确定病变代谢活性最高的区域。与^{11}C-蛋氨酸相比，^{18}F-氟代脱氧葡萄糖具有更高的信号与干扰加噪声比和病变对比度。正电子发射体层成像联合MRI检查比单独行MRI检查更能准确界定放射治疗靶区。相对于常规MRI检查，氨基酸正电子发射体层成像可以提高勾画肿瘤生物学容积的准确度，发现潜在的、被肿瘤细胞浸润或侵袭的脑组织(在常规MRI检查图像上可无异常发现)，并将其纳入患者的放射治疗靶区。^{18}F-氟代脱氧葡萄糖正电子发射体层成像由于肿瘤或皮质对比度较低，因此不适用于辅助制订放射治疗靶区。

神经外科医师对神经影像诊断的要求很明确：首先是进行定位诊断，确定肿瘤的大小、范围、肿瘤与周围重要结构(包括重要动脉、皮质静脉、皮质功能区、神经纤维束等)的毗邻关系,以及形态学特征等,这对制订脑胶质瘤的手术方案具有重要作用;其次是对神经影像学提出功能状况的诊断要求,如肿瘤生长代谢、血液供应状态及肿瘤对周边脑组织的侵袭程度等,这对术后的综合疗效评估具有关键作用。除基础 T_1、T_2、增强 T_1 等常规 MRI 序列,多模态 MRI 序列(如弥散加权成像、灌注加权成像、磁共振波谱成像等)不仅能反映脑胶质瘤的形态学特征,而且可以体现肿瘤组织的功能及代谢状况。弥散加权成像高信号区域提示细胞密度大,代表高级别病变区;灌注加权成像高灌注区域提示血容量增多,多为高级别病变区;磁共振波谱成像中胆碱和胆碱/N-乙酰天门冬氨酸升高,与肿瘤级别呈正相关。弥散张量成像、血氧水平依赖功能性磁共振成像等序列,可明确肿瘤与重要功能皮质及皮质下结构的关系,为术中实施脑功能保护提供证据支持。多模态 MRI 对于脑胶质瘤的鉴别诊断、确定手术边界、预后判断、监测治疗效果及明确有无复发等具有重要意义,是形态成像诊断的一个重要补充。

(三)临床应用

1.脑胶质瘤的影像学分级

(1)常规 MRI 检查:除部分 WHO 2 级脑胶质瘤(如多形性黄色星形细胞瘤、第三脑室脊索样胶质瘤和室管膜瘤等)外,高级别脑胶质瘤的 MRI 检查常有强化伴脑卒中、坏死及囊变表现。MRI 检查有无强化及强化程度受诸多因素的影响,如使用激素、注射对比剂的量、机器型号及扫描技术等。

(2)多模态 MRI 检查:包括弥散加权成像、灌注加权成像及磁共振波谱成像等。弥散加权成像高信号区域提示细胞密度大,代表高级别病变区;灌注加权成像高灌注区域提示血容量增多,多为高级别病变区;磁共振波谱成像中胆碱和胆碱/N-乙酰天门冬氨酸升高与肿瘤级别呈正相关。

(3)正电子发射体层成像:脑胶质瘤代谢成像的肿瘤-本底对比度偏低,而氨基酸肿瘤显像具有较好的组织对比度。因此,建议采用氨基酸正电子发射体层成像脑显像评价脑胶质瘤的级别。^{11}C-蛋氨酸正电子发射体层成像评估的准确度高于 MRI 检查,高级别脑胶质瘤的^{11}C-蛋氨酸代谢活性通常高于低级别脑胶质瘤,但高级别脑胶质瘤和低级别脑胶质瘤之间仍存在一定的重叠。必要时建议使用^{18}F-氟代脱氧葡萄糖正电子发射体层成像动态成像分析,以提高对脑胶质瘤的影像学分级。

2.脑胶质瘤的鉴别诊断

(1)颅内转移性病:变颅内转移性病变以多发病变较为常见,多位于大脑皮质下,大小不等、水肿程度不一、表现多样且多数为环状或结节样强化影。颅内转移性病变的^{18}F-氟代脱氧葡萄糖代谢活性可低于或高于脑灰质,也可接近脑灰质,氨基酸代谢活性一般高于脑灰质。单发转移癌需与高级别脑胶质瘤鉴别,影像学上可以根据病变大小、累及部位、增强表现,并结合病史、年龄及其他相关辅助检查结果进行综合鉴别。

(2)颅内感染性病变:颅内感染性病变中,特别是脑脓肿,需与高级别脑胶质瘤进行鉴别。两者均有水肿及占位征象,强化呈环形。脑脓肿的壁常较光滑,无壁结节,而高级别脑胶质瘤多呈"菜花样"强化,囊内信号混杂,可伴肿瘤卒中。绝大部分高级别脑胶质瘤患者的氨基酸代谢活性明显高于正常脑组织,而脑脓肿一般呈低代谢。

(3)颅内脱髓鞘病变:与脑胶质瘤易发生混淆的是肿瘤样脱髓鞘病变,增强扫描可见结节样强化影,诊断性治疗后复查病变缩小明显,易复发。实验室检查有助于鉴别诊断。

(4)淋巴瘤:对于免疫功能正常的患者,淋巴瘤的 MRI 检查信号多较均匀,瘤内出血及坏死少见,增强呈明显均匀强化。^{18}F-氟代脱氧葡萄糖代谢活性一般较高级别脑胶质瘤高且代谢分布较均匀。

(5)其他神经上皮来源肿瘤:包括中枢神经细胞瘤等,可以根据肿瘤的发生部位、MRI 增强表现进行初步鉴别诊断。

3.脑胶质瘤治疗后的影像学评估

脑胶质瘤术后 72 小时内需复查 MRI(平扫+增强),以评估肿瘤的切除程度,并以此作为脑胶质瘤术后基线影像学资料,用于后续比对。

脑胶质瘤按照复发部位分为原位复发、远处复发和脊髓播散等特殊方式,其中以原位复发最为多见。组织病理学诊断仍然是"金标准"。假性进展多见于放射治疗/化学治疗后 3 个月内,少数患者可见于 18 个月内。常表现为病变周边的环形强化、水肿明显、有占位征象,需要结合临床谨慎判断。对于高级别脑胶质瘤,氨基酸正电子发射体层成像对鉴别治疗相关变化(假性进展、放射性坏死)和肿瘤复发/进展的准确度较高。放射性坏死多见于放射治疗 3 个月后,目前尚无特异性检查手段鉴别放射性坏死、肿瘤进展/复发。与 MRI 检查相比,^{18}F-氟代脱氧葡萄糖正电子发射体层成像用于评价高级别脑胶质瘤术后肿瘤复发和放射性坏死的优势不明显,氨基酸正电子发射体层成像用于鉴别肿瘤进展和治疗相关反应具有较高的灵敏度和特异度。对于低级别脑胶质瘤,^{18}F-氟代脱氧葡萄糖正电子发射体层成像不适用于评价肿瘤的治疗反应,而氨基酸正电子发射体层成像的价值也有限。定期行 MRI 检查或正电子发射体层成像检查,有助于鉴别假性进展、肿瘤进展/复发(表 2-2)。多模态 MRI 检查(如灌注加权成像、磁共振波谱成像)也有一定的参考意义。

表 2-2 脑胶质瘤复发、假性进展及放射性坏死的鉴别方法

项目	肿瘤复发	假性进展	放射性坏死
发生时间	任何时间	多见于放射/化学治疗后 3 个月内,少数患者可见于 10 个月内	治疗后数月至数年
临床症状	恶化	不变或恶化	不变或恶化
MRI 增强扫描	多发病变和胼胝体受侵袭,通常是复发	大片长 T_1、长 T_2 信号,内有不规则的强化,占位效应明显	MRI 增强扫描可见强化,晚期表现为高信号
灌注加权成像	通常高灌注	通常低灌注	通常低灌注
磁共振波谱成像	胆碱/N-乙酰天门冬氨酸比值、胆碱/肌酸比值较高	胆碱/N-乙酰天门冬氨酸比值、胆碱/肌酸比值较低	胆碱/N-乙酰天门冬氨酸比值、胆碱/肌酸比值较低
弥散加权成像	弥散受限	比肿瘤信号低	比肿瘤信号低
^{18}F-氟代脱氧葡萄糖正电子发射体层成像	通常高代谢	高代谢或低代谢	低代谢
氨基酸正电子发射体层成像	高代谢	低代谢	低代谢
好发因素	—	放射治疗+替莫唑胺	放射治疗
与放射治疗的关系	可在放射治疗野范围外	多在放射治疗野范围内	多在放射治疗野范围内
发生率	几乎全部	总体为 20%~30%,在同步放射、化学治疗中常见,特别是 O-6-甲基鸟嘌呤-DNA 甲基转移酶启动子区甲基化者发生率更高	与剂量有关,为 2%~18%

五、阿尔茨海默病

(一)概述

阿尔茨海默病是一种不明病因的神经退行性疾病,是痴呆最常见的原因,又称老年性痴呆,以进行性痴呆为主要临床表现的大脑变性疾病。阿尔茨海默病可能与胆碱能神经元的丧失或破坏、铝中毒、朊病毒感染、脑反应性抗体,以及遗传等因素有关。

阿尔茨海默病主要的神经病理学特征：由β-淀粉样蛋白形成的老年斑和过度磷酸化的微管相关蛋白形成的神经原纤维缠结。阿尔茨海默病的其他神经病理变化还有神经细胞丧失、颗粒空泡变性、星形胶质细胞及小胶质细胞增生等。目前，阿尔茨海默病的发病机制主流学说包括β-淀粉样蛋白过度沉积、tau蛋白过度磷酸化、氧化应激、炎性反应等。

阿尔茨海默病患者早期临床症状主要是认知、语言功能和视觉空间障碍，其中记忆障碍，特别是对最近发生事件的记忆丧失，是阿尔茨海默病的一个重要特性和常见表现，执行功能、行为症状失调、神经症，非认知性神经失调（锥体和锥体束外的运动障碍、肌阵挛和癫痫）常出现在阿尔茨海默病中晚期。非典型阿尔茨海默病的表现包括视觉变异（后皮质萎缩）和原发性进行性失语。阿尔茨海默病的发生发展可划分为3个阶段，即临床前期、轻度认知障碍期和痴呆期。

（二）影像学检查

1.正电子发射体层成像

β-淀粉样蛋白在大脑中的异常沉积被认为是阿尔茨海默病连续疾病谱中最早发生的病理生理改变。虽然不同个体脑内β-淀粉样蛋白沉积的起始年龄不同，但其沉积增长率的变化曲线是相似的，呈“倒U形”分布（即沉积速度先增后降），而沉积总量则呈“S形”曲线逐渐递增直至平台期。淀粉样蛋白正电子发射体层成像可活体显示脑内淀粉样蛋白病理的严重程度。

（1）临床前期：阿尔茨海默病临床前期可划分为3个阶段，第1阶段是指生物标志物阴性，患者临床无症状，但携带遗传致病基因的阿尔茨海默病类型；第2阶段是指患者存在阿尔茨海默病生物标志物异常，但无临床症状；第3阶段是患者在阿尔茨海默病生物标志物异常的基础上伴有很轻微的认知功能下降、情绪行为改变或仅表现为主观认知功能下降，但客观认知功能测试正常。作为阿尔茨海默病核心生物标志物的淀粉样蛋白正电子发射体层成像，在8%～44%的认知未受损个体中可检测出阳性结果，其阳性率与年龄和载脂蛋白E基因分型结果有关。认知未受损个体随着年龄增长，淀粉样蛋白正电子发射体层成像阳性率呈线性增加（50岁约10%，60岁约15%，70岁约20%，80岁约30%，90岁约40%）。携带至少1个载脂蛋白Eε4的个体，较同龄未携带者淀粉样蛋白正电子发射体层成像阳性率增加2～3倍。淀粉样蛋白正电子发射体层成像阳性的认知未受损人群未来数年发展为轻度认知障碍或痴呆的风险增加1.5～2.5倍。

淀粉样蛋白正电子发射体层成像阳性率在主观认知功能下降人群约为27%，阳性个体较阴性个体未来3年发展为轻度认知障碍或痴呆的风险也明显增加，且淀粉样蛋白正电子发射体层成像高负荷与多个认知域(而非特定认知域)的功能衰退加速有关。

(2)轻度认知功能障碍期：在轻度认知障碍患者中，淀粉样蛋白正电子发射体层成像的阳性率为27%～71%，且阳性率随年龄增加和携带载脂蛋白Eε4而增长。因此，淀粉样蛋白正电子发射体层成像对于诊断轻度认知障碍期阿尔茨海默病具有重要作用。与淀粉样蛋白正电子发射体层成像阴性的轻度认知障碍患者相比，淀粉样蛋白正电子发射体层成像阳性的轻度认知障碍患者认知功能下降速度更快，未来5年内由轻度认知障碍转化为痴呆的风险也增加1.5～2.5倍。

此外，淀粉样蛋白正电子发射体层成像阳性的轻度认知障碍患者，其认知功能下降的速度与淀粉样蛋白正电子发射体层成像标准化摄取值比值的年增长率及沉积范围呈明显正相关。然而，轻度认知障碍患者受累的认知域和淀粉样蛋白正电子发射体层成像显示的淀粉样蛋白沉积分布模式没有明显关联。

(3)痴呆期：70%～90%满足阿尔茨海默病痴呆期临床诊断标准的患者淀粉样蛋白正电子发射体层成像呈阳性。淀粉样蛋白正电子发射体层成像阴性结果有助于排除阿尔茨海默病。

2.MRI检查

阿尔茨海默病患者晚期MRI检查表现为不同程度的大脑皮质萎缩，脑室、脑沟扩大，在T_2WI可见脑室周围及皮层下白质内高信号。最典型的特征是海马区体积减小、内侧颞叶萎缩，包括侧脑室下角超过3 mm，海马区T_2WI、液体抑制反转恢复序列高信号，海马扫描为垂直于海马区长轴的冠状薄层T_2WI和液体抑制反转恢复序列。

随着高场MRI检查新技术及计算机技术发展，多模态MRI技术已被广泛应用于阿尔茨海默病研究，如三维高分辨率结构MRI、磁共振波谱、磁共振灌注成像、磁共振扩散成像和血氧水平依赖功能性磁共振成像等。这些神经影像学研究为深入理解该疾病的病理生理机制和早期诊断、进展监测和治疗评估等，提供了重要的研究手段，有助于早期识别轻度认知障碍，积极干预其向阿尔茨海默病的转化。

利用基于三维高分辨率结构MRI的基于体素形态学分析方法研究，阿尔茨海默病患者双侧海马、海马旁回、双颞上回及颞中回灰质体积缩小，灰质体积的缩小与临床症状加重有相关性，研究还发现双侧海马、海马旁回灰质体积的缩小可鉴别轻度认知障碍与阿尔茨海默病，有助于轻度认知障碍的早期诊断。磁共振波谱成像技术研究发现，阿尔茨海默病患者后扣带回N-乙酰天门冬氨酸/肌酸和N-乙酰天门冬氨酸/肌醇降低，以及肌醇/肌酸的升高。磁共振弥散加权成像发现阿尔茨海默病患者认知功能的衰退与白质微结构改变密切相关。磁共振弥散张量成像发现阿尔茨海默病患者脑内多发白质纤维束损害。MRI三维伪连续动脉自旋标记发现阿尔茨海默病灌注减低区的脑血流量与患者认知功能减低存在相关性。静息态功能性磁共振成像研究发现，阿尔茨海默病患者的默认网络（如海马区、内侧额顶区域等）具有异常的自发活动。

（三）临床应用

诊断阿尔茨海默病的前提是确定患者痴呆。痴呆是根据记忆力下降并伴有其他认知功能减退来确定，其特征是判断与思维能力的下降，但意识清楚；还有某种情绪控制或主动性的下降，或社会行为的改变，这些症状至少存在6个月。然后，排除其他疾病导致的痴呆及已知病因引起的痴呆，如脑血管性痴呆、脑炎、帕金森病、亨廷顿病、皮克病、脑外伤、脑缺氧等，然后诊断该病，属于排他性诊断。

六、椎管内肿瘤

（一）概述

椎管内肿瘤根据生长部位或与脊髓、硬脊膜的关系可分为脊髓内、脊髓外硬脊膜下和硬脊膜外3种类型。肿瘤起源可来自脊髓、脊膜、脊神经、椎管内其他软组织和转移瘤。其中，脊髓外硬脊膜内肿瘤最常见，占椎管内肿瘤的60%～75%，由于脊髓受压，可出现受压平面以下肢体运动、感觉、反射、括约肌功能，以及皮肤营养障碍等症状和体征；髓内肿瘤占椎管内肿瘤的10%～15%，以室管膜瘤、星形细胞瘤、血管母细胞瘤常见，其他肿瘤如多形性胶质母细胞瘤、少突胶质细胞瘤、转移瘤等少见；髓外硬脊膜内肿瘤以神经鞘瘤和神经纤维瘤、脊膜瘤、脊副神经节瘤较为常见，硬脊膜外肿瘤包括起自硬脊膜外原发肿瘤、脊椎骨质，以及邻近软组织的原发肿瘤和转移性病变，其中以转移瘤、淋巴瘤及白血病浸润较为常见。

（二）影像学检查

1.室管膜瘤

室管膜瘤是最常见的髓内肿瘤，约占髓内肿瘤的60%，肿瘤起自中央管内衬室管膜细胞及其残余或终丝的终室细胞。室管膜肿瘤分为室管膜下瘤（Ⅰ级）、黏液乳头状型室管膜瘤（Ⅰ级）、室管膜瘤（Ⅱ级，包括细胞型、乳头状型、透明细胞型、伸展细胞型）和间变性室管膜瘤（Ⅲ级）。其中，黏液乳头状型室管膜瘤更为常见，好发于脊髓圆锥和终丝。室管膜瘤易出血、坏死、囊变、继发脊髓空洞形成。

脊髓室管膜瘤好发于30～50岁，男性略多于女性。肿瘤通常生长缓慢，病史较长。首发症状以单侧或双侧肢体疼痛多见，多为针刺样痛，而后可缓慢出现感觉异常、运动障碍及括约肌功能障碍等。包膜完整的肿瘤可以行手术全切，位于脊髓圆锥及终丝者，常见马尾神经包裹，难以彻底切除，若勉强切除则易造成神经根损伤。

（1）CT检查：病变处椎管扩大。CT脊髓造影见脊髓增粗，局部蛛网膜下腔狭窄、闭塞。病变多为低密度，增强检查后可有中央管周围的轻度强化，是室管膜瘤的特征改变。

（2）MRI检查：室管膜瘤使脊髓呈梭形肿大，病灶可局限或较广泛。在T_1WI矢状位上呈较均匀的低信号或等信号，T_2WI为高信号。当肿瘤伴有囊变、坏死、出血时信号常不均，肿瘤与正常脊髓的边界比较清楚。典型的室管膜瘤多伴发囊变，发生在肿瘤内或在肿瘤两端的脊髓内。肿瘤内囊变为肿瘤的一部分，两端为继发脊髓空洞形成。肿瘤内囊变区的信号取决于选用的脉冲序列和囊内液体的蛋白质含量，通常在T_1WI上为低信号、T_2WI上为高信号，而两端的空洞区信号与脑脊液信号相同。室管膜瘤富血管，有出血倾向，由于含铁血黄素的沉积，出血区呈低信号，在T_2WI上更明显。

发生于马尾和终丝的肿瘤可为髓内肿瘤的髓外延伸或为髓外肿瘤，其形态常不规则。在T_1WI上肿瘤的信号可与其远侧脑脊液相似，脑脊液信号增高可能是因为肿瘤的占位作用致肿瘤远侧的脑脊液搏动减弱，以及其中蛋白质含量增高所致。在T_2WI上马尾和终丝的肿瘤呈高信号，与周围静止的脑脊液几乎没有对比，因此难以定位，但病变上方脊髓常呈“杯口状”环绕病变，有助于确定病变起自脊髓圆锥或终丝。

增强检查，肿瘤实体部分强化明显，囊变区无强化。增强检查能够发现较小的肿瘤，并将肿瘤同其周围的水肿和伴发的囊肿区分，从而显示肿瘤的边界并进行准确定位。增强检查也是确定手术后肿瘤复发的重要方法。因为手术后不能根据解剖形态的改变确定有无肿瘤复发，T_1WI上水肿、脊髓软化和出血等术后改变，可与复发的肿瘤组织相混淆。而增强检查对残留和复发肿瘤的发现较敏感，表现为髓内异常的强化区，手术后改变引起的强化多在2～3个月后消退。

2.星形细胞瘤

星形细胞瘤的发生率仅次于室管膜瘤，约占髓内肿瘤的30%，是儿童最常见的髓内肿瘤，占儿童髓内肿瘤的60%以上。病理上以原纤维细胞型及毛细胞型星形细胞瘤最多见，其他星形细胞肿瘤，如间变性星形细胞瘤或多形性胶质母细胞瘤较少见。星形细胞瘤可发生在脊髓的任何部位，但以颈胸髓常见，少数肿瘤可累及全脊髓。髓内星形细胞瘤可使脊髓受压膨胀，由于肿瘤呈浸润性生长而表现为边界不清，常见继发囊变、空洞。

星形细胞瘤好发于儿童和青少年，成人较为少见，50岁以上发病者更为罕见。临床表现缺乏特异性，以肢体疼痛、麻木、感觉及运动障碍等较为常见。肿瘤呈浸润性生长，因此手术全部切除较困难，预后较室管膜瘤差，5年内肿瘤复发率约达50%。

(1)CT检查：病变为低信号或等信号，增强后强化不明显且不均一，病变中心可见低密度囊变区，部分患者可显示椎弓根间距增宽或椎管扩大。CT脊髓造影可显示局限性脊髓增粗，相应脊蛛网膜下腔变窄或梗阻。

(2)MRI检查：星形细胞瘤使脊髓呈梭形肿胀，累及多个脊髓节段。矢状位T_1WI可见肿胀的脊髓呈等信号或轻度低信号，由于肿瘤有周围水肿，难以确定肿瘤大小；T_2WI呈高信号，周围水肿也呈高信号，致使肿瘤界限不清。肿瘤信号的均匀度取决于肿瘤的大小，范围较大的肿瘤因出血和囊变信号多不均匀。多数肿瘤增强检查可呈中等程度强化，少数肿瘤无明显强化，但可将肿瘤与水肿区分。脊髓间变性星形细胞瘤可沿软脊膜播散，显示为脊髓表面线样、结节样强化影。

3.血管母细胞瘤

血管母细胞瘤占髓内肿瘤的3%～5%，好发于颈、胸或胸腰段。其中，约33%为多发，多发者常合并希佩尔-林道病。病理上，病变常由囊性部分和壁结节组成，壁结节多位于脊髓背侧。壁结节代表肿瘤实体部分，富含血管成分，常可见供养动脉和引流静脉，囊壁由非肿瘤性胶质细胞增生构成。

血管母细胞瘤多发生在20～40岁成人，儿童少见，男女发病率约为2∶1。患者通常会出现感觉异常、运动失调和疼痛等症状，偶尔会导致蛛网膜下腔出血或脊髓出血。

(1)血管造影：椎管内富血管性致密肿瘤染色伴有扩张、迂曲的供养动脉和引流静脉。

(2)CT 检查:为形态不规则的囊实性低密度肿块,增强检查壁结节常明显强化。

(3)MRI 检查:表现因其大小而不同,大的肿瘤在矢状位 T_1WI 显示脊髓弥漫且广泛的增粗,其中有多发低信号区,边界清楚的低信号区提示为囊性区。壁结节常位于脊髓背侧甚至脊髓表面,为本病的主要特征。壁结节在 T_1WI 上可呈低信号、等信号或混杂信号,T_2WI 呈稍高信号,周围常见点状或蜿蜒状异常血管流空信号。肿瘤可有明显的引流静脉,在脊髓背侧显示良好。肿瘤周围水肿明显,肿瘤在 T_2WI 呈高信号,囊性区的信号可以更高,通常不难同水肿区分。小的壁结节伴广泛或多发囊性区,两者大小常不成比例(大囊小结节),也是本病的特征。增强检查,瘤结节显著增强,界限清楚,位于囊壁内或在脊髓表面,囊壁、囊内无瘤组织故无强化。

4.神经鞘瘤和神经纤维瘤

神经鞘瘤和神经纤维瘤是椎管内最常见的肿瘤,约占全部椎管内肿瘤的 1/3。神经纤维瘤起自神经成纤维细胞,神经鞘瘤起自神经鞘膜的神经膜细胞,可见于椎管内各个节段,以腰段最常见。肿瘤多位于脊神经背侧感觉根,多数位于硬膜内间隙,可沿神经根生长穿破硬脊膜到硬膜外或通过椎间孔到椎管外。肿瘤多单发,有光滑、完整的包膜,生长缓慢。神经鞘瘤易坏死、囊变,而神经纤维瘤易发生黏液变性,多发者常合并神经纤维瘤病。恶性神经鞘瘤少见,多呈浸润生长。

神经鞘瘤和神经纤维瘤多见于成人,儿童少见,病程大多较长,当肿瘤发生囊变或出血时可出现急性症状。60%以上患者的首发症状为神经根痛,还可出现从远端开始的肢体运动障碍,可伴有肿瘤相应水平附近的皮肤变态反应和括约肌功能障碍。手术切除是最佳治疗方案,术后复发率低,但患者因脊髓长期受压,因此脊髓功能恢复不明显。

(1)CT 检查:平扫用软组织窗观察,可见肿块呈等密度或稍高密度,有时可见其中的低密度囊变与坏死区,少数患者可见高密度钙化;增强检查肿块有中等均一强化,使肿块显示更为清楚;CT 脊髓造影可显示肿块造成的充盈缺损区,脊髓受压,向对侧移位和变形,肿瘤上方与下方脊蛛网膜下腔扩大而肿瘤区变窄或消失,可见向椎间孔和椎管外延伸的双极哑铃状软组织肿块。用骨窗观察有时可见椎管扩大,一侧或两侧椎间孔扩大和相邻椎体吸收、破坏。

(2)MRI 检查:肿瘤在 T_1WI 和 T_2WI 上与脊髓信号相似,神经鞘瘤常见囊变、坏死,可在肿瘤内出现与脑脊液信号近似的 T_1WI 低信号、T_2WI 高信号。在

矢状位和冠状位 T_2WI 上可清楚显示邻近脊蛛网膜下腔增宽及肿瘤对脊髓的压迫，少数肿瘤可突入脊髓内，与髓内肿瘤相似，多平面成像能够进行鉴别。增强检查肿瘤实体部分显著均一强化，边界清楚，囊变区多无强化。神经纤维瘤信号较均一，囊变、坏死罕见，增强检查多为均一明显强化。在横轴位上可显示跨越椎间孔位于椎管内外的哑铃状肿瘤。

5.脊膜瘤

脊膜瘤居椎管内肿瘤第二位，仅次于神经源性肿瘤。好发于胸段脊蛛网膜下腔背外侧，其次为枕大孔、颈段，腰骶段少见。肿瘤为实性，表面光滑，包膜完整，时有钙化。肿瘤广基与硬脊膜相连，多数位于硬脊膜内，部分为硬脊膜内外均生长。

脊膜瘤与脑膜瘤类似，患者以女性多见，多发生于40～70岁，15岁以下儿童较罕见。常见症状为神经根痛或束性疼痛、从足部逐渐向上发展的肢体麻木，以及锥体束征阳性等。

(1)CT检查：平扫CT软组织窗观察肿块为高密度，有时可见其中的钙化；增强CT肿块明显均一强化；CT脊髓造影可显示肿块造成的脊髓受压、移位和变形，以及肿瘤上下方蛛网膜下腔的增宽。用骨窗观察可见相邻椎管骨增生或骨吸收、破坏。

(2)MRI检查：脊膜瘤在 T_1WI 和 T_2WI 上通常与脊髓信号相似，多呈 T_1WI 等信号、T_2WI 等信号或稍高信号，在矢状位和横轴位上能清楚地显示脊髓受累的程度和肿瘤的全貌。矢状位与冠状位便于全面观察肿瘤与硬脊膜囊、蛛网膜下腔的关系。增强检查肿瘤呈高度均一强化，脊膜瘤与脊髓的界限清楚，外与硬脊膜广基相连并可显示硬膜尾征。

6.脊副神经节瘤

脊副神经节瘤罕见，可出现于椎管的任何部位，好发于马尾和终丝。组织学表现与身体其他部位的副神经节肿瘤相似。

临床表现无特异性，可出现背痛、感觉和运动障碍等神经根受累症状。多数学者认为，脊副神经节瘤是一种具有潜在恶性的良性肿瘤，术后复发率较高，并有远处转移倾向。

(1)CT检查：CT脊髓造影表现为脊髓末端硬脊膜囊内类圆形软组织肿块影，边界清楚；增强扫描呈明显均一强化。

(2)MRI检查：可见境界清楚的类圆形 T_1WI 稍低信号或等信号，T_2WI 稍高信号肿块影，常与马尾神经或终丝相连；增强扫描明显均一强化。

7.硬脊膜外转移瘤

硬脊膜外转移瘤是成人最常见的硬脊膜外恶性肿瘤，多由身体其他部位恶性肿瘤如肺癌、乳腺癌、甲状腺癌、前列腺癌等经血行转移至硬脊膜外间隙而形成肿块或继发于邻近椎体和椎弓根的转移灶向椎管内的侵犯。恶性淋巴瘤可经椎管内淋巴系统侵犯硬脊膜外组织，但较少侵犯脊椎骨质；硬脊膜外淋巴瘤以非霍奇金淋巴瘤常见；硬脊膜外白血病浸润可发生于各种类型白血病，但以急性淋巴细胞性白血病多见，其可为脑脊膜或中枢神经系统白血病的一部分，也可单独发生。

硬脊膜外转移瘤多见于中老年人，病程进展较快，常有局部节段剧烈疼痛，短期内出现严重的脊髓压迫症状。淋巴瘤多见于成年男性，可有其他部分淋巴瘤表现，临床以脑脊液压力增高，神经根受累症状为主。

(1)CT 检查：平扫对硬脊膜外肿瘤的诊断价值不大，但可观察邻近骨质破坏的情况；CT 脊髓造影可帮助确定病变的部位。

(2)MRI 检查：显示硬脊膜外单发或多发软组织肿块，T_1WI 呈稍低信号或等信号、T_2WI 呈稍高信号。病变好发于硬脊膜囊腹侧，硬脊膜囊受压移位，病变位于椎间孔处可造成神经根增粗并可沿椎间孔向椎旁侵犯；增强扫描显示肿瘤明显强化，如肿瘤侵犯邻近硬脊膜可见硬脊膜增厚并呈条带状强化。MRI 检查还可显示邻近骨质信号的异常，如病变累及椎体和附件可表现为骨髓脂肪信号消失。

(三)临床应用

1.室管膜瘤

CT 检查可显示瘤内的新鲜出血灶，MRI 检查对于室管膜瘤的显示优于其他影像学检查方法。

室管膜瘤诊断要点：①发生于脊髓圆锥及终丝者多为黏液乳头状型室管膜瘤。②CT 检查：髓内低密度病变伴有中央管周围强化为典型表现。③MRI 检查：T_1WI 低信号、T_2WI 高信号的肿块伴囊变、出血，常有明显不均一强化。

室管膜瘤鉴别诊断：①星形细胞瘤，好发于颈胸段，病变范围广，常无明显边界，囊变、出血比例不高。②血管母细胞瘤，好发于颈段，由囊性部分和附壁结节构成，壁结节常位于脊髓背侧表面，增强扫描壁结节呈明显均一强化。

2.星形细胞瘤

MRI 在定位、定量及定性诊断等方面明显优于 CT 检查。

星形细胞瘤诊断要点：①儿童常见，颈胸髓浸润性生长，可累及脊髓全长。

②CT 检查为低信号或等密度，MRI 检查 T_1WI 低信号或等信号、T_2WI 高信号，可有或无强化。③间变性肿瘤强化不均匀，并可沿脑脊液播散。

星形细胞瘤鉴别诊断：①室管膜瘤，星形细胞瘤多见于儿童，较少累及马尾和终丝，累及范围较大，伴发囊变和出血的机会相对较少，强化程度不及室管膜瘤，而室管膜瘤较小，呈边界清楚的结节状，并伴广泛的囊变及空洞形成。②急性脊髓炎，起病急，常有感染的前驱症状，脊髓肿胀较轻，信号较均匀，增强检查无或轻度强化，一般不合并囊变及脊髓空洞。

3.血管母细胞瘤

MRI 平扫及增强扫描对于该肿瘤的显示均有特异性，数字减影血管造影易显示畸形血管结构，有利于进行鉴别诊断。

血管母细胞瘤诊断要点：①多发者需除外合并希佩尔-林道病，需行头部及其他部位检查。②CT 检查：肿块为囊实性，实体部分明显强化。③MRI 检查：囊实性病变、壁结节明显强化、异常流空血管影是其特异性表现。

血管母细胞瘤鉴别诊断：①血管畸形，仅能看到异常流空血管影，无囊肿形成和脊髓肿胀。②其他髓内肿瘤，明显强化的壁结节伴有异常流空血管影是脊髓血管母细胞瘤的特征性改变，较易与室管膜瘤、星形细胞瘤等进行鉴别。

4.神经鞘瘤和神经纤维瘤

MRI 检查易观察肿瘤的形态、内部结构特征及与邻近结构的关系，特别是增强扫描对于发现病变及确定病变性质有重要价值，应作为首选。CT 检查易观察肿瘤内钙化及邻近骨质侵犯，CT 脊髓造影对确定病变部位有帮助。

神经鞘瘤和神经纤维瘤诊断要点：①神经鞘瘤和神经纤维瘤是椎管内最常见的肿瘤，多数位于硬膜内间隙，少数可累及硬膜外或椎管外。多发者常合并神经纤维瘤病。②CT 检查显示肿块为等信号或稍高信号、均一强化，骨窗可见椎管及椎间孔扩大，相邻椎体吸收、破坏。③MRI 矢状位和冠状位 T_2WI 可清楚显示邻近脊蛛网膜下腔增宽及脊髓受压的硬膜下肿瘤特点。在 T_1WI 和 T_2WI 上肿瘤一般与脊髓等信号，增强后呈显著强化。④神经鞘瘤常见囊变、坏死，神经纤维瘤信号较均一，囊变、坏死罕见。⑤肿瘤呈哑铃状，是沿神经根侵犯硬膜外间隙的征象，是神经鞘瘤和神经纤维瘤特征性改变。

神经鞘瘤和神经纤维瘤鉴别诊断：①脊膜瘤，与硬膜广基相连、硬膜尾征是其特异性表现，鉴别诊断不难。②髓内肿瘤，少数神经鞘瘤可侵犯脊髓内，特别是恶性神经鞘瘤，表现为肿瘤与邻近脊髓分界不清，类似髓内肿瘤，但肿瘤主体仍位于髓外硬膜内间隙。

5.脊膜瘤

影像学检查应首选 MRI 检查,CT 检查对观察肿瘤内钙化和邻近骨改变更敏感。

脊膜瘤诊断要点:①中老年女性,硬膜内间隙肿块。②CT 检查:肿块多为高密度,可有钙化,并见相邻椎骨改变。③MRI 检查:肿块 T_1WI 和 T_2WI 与脊髓信号相同,明显强化及硬膜尾征是其特征性表现。

脊膜瘤鉴别诊断:神经鞘瘤和神经纤维瘤容易伴发椎间孔扩大而呈哑铃状,脊膜瘤则很少见。

6.脊副神经节瘤

对于肿瘤的显示,MRI 检查优于其他影像学方法。

脊副神经节瘤诊断要点:①与马尾或终丝相连的类圆形肿块。②肿瘤富含血管,CT 或 MRI 检查明显强化是其特征。

脊副神经节瘤鉴别诊断:①脊膜瘤,好发于胸段,增强检查也呈明显均匀强化,与硬膜广基相连,硬膜尾征是鉴别要点。②终丝室管膜瘤,易出血、囊变,增强检查明显均匀强化,但仅靠影像学检查两者有时鉴别困难。

7.硬脊膜外肿瘤

MRI 检查为首选方法,如骨质信号异常可行 CT 检查,了解骨质受累情况。

硬脊膜外肿瘤诊断要点:①定性诊断需结合临床病史及实验室检查。②影像学检查的目的在于显示病变的部位、数量与侵及范围。③X 线和 CT 检查:易显示椎体及附件骨质受累情况。④MRI 检查:易显示硬脊膜外软组织肿块的数量、病变范围、神经根受累情况、硬脊膜囊移位等。

硬脊膜外肿瘤鉴别诊断:①转移瘤,最常见的硬膜外肿瘤,患者可有原发肿瘤病史,可伴有椎体或椎弓根的转移瘤。②淋巴瘤及白血病浸润,多有临床病史及相关实验室检查证实,累及范围较广泛,边界不清,也可侵犯骨质结构。

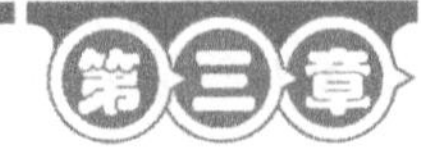

甲状腺外科疾病

一、桥本甲状腺炎

(一)概述

桥本甲状腺炎是临床甲状腺功能减退的最常见原因，女性多见，男女患者比例约为1∶20，可发生于任何年龄，以20～50岁人群多发。桥本甲状腺炎的病因主要是遗传因素和环境因素相互作用，具有家族聚集性，发病机制是以自身甲状腺组织为抗原的自身免疫病。自身抗体主要是抗甲状腺球蛋白抗体和抗甲状腺过氧化物酶自身抗体，实验室检查中可见桥本甲状腺炎患者多有抗甲状腺球蛋白抗体与抗甲状腺过氧化物酶自身抗体水平显著升高，这一点是临床诊断桥本甲状腺炎的重要线索。环境因素主要包括高碘饮食、性激素、感染、药物，以及精神因素等。

桥本甲状腺炎的病理表现主要为间质广泛淋巴细胞浸润和甲状腺滤泡上皮嗜酸性变，淋巴组织内常见具有明显生发中心的大的淋巴滤泡形成。此外，还可见多量浆细胞浸润，间质纤维组织有不同程度的增生，以及多发裂隙状结构，后者多为淋巴管。早期桥本甲状腺炎的病理改变是广泛的淋巴细胞和浆细胞浸润，形成淋巴滤泡及生发中心，造成甲状腺滤泡萎缩、破坏，病变质地较为均匀。随着病程的发展，甲状腺滤泡上皮萎缩及间质内不同程度的结缔组织增生，从而形成网格状，对于桥本甲状腺炎的诊断及鉴别诊断具有重要意义。随着病程进展，甲状腺出现功能低下，促使促甲状腺激素水平升高刺激甲状腺部分滤泡上皮呈再生性改变，血管代偿性增生，甲状腺内滤泡间血管明显增加，从而形成甲状腺内彩色血流信号丰富，甚至形成火海征。病程晚期甲状腺滤泡严重萎缩，间质致密的玻璃样变的纤维组织增生，甲状腺广泛纤维化伴玻璃样变，甚至钙化、骨化，形成大小不等、成分不一的结节。

在桥本甲状腺炎的影像学检查方法中，超声检查仍然是最佳检查手段，CT和MRI检查对桥本甲状腺炎的诊断缺乏特异度，更适用于桥本甲状腺炎合并其他病变，如合并较大结节性病变和恶性肿瘤等。

(二)影像学检查

1.大小和边界

桥本甲状腺炎多表现为对称性、弥漫性甲状腺肿大,前后径常超过 2.0 cm,峡部厚度常超过 0.5 cm,少数桥本甲状腺炎患者甲状腺呈不对称性增大。随着病程进展,桥本甲状腺炎可逐渐恢复至正常大小,甚至发生纤维化而萎缩。桥本甲状腺炎边界清楚,部分可见边缘呈“波浪样”“锯齿状”改变,甚至呈“分叶状”或边缘不规则。在测量甲状腺各部位参数时,超声检查测量的前后径(从腹侧到背侧)多小于 CT 检查,尤其是峡部较为明显,上下径(从头侧到足侧)多大于 CT 检查,两者差异主要由超声检查探头的压迫所致。

2.内部回声及密度

(1)超声内部回声:桥本甲状腺炎常表现为腺体内部回声减低、线条样强回声、间隔或网格状回声、结节样回声,有时可表现为钙化、囊性变等超声征象。因此,桥本甲状腺炎的超声征象具有多样性及复杂性的特点。

回声减低:早期桥本甲状腺炎的病理改变是广泛的淋巴细胞和浆细胞浸润,形成淋巴滤泡及生发中心,使甲状腺滤泡破裂,质地较均匀,透声性好,在超声图像上表现为弥漫性或局限性的低回声,血流信号丰富。部分局限性回声减低易与亚急性甲状腺炎相混淆,病史及超声检查随访观察有助于两者的鉴别。

线条状强回声:当桥本甲状腺炎伴有少量纤维组织增生,则表现为弥漫性低回声内夹以点线状强回声,发展至后期,纤维化更明显,甲状腺缩小,边缘不光整,实质内充满不均质强回声带,超声检查表现为甲状腺实质内可见较多的线条状强回声光带,由于甲状腺实质回声不均,图像可表现为强弱相间,该表现为桥本甲状腺炎的特异度超声征象之一。

间隔或网格状回声:间隔或网格状强回声的病理基础是腺体间质内不同程度的纤维组织增生。轻度增生时形成纤细的间隔,小叶结构明显;显著增生时形成粗大的间隔,多发间隔形成网格状表现,伴显著玻璃样变性。腺体内间隔或网络状强回声也是桥本甲状腺炎特征性的超声征象之一。

结节样回声:网格状的强回声光带可以把甲状腺回声分隔成小结节样回声,超声检查和病理学对照显示桥本结节的回声强度与结节内淋巴细胞浸润程度相关,淋巴细胞浸润较轻的结节回声偏强,而淋巴细胞浸润较显著时结节回声减低。因此,桥本甲状腺炎内的结节样回声具有多样化的特点。

钙化:桥本甲状腺炎钙化形成的病理基础多为营养不良性钙化或胶质浓缩而成,可以是各种形态钙化,但以粗钙化更常见。在桥本甲状腺炎基础上的钙化，其周围通常未见软组织回声，该表现与甲状腺癌伴钙化有明显的区别，部分桥本结节的钙化与结节性甲状腺肿伴钙化的表现类似。对于 CT 检查偶然发现桥本甲状腺炎合并钙化患者，因部分瘤体软组织密度及强化程度与周围相仿，钙化是提示甲状腺癌的唯一依据，此时对患者行进一步超声检查是非常必要的。

囊变：桥本甲状腺炎实质回声表现多样，少数患者可见囊变，表现为实质内可见不规则的片状囊样结构，无囊壁，部分患者可表现为蜂窝状回声改变。桥本甲状腺炎的囊样结构内往往没有伴彗星尾的强回声光斑，与伴强回声光斑的胶质囊肿有明显的区别。偶尔可在病理镜下见到被覆鳞状上皮的大囊肿，周围见多量淋巴细胞浸润，形态与鳃裂囊肿相似，超声声像图表现与其他桥本甲状腺炎囊变相同。

(2)CT 密度。质地：桥本甲状腺炎的 CT 影像学表现与病理密切相关，因桥本甲状腺炎弥漫性破坏甲状腺滤泡，导致蓄碘功能丧失，因此 CT 检查表现为甲状腺密度均匀或不均匀的减低，造成结节性病变与周围甲状腺组织之间的密度差缩小，以及两者之间强化程度差异缩小。因部分平扫被掩盖的结节，可以通过增强显示出来，而部分平扫显示的结节，会在增强时被掩盖，因此平扫和增强对照可在一定程度上减少漏诊的发生。对于平扫和(或)增强后呈局灶性低密度区者，需要鉴别这些低密度区是否为结节性病变，以及是否为恶性结节等。因桥本甲状腺炎的 CT 检查价值有限，所以不建议行常规 CT 检查对其进行评价。

测量方法：桥本甲状腺炎 CT 检查均表现为密度减低，通过 CT 值对其进行评价，结果更为客观。桥本甲状腺炎患者的甲状腺多为不规则形态，不同患者甲状腺的形态可能完全不同，不同患者及同一患者不同部位的测量结果可能完全不同，因此寻找一个特定的解剖部位，并且这个部位的测量点能够在很大程度上代表整个病变的密度至关重要。因任何桥本甲状腺炎患者的 CT 扫描中，都存在最大横断位层面，因此选取最大层面作为靶测量面，沿前后最大径做直线，选取相同层面在甲状腺最外缘做该直线的垂线，将该垂线选 3 个点进行四等分，以等分点为测量点，感兴趣区面积为 5～10 mm^2，测量时避开血管和其他异常密度区(裸眼可见的异常密度区)，取 3 个点 CT 值的平均值作为该弥漫性桥本甲状腺炎的 CT 值。弥漫性桥本甲状腺炎组和正常甲状腺组的执行者操作曲线表明，75 Hu 为两者之间的临界值，以 CT 值≤75 Hu 作为诊断弥漫性桥本甲状腺炎的征象，所得敏感度、特异度、阳性预测值、阴性预测值、假阳性率、假阴性率和准确度分别为 90.5%、89.0%、87.9%、91.4%、12.1%、8.6%和 89.7%，较高的敏感度、阳性预测值、阴性预测值和较低的假阳性率和假阴性率，说明 CT≤75 Hu

为弥漫性桥本甲状腺炎的诊断提供了重要依据。但单纯依赖 CT 值来判断是否为桥本甲状腺炎,也存在一定的不足,如桥本甲状腺炎的 CT 表现为密度减低,可以掩盖1 cm或更大的瘤体,用肉眼无法鉴别,测量时可能无法避开此病灶,其 CT 值不能反映弥漫性桥本甲状腺炎的真实 CT 值。另外,其他弥漫性病变也可导致甲状腺弥漫性密度减低,如结节性甲状腺肿,因此不宜单独依赖 CT 值≤75 Hu对桥本作甲状腺炎进行诊断,需结合临床、实验室指标及其他影像学特征对桥本甲状腺炎作出综合判断。

(3)彩色多普勒血流成像:多数桥本甲状腺炎血流信号较正常增多,但并非均呈火海征,甲状腺实质血流信号的丰富程度不足以反映桥本甲状腺炎甲状腺的功能状态。弥漫型血流信号Ⅰ～Ⅱ级,少数达Ⅲ级;局限型病变局部血液供应0～Ⅰ级,周围腺体血液供应0级;结节型结节内部血液供应十分丰富,甚至呈血池样,结节以外腺体血液供应0～Ⅰ级。

桥本甲状腺炎甲状腺内血流信号增加是其超声检查表现之一,但也并非所有弥漫性桥本甲状腺炎患者超声检查都表现为弥漫性极度丰富的血流,这可能是淋巴细胞浸润达到一定的水平后,才会激活甲状腺微血管的发生。研究证实,甲状腺结节血流信号呈局限性火海征时,对诊断桥本甲状腺炎的敏感度仅为11.7%,而特异度为100%,此种特殊的血管类型在其他甲状腺良恶性结节并未发现应用。

(4)周围淋巴结改变:桥本甲状腺炎是由于淋巴细胞的浸润,滤泡大量遭破坏,纤维组织增生的病变过程,病程较长。在这一病程中,收集甲状腺淋巴回流的颈部Ⅵ组淋巴结可产生反应性增生、肿大。Ⅵ组淋巴结主要收集甲状腺的淋巴回流,而桥本甲状腺炎是以淋巴细胞增生为主的自身免疫性甲状腺炎,因此桥本甲状腺炎患者时常有颈部Ⅵ组淋巴结的显示。桥本甲状腺炎患者显示的颈部Ⅵ组淋巴结多位于甲状腺下极的下方、气管两侧。相比较其他甲状腺弥漫性疾病,超声检查显示双侧颈部Ⅵ组淋巴结在桥本甲状腺炎中敏感度和特异度均明显高于其他甲状腺弥漫性疾病,对桥本甲状腺炎的鉴别诊断有一定帮助。气管后群淋巴较难显示,可采取颈部左侧过度侧转位,在食管由气管后方右移过程中,可将淋巴结向右前推移,即可于右侧气管食管沟区显示部分淋巴结。部分亚急性甲状腺炎及甲状腺癌患者也可见Ⅵ组淋巴结肿大,但常为单侧,而桥本甲状腺炎患者引起的Ⅵ组淋巴结显示为双侧。

在Ⅵ组淋巴结的观察上,虽然 CT 检查优于超声检查,但桥本甲状腺炎的淋巴结与转移性淋巴结有很多共性,如增多、增大、簇状分布、较低强化的不典型转移淋巴结等,因此对桥本甲状腺炎合并甲状腺癌患者,CT 检查无法将少数转移的淋巴结,从众多反应性增大的淋巴结中精确地鉴别出来。此外,术后患者也可出现暂时性淋巴结反应性肿大,需注意鉴别。

(5)超声检查表现分型:声像图表现比较复杂,因为淋巴细胞的浸润程度、分布,以及纤维组织的增生程度各不相同,同时随着桥本甲状腺炎病程的进展,超声检查可有多种表现类型。根据甲状腺内低回声的范围、分布及结节形成状况分类,分为弥漫型、局限型、结节形成型及无明显回声改变型。

弥漫型最常见,表现为甲状腺体积不同程度增大,尤以峡部增厚显著。①弥漫性网格状回声改变:甲状腺轻度增生时形成纤细的纤维间隔,小叶结构明显,增生显著时形成粗大的纤维间隔,伴明显的玻璃样变性,甲状腺滤泡大量消失。超声图像表现为甲状腺弥漫性肿大,峡部增厚,内部呈弥漫性低回声,分布不均匀,夹以点线状强回声或网格样强回声改变,这一特征仅出现于桥本甲状腺炎患者。②弥漫性微小结节改变:超声检查显示的微结节较小,直径<1 cm,呈低回声,边界不清,形态不规则,弥散分布,难以计数。病理表现为甲状腺内纤维结缔组织明显增生,将甲状腺组织分割成无数微小单元,使甲状腺呈微结节样改变,结节并未见到真正的包膜及内部结构。

局限型甲状腺双侧叶大小形态正常,峡部增厚,局灶区域淋巴结浸润或浸润较重,超声声像图表现为甲状腺一侧或双侧叶内见低回声区,形态不规则,边界不清。局灶回声减低是因甲状腺组织有淋巴细胞浸润,淋巴滤泡形成,质地较均匀,透声良好所致。淋巴细胞局限浸润,则声像图表现为地图样的局灶回声减低区。①单发局限低回声改变:表现为弥漫性甲状腺回声改变,内可见局灶低回声区,大部分可见低回声区结节感强或有形成结节的趋势,边界清晰或模糊,彩色多普勒血流成像往往显示局灶低回声区较周围甲状腺实质血流信号略丰富。②多发局灶低回声改变:弥漫性甲状腺实质内可见多处低回声区,部分低回声改变结节感较强,但部分仅表现为局灶低回声区,当结节感不强时与亚急性甲状腺炎难以鉴别,鉴别时往往要结合病史排除亚急性甲状腺炎的可能。

结节形成型存在于正常或弥散性病变的甲状腺实质,多边界清晰、回声均匀,少数可见囊变,也可见斑点状、蛋壳状等粗大钙化,虽表现多样,但仍具有良性结节的特征。超声检查表现为甲状腺双侧叶对称性增大,其内可见单发或多发的大小不等的结节,边界清晰或不清晰,内部可呈低回声、等回声或高回声,结节周边可伴或不伴声晕,后方无衰减,部分患者结节间可见较粗的高回声纤维光带,需要与其他甲状腺良性结节相鉴别。

桥本甲状腺炎结节的二维特征与结节性甲状腺肿相似,既可以是高回声,也可以是低回声、囊实混合性回声,甚至是囊性,但通常以实性多见。结节数量可单发也可多发,极少数结节内部尚可见粗大钙化灶。由此可见,桥本结节的超声检查表现虽然呈多样化,但以良性征象为主,只有部分实性低回声结节需要与甲状腺乳头状癌相鉴别。关于桥本甲状腺炎结节的原因,有学者认为是由弥漫性桥本甲状腺炎发展而来,经药物干预后结节可逐渐消失而转回为弥漫型桥本甲状腺炎;另一种可能是结节性甲状腺肿先于桥本甲状腺炎发生。部分结节尤其是高回声或等回声结节周边可见低回声晕。低回声晕是桥本甲状腺炎结节的另一个常见表现,而在桥本甲状腺炎基础上的乳头状癌患者中未见此类表现。

彩色多普勒血流成像显示结节内血液供应可有多种表现形式,可以表现为边缘为主血流、结节内部丰富血流、结节内部及边缘血流,也有较多结节表现为无血流,无特征性。①高回声结节:在弥漫性桥本甲状腺炎的超声检查中,86%的结节为高回声,与周围低回声甲状腺实质相比,高回声的结节显示更清晰。②等回声结节:表现为弥漫性甲状腺回声改变的基础上出现局部等回声结节,形态规则,大部分为圆形或椭圆形,部分结节周边可见薄的低回声晕,有低回声晕时结节与周围甲状腺实质分界清晰,彩色多普勒血流成像显示血流轻中度增多,少数情况下与结节性甲状腺肿相同,形成等回声后突结节。③低回声结节:超声表现为在弥漫性回声改变的基础上,甲状腺实质局部可呈结节样低回声灶,回声均匀或欠均匀,大部分结节边界清楚,结节感强,有占位效应,回声极低时周边的回声晕不明显,部分略低于甲状腺实质的结节可见薄的低回声晕。④混合回声型:相对少见,主要见于较大桥本结节患者,常以等回声、高回声为主,内见斑状、点状低/无回声区或更高回声区,前者常见于囊变坏死,后者常见于钙化。⑤无明显回声改变:双侧甲状腺大小、形态无明显异常,内部回声正常或轻微改变,内部未见结节样回声改变,彩色多普勒血流成像未见明显异常血流信号。该类型的诊断主要依靠实验室检查,往往是甲状腺抗体水平明显升高,而甲状腺超声检查并没有出现典型的弥漫性甲状腺回声改变的特征,仅表现为甲状腺内部回声正常或轻微改变。

(三)临床应用

桥本甲状腺炎由于病理发展过程复杂,临床特点不典型、内部回声特征多样化等特点。当合并结节时,需要与亚急性甲状腺炎、结节性甲状腺肿、甲状腺癌等疾病相鉴别,同时还需要结合患者的病史及结节随访变化作出综合诊断。当甲状腺回声表现不典型时,甚至无明显异常回声改变时,要结合甲状腺抗体情况，做到不漏诊、不误诊。

1.亚急性甲状腺炎

局限性桥本甲状腺炎需要与亚急性甲状腺炎进行鉴别。前者的低回声灶更具形态感，甚至趋向于结节状；后者的病灶则片状感明显，部分患者低回声或无回声区与囊肿接近，称冲洗过征。其发生部位多位于甲状腺腹侧，探头压痛明显，临床常有呼吸道病毒感染史。桥本甲状腺炎也可以合并亚急性甲状腺炎，超声检查特点为内部回声杂乱，既有桥本甲状腺炎的特点，又有局部片状回声不均匀减低，且片状回声改变区周边及内部血流信号较其他甲状腺实质内丰富。

2.结节性甲状腺肿

弥漫性桥本甲状腺炎伴结节形成时，纤维增生较明显，甲状腺实质回声常增强，表现为中等回声或稍强回声，与结节性甲状腺肿难以区分，前者常表现为结节间甲状腺实质回声更杂乱不均，实验室检查常有甲状腺功能减退与抗体水平的升高。另外，部分患者可以同时存在结节性甲状腺肿和桥本甲状腺炎，此时，无论是超声、CT 和 MRI 检查均无法将桥本结节、桥本甲状腺炎合并结节性甲状腺肿鉴别。

3.甲状腺癌

弥漫性桥本甲状腺炎合并结节时，如果结节呈相对均匀的等回声或高回声，较多是由结缔组织增生产生，但当结节呈低回声且边界不清晰，形态不规则或内伴钙化时，应该高度怀疑合并甲状腺癌的可能。另有学者认为，桥本甲状腺炎与甲状腺癌之间存在内在的联系，其依据为甲状腺滤泡被破坏，甲状腺素分泌减少，引起促甲状腺激素水平升高，不断刺激滤泡上皮增生可致癌变，而组织学上也观察到甲状腺滤泡破坏的同时往往伴滤泡上皮细胞的不典型增生，出现透明核和核重叠等现象，与甲状腺乳头状癌形态类似，有的呈乳头状结构甚至出现微小乳头状癌灶。研究表明，基因重排检测提示桥本甲状腺炎有着较小但真实存在的发生乳头状癌的风险。

二、结节性甲状腺肿

(一)概述

结节性甲状腺肿是甲状腺最常见的良性病变，发病原因可能与碘营养状态异常、甲状腺激素代谢障碍、饮食习惯，以及周围环境等因素有关。本病患者发病年龄较早，病程较漫长，有些可达数十年，女性患者数量明显多于男性患者数量。绝大多数患者无自觉症状，常在健康体检或肿物较大致颈部增粗才被发现。

当病变呈弥漫性发展，甲状腺肿明显增大或伸入胸骨后时可引起局部压迫症状，表现为呼吸和吞咽困难、声音嘶哑等。如结节性甲状腺肿发生坏死、出血，可短期内迅速增大引起颈部疼痛，病变较轻时仅可触及甲状腺结节，较重或呈弥漫性改变时，甲状腺呈Ⅱ～Ⅲ度肿大，质地中等，表面光滑，局部无压痛，随吞咽上、下活动。

结节性甲状腺肿的发展可分为3个时期：①增生期，即初期，由于碘缺乏，甲状腺素生成不足导致促甲状腺激素分泌增多，滤泡上皮增生呈高柱状，类胶质含量少。②静止期，即弥漫性甲状腺肿，胶质蓄积，甲状腺对称性增大，滤泡萎缩，大量类胶质潴留。③结节期，即后期，因长时期交替发生的增生和退缩过程使甲状腺内纤维组织增生，从而包绕增生或萎缩的滤泡形成结节。

结节性甲状腺肿不对称性增大，外形扭曲，被膜紧张而完整，切面呈多结节状，有些结节可有部分或完整的包膜。结节性甲状腺肿镜下改变多样，有的结节由被覆扁平上皮的大滤泡构成；有的结节细胞丰富，增生明显，甚至可主要或完全由嗜酸性粒细胞构成；有些扩张滤泡在一极聚集呈增生活跃的团状小滤泡；有些形成乳头状突起突向囊性滤泡腔。滤泡破裂可致间质出现组织细胞和异物巨细胞反应。因结节周围的纤维化包膜可影响一些滤泡的血液供应，因此常继发出血、坏死囊变、纤维化、钙化及骨化。

(二)影像学检查

1.甲状腺

结节性甲状腺肿典型的影像学表现为两侧叶不规则、非对称性增大，伴多发结节，结节大小不一，呈弥漫性分布。随着高频超声在甲状腺检查中的广泛应用，以及甲状腺健康体检在人群中的普及，更多的单侧叶增大的结节性甲状腺肿被发现，甚至部分小的结节性甲状腺肿无甲状腺形态改变。因此，典型的甲状腺形态改变有助于结节性甲状腺肿的诊断，而对于形态正常的甲状腺，尚不足以排除结节性甲状腺肿的可能。

2.结节

(1)数量：结节性甲状腺肿常以多发结节的形式出现，而滤泡性腺瘤及甲状腺癌等则以单发多见，因此以往有观点认为多发结节是良性结节，而单发结节为恶性结节。实际上，因结节性甲状腺肿和甲状腺癌的发病基数大，单发结节性甲状腺肿、多发甲状腺癌并非少见，前者占结节性甲状腺肿的20%～40%，而后者中，多发微小乳头状癌可达10%～25%。此外，结节性甲状腺肿和甲状腺癌并存的患者也并非罕见。因此，瘤体数量并不能准确地反映每一个结节的性质，在临床工作中，应对多发结节中的每一个结节进行详细分析。

(2)大小：结节性甲状腺肿的大小差异很大，从仅能镜下观察的亚毫米的微小结节到几十毫米的巨大结节。在微小结节的显示方面，高频超声甚至能够发现 1～2 mm 的微小结节，并对典型的微小结节进行正确的定性诊断。与超声检查相比，CT 和 MRI 检查的软组织分辨率较低，并且是断层成像，存在一定的扫描层厚，因此在微小结节的显示方面远不及超声检查。在巨大结节及其与周围结构关系的显示方面，超声检查探头的宽度有限，常难以在同幅声像图中显示出瘤体的全貌，全景成像技术虽能在同一平面显示结节的大小，但图像的分辨率也随之降低，双图拼接技术可以保持图像的分辨率，但双幅图像拼接耗时较长，并且拼出图像的大小也存在一定的操作者差异，难以做到在同一平面对瘤体的大小进行精确测量，CT 三维重建或 MRI 检查可以从多个方向对结节及结节与周围结构的关系进行显示，为外科医师合理选择手术方式提供了重要的线索。胸骨后甲状腺肿常是颈部甲状腺肿向下延伸，意味着瘤体较大。

(3)形态：结节性甲状腺肿可以有部分或较完整的包膜，也可能无包膜但其与周围甲状腺实质间有纤维分隔，结节呈膨胀性生长，因此大部分结节呈规则的圆形或椭圆形，小部分结节内不同区域增生、复旧程度不同，造成结节内不同区域生长速度不同而表现为形态不规则，或多发结节融合形成浅分叶状边缘，对于形态不规则者，需要与乳头状癌的微分叶进行鉴别。超声检查在显示甲状腺结节形态方面，存在自身的优势及不足，优势主要体现在软组织分辨率高，可以对 CT 和 MRI 检查难以显示的结节形态进行观察，而探头对结节的压迫导致其变形则是超声检查的不足，因此扫查手法非常重要。在 CT 平扫中，结节性甲状腺肿的增生结节常与周围甲状腺组织密度相仿而难以识别，增强 CT 可以加大结节性甲状腺肿与周围甲状腺组织之间的密度差异，从而将结节的形态显露出来。MRI 检查时，实性结节性甲状腺肿在 T_1WI 中常呈等信号或稍高信号而与周围甲状腺组织分界欠清，在 T_2WI 中常呈高信号而勾画出结节的大致形态，增强 MRI 扫描与增强 CT 扫描相同，可以提高结节与甲状腺之间的信号差异，从而使结节的完整轮廓显示出来。

(4)边界：结节性甲状腺肿的边界多清晰，形态规则。对于部分弥漫性结节或结节内部纤维化与结节周围纤维化分界不清时，结节边界多模糊不清，易与甲状腺乳头状癌及亚急性甲状腺炎等混淆。在结节边界的判断方面，因超声检查的软组织分辨率较高，常能清晰地显示 CT 或 MRI 检查显示不清的结节，而 CT 或 MRI 检查很少能清晰地显示超声检查显示不清的结节。

(5)回声水平和密度：结节内部的超声检查回声水平及 CT 平扫密度与病理改变密切相关结节增生早期，以上皮细胞增生为主，滤泡内胶质含量少，此时的超声及 CT 检查均表现为均匀的低回声或密度；增生中期，随着滤泡增多、增大，滤泡内胶质成分的增多，声像图上表现为均匀或不均匀的等回声为主，CT 检查表现为密度欠均匀；增生后期，滤泡上皮增生与复旧程度不一，并且结节长期压迫周围血管导致其供血障碍，部分结节内出现出血、囊变坏死、纤维化及钙化等，此时的超声检查表现为高、等、低混杂回声，CT 检查表现为密度不均匀。

(6)CT 和 MRI 增强表现。①强化程度：即使是同种甲状腺良、恶性结节，甚至同一结节的不同区域，其增强幅度也会出现显著的差异，且良、恶性结节之间增强幅度的重叠区域较大，很难用具体数值对结节的良、恶性进行判断。②增强后边界：CT 增强后结节边界是否较平扫清晰，取决于增强前后结节周围甲状腺组织的密度与结节密度差值的大小，如增强后结节周围甲状腺组织 CT 值－增强后结节 CT 值＞平扫结节周围甲状腺组织的 CT 值－平扫结节 CT 值，说明增强后结节周围甲状腺组织与结节之间的密度差异增大，CT 图像上表现为边界较平扫清晰；如增强后结节周围甲状腺组织 CT 值－增强后结节 CT 值＜平扫结节周围甲状腺组织的 CT 值－平扫结节 CT 值，说明增强后结节周围甲状腺组织与结节之间的密度差异缩小，CT 图像上表现为边界较平扫模糊。

增强后结节边界较平扫清晰对结节性甲状腺肿的诊断具有重要价值，其发病机制与结节内病理改变相关。如大部分结节性甲状腺肿内富含大滤泡、纤维化、囊变、坏死等成分时，这些成分占据了大量的毛细血管床，因此增强 CT 表现为强化程度明显低于周围显著强化的甲状腺组织，两者之间的密度差增大，CT 图像上表现为结节边界较平扫清晰；如结节内滤泡上皮细胞、小滤泡成分增生显著，或结节内与结节周围纤维化分界不清，这些成分占据的毛细血管床较少，增强 CT 表现为强化明显而与周围显著强化的甲状腺组织接近，甚至部分结节的强化程度高于周围甲状腺，呈腺瘤样高强化，两者之间的密度差缩小，CT 图像表现为结节的边界与平扫相仿或较平扫模糊。虽然 CT 与 MRI 检查的成像机制不同，但两者具有相同的解剖学基础，增强后结节边界较平扫清晰同样是 MRI 检查诊断结节性甲状腺肿的重要征象。

(7)内部结构：囊变是甲状腺结节常见的影像学征象之一，占结节性甲状腺肿的 50%，占腺瘤的 30%，占淋巴细胞性甲状腺炎和脓肿的 10%，癌的囊变率更低，尤其是微小乳头状癌，基本不发生囊变。根据囊变区域的大小，可将结节分为实性结节(无囊变)、实性为的主结节(囊变区域＜50%)、囊性为的主结节(囊变区域≥50%)和囊性结节(完全囊变)四型。恶性结节多以实性结节为主,随着囊变区域的增大,结节为良性的可能性增加,完全囊变的结节绝大部分为良性结节。另外,结节多发微小囊变,囊变区域超过结节体积的1/2时,常被称为海绵状改变,是结节性甲状腺肿的特征性表现。

MRI检查可以通过T_1WI和T_2WI序列信号的高低来判断囊内蛋白成分的多少,以及是否合并出血等。囊内蛋白含量的判断主要依靠T_1WI序列,如囊内液体清亮,蛋白含量少,T_1WI序列接近水的低信号,如果囊内液体黏稠,蛋白含量丰富,T_1WI序列则呈明显的高信号,而如果介于两者之间,则表现为等信号、稍低信号或稍高信号,在日常MRI检查中,绝大部分为T_1WI呈高信号的富含蛋白成分囊肿。囊内出血成分的判断主要依靠T_2WI序列,一般甲状腺囊肿在T_2WI序列中呈稍高及高信号,而出血性囊肿则表现为低信号。

胶质囊肿主要是甲状腺滤泡过度复旧、破裂融合所致,结节内浓缩胶质呈点状强回声,后方伴彗星尾征象,易与微钙化相混淆。按照超声声像图的特点,常将胶质囊肿分为四型。Ⅰ型:彗星尾伪像自由分布于囊肿。Ⅱ型:囊肿一部分为代表胶质的弱回声成分,内伴多个彗星尾伪像,另一部分强回声附着于囊壁上或分隔上,多为结节性甲状腺肿。Ⅲ型:囊液内出现回声,彗星尾伪像出现在球状弱回声体内,遍布于囊液内。Ⅳ型:无回声区被高回声厚间隔所分隔,彗星尾伪像出现在分隔内。虽然理论上浓缩胶质的密度明显高于囊液的密度,但CT检查为断层成像,存在一定的层厚(3~5 mm),无法发现胶质囊肿内的微少胶质成分,因此无法与普通囊性病变进行鉴别。

(8)钙化:结节性甲状腺肿的钙化多为营养不良性钙化,多沿着结节边缘、分隔或整个结节分布,因此形成相应的弧形、环形、线状、条状及结节状钙化。

(9)彩色多普勒血流成像:结节性甲状腺肿结节内部及周边血液供应不丰富,边缘无环形血流或仅见散在星、点状血流,其机制考虑与结节包绕有纤维组织,对间质血管造成压迫,减少了血液供应,甚至会发生液化坏死而无血流显示有关。彩色多普勒血流成像检查发现实性结节中有分支血管粗大迂曲,并穿行其间,是腺瘤性甲状腺肿的主要诊断标准。

结节性甲状腺肿内部形态多变,彩色多普勒血流成像表现也不尽相同。实性为主甲状腺肿时,结节周边血流间断、不连续,内部血流大多不丰富,特别是周边少量血流为主可与滤泡性腺瘤周边丰富的环状血流相鉴别;结节性甲状腺肿伴较多粗大钙化斑时,结节内部血流信号减少;结节内见较多分隔呈蜂窝样时,彩色多普勒血流成像结节内部分隔血流信号少见,结节周边可见血流信号;结节性甲状腺肿囊性为主时，实性内部可见少许星、点状血流，信号囊变区无血流信号；完全囊性结节时，彩色多普勒血流成像内部无血流信号。

(10)超声造影：结节性甲状腺肿由于其细胞学表现形态种类繁杂，因此超声造影表现复杂多变。其造影剂显影时间基本同步或稍慢于周边正常甲状腺组织，达峰时峰值强度不一，结节性甲状腺肿结节的超声造影多表现为整体均匀性增强，可以表现为低增强、高增强、等增强，当伴囊性变或钙化时造影剂充填不均匀，造影剂消退与周围甲状腺组织基本同步。

(11)弹性成像：结节性甲状腺肿由于结节所处的病理阶段不同，不同结节间病理组成的差异，决定了它的弹性图存在多样性，如结节内部以滤泡、胶质为主时，弹性系数低，结节内部以纤维或钙化成分为主时，整体硬度增加，弹性成像系数较高，结节内部以囊性为主时，组织硬度低，弹性成像系数较低。但由于良、恶性结节硬度存在重叠，需结合常规超声及CT检查等影像学手段综合判断分析。

3.多种CT征象联合

多种CT征象联合与CT检查在甲状腺癌中的运用相同，单一CT征象虽然在结节性甲状腺肿诊断中的敏感度较高，但特异度存在一定不足。对结节性甲状腺肿和甲状腺乳头状癌的CT征象进行大样本对照分析，观察结节形态规则、囊变、增强后转清晰及高强化等单一征象及其联合对前者的诊断效能，其结果显示单项CT征象中，形态规则的敏感度、准确度均最高，为86%，高强化的特异度最高，为99%；2项CT征象联合时，形态规则+增强后转清晰的敏感度、准确度均最高，分别为67%、81%，各征象与高强化征象联合时特异度均为100%；3项CT征象联合时，形态规则+增强后转清晰+囊变的敏感度、特异度、准确度均最高，分别为45%、100%、72%；4项CT征象联合时，诊断的敏感度、特异度、准确度分别为3%、100%、51%。由此可见，多种CT征象联合应用可明显提高结节性甲状腺肿诊断的特异度，减少误诊的发生，从而减少不必要的手术创伤。

4.Zuckerkandl结节病变

甲状腺起源于胚胎时期的正中和侧方原基，正中原基沿颈正中线下行，形成甲状腺大部；侧方原基形成后鳃体，与中部融合成一体，形成甲状腺侧缘，占整个甲状腺重量的1%～30%。部分学者认为，以这种形式形成的甲状腺组织就是Zuckerkandl结节，其多位于环状软骨水平，也可位于甲状腺腺叶背后方的其他部位，是甲状腺手术中识别喉返神经及其分支与上甲状旁腺的重要标志，因此受到甲状腺外科医师的重视。Zuckerkandl结节是由正常甲状腺组织构成，与甲状腺其他部位一样，可以发生癌、腺瘤和结节性甲状腺肿等病变，并易与甲状旁腺病变混淆。

Zuckerkandl 结节病变或甲状旁腺病变与周围甲状腺之间具有相似的组织结构，即 Zuckerkandl 结节病变包膜或甲状旁腺病变包膜，以及两者均有的甲状腺包膜和两者之间的少量脂肪构成。因此，两者之间具有相似的超声和 CT 检查表现，容易相互误诊。在两者的鉴别诊断中，结节通过蒂与甲状腺连续是诊断 Zuckerkandl 结节病变的直接征象，而结节与甲状腺间完整分隔的显示是诊断甲状腺外病变的重要依据，因此超声和 CT 检查寻找结节与甲状腺间的蒂及完整分隔至关重要。虽然超声检查的软组织分辨率高，但结节与甲状腺间的包膜状结构常为间断显示，超声检查难以在多发未显示包膜状结构区域辨别出两者之间的蒂。常规 CT 检查均为轴位扫描，并存在一定的扫描间隔，因此在判断病变与甲状腺间的蒂和完整分隔不及超声检查，CT 三维重建可以通过各个角度观察结节与甲状腺之间的关系，从而弥补常规 CT 检查轴位扫描的不足。通过观察病变与周围甲状腺组织强化程度的异同，超声造影可以对是否为 Zuckerkandl 结节病变进行一定的判断，成为常规超声和 CT 检查的有力补充。

Zuckerkandl 结节病变中，以结节性甲状腺肿最常见，其超声声像图及 CT 检查均具备了一般结节性甲状腺肿的特点，如超声声像图以等回声、高回声为主，回声信号可不均匀，易囊变坏死，CT 平扫表现为等密度或稍低密度，增强后等强化、高强化，而一旦结节呈低回声或低密度及低强化，则很难通过单一超声或 CT 检查与甲状旁腺病变进行鉴别。另外，结节与甲状腺之间杯口征提示结节来源于甲状腺。以等回声或等、高回声作为判断 Zuckerkandl 结节甲状腺肿的指标，其敏感度 80%，以高强化及杯口征作为判断 Zuckerkandl 结节甲状腺肿的指标，其敏感度为 60%，超声与 CT 检查联合的敏感度为 92%。

5.胸骨后甲状腺肿

胸骨后甲状腺肿又称为胸内甲状腺肿或纵隔甲状腺肿，按其来源不同分为原发性胸骨后甲状腺肿和继发性胸骨后甲状腺肿。

原发性胸骨后甲状腺肿是指在胚胎发育过程中，甲状腺原基遗存在胸腔内逐渐发育而成，又称为迷走性胸骨后甲状腺肿。其发生率比较低，血液供应来源于胸腔内血管，手术方式不同于继发性胸骨后甲状腺肿。自身重力和胸腔内负压是继发性胸骨后甲状腺肿形成的主要机制，血液供应主要来自甲状腺下动脉。

继发性胸骨后甲状腺肿分为两型：Ⅰ型为不完全型，指甲状腺部分延伸至胸骨后，与颈部甲状腺组织相连接；Ⅱ型为完全型，指甲状腺完全坠入胸骨后，仅存小血管、纤维索带与颈部甲状腺相连接，其中Ⅰ型更为常见。继发性胸骨后甲状腺肿生长缓慢，多见于40岁以上女性患者。由于纵隔解剖结构特点，左侧因左颈总动脉及主动脉弓影响，甲状腺结节不易向下生长，所以临床上右侧发病率明显高于左侧。发生于右侧者，下缘多止于奇静脉隐窝；发生于左侧者，下缘多止于主动脉弓上方。临床症状多表现为胸闷气短、呼吸困难，吞咽困难、霍纳综合征、声嘶等，与其大小及压迫部位相关。

因为具有相同的组织学基础，胸骨后甲状腺肿的表现与正常部位甲状腺肿的超声、CT和MRI检查表现并无差异。因此，在定性诊断方面，做出胸骨后甲状腺肿的诊断并非难事，尤其是Ⅰ型胸骨后甲状腺肿，发现胸骨后病灶与甲状腺病灶相连，并且两者具有相同的回声、密度或信号即可确定诊断。在定位诊断方面，与CT和MRI检查相比，超声检查存在明显不足，如部分病灶位于胸骨后，声波无法穿透胸骨，只能通过胸骨上窝沿甲状腺向纵隔内进行扫描，虽然可扫描到部分胸骨后病灶，但对于体积大、向纵隔延伸较深的胸骨后甲状腺肿，超声检查不能显示病变的全貌及病变与周围结构的关系。CT及MRI检查不受胸骨的限制，前者可以通过三维重建技术，从多个角度对病变及病变与周围结构的关系进行显示，而后者无须特殊后处理，即可获得横断位、矢状位和冠状位图像，并可通过多参数成像，对病变内的构成进行判断，尤其是囊性灶。胸部正位X线检查对正常部位较小甲状腺肿的检查往往无阳性发现，但对于胸骨后甲状腺肿却具有一定的筛选作用，甚至是部分患者就诊的首要原因，胸骨后甲状腺肿正位X线检查表现为上纵隔增宽、气管受压变窄或移位等，少数可以看到粗大钙化或环状钙化。

6.其他区域异位甲状腺肿

(1)咽旁甲状腺肿：异位甲状腺多发生于颈中线或近中线舌盲孔至胸骨切迹的任何位置，极少数位于偏离中线的其他区域，任何区域发生的异位甲状腺，均可以发生结节性甲状腺肿或其他病变。涎腺多形性腺瘤、神经鞘瘤是咽旁间隙的常见病变，易与异位至咽旁间隙的结节性甲状腺肿相混淆，平扫呈高密度、增强后明显强化、斑片状粗大钙化及正常甲状腺区域未见甲状腺组织有助于咽旁甲状腺肿的诊断，活检可以明确诊断。

(2)气管内异位甲状腺肿：多发生于气管上段、甲状腺周围区域，临床罕见，患者常表现为咳嗽、喘息、呼吸困难，易与气管恶性肿瘤相混淆，病变与甲状腺密度及强化模式、程度一致是诊断和鉴别诊断的主要依据。

(三)临床应用

结节性甲状腺肿由于增生、复旧及继发出血囊变、坏死、纤维化的程度不同，其影像学表现也多种多样，易与滤泡性腺瘤及甲状腺癌混淆，尤其是单发性结节。在结节性甲状腺肿的影像学检查方法中，超声检查在很大程度上优于CT和MRI检查，尤其是在微小结节、多发结节或弥漫性病变的观察上。但超声检查也存在一定不足，如在巨大结节性甲状腺肿、胸骨后甲状腺肿的显示方面，结节对气道等周围结构压迫的显示方面，以及粗大和环状钙化结节性质的判断方面。除了钙化方面显示不及CT检查外，MRI检查具备了CT检查的大部分特点，且不需特殊重建处理，即可获得冠状位和矢状位图像，对胸骨后甲状腺肿的判断具有一定优势。由此可见，每种单一的影像学检查方式都有一定的优势及不足，依据结节特点，合理选择多种影像学检查方式可提高诊断的准确率。

三、毒性弥漫性甲状腺肿

（一）概述

毒性弥漫性甲状腺肿为甲状腺功能亢进最常见的一种综合征，多见于20～50岁的青年女性，男女比例在1∶(4～9)。该疾病的发生与遗传、炎性反应、化学或机械损伤，以及免疫系统异常等因素相关，其临床表现并不限于甲状腺本身，而是多器官受累和高代谢综合征。主要表现有易激动、焦虑烦躁、多猜疑、怕热、多汗、心慌、食欲亢进、大便次数增多、消瘦等。甲状腺以外的表现为浸润性内分泌突眼、胫前黏液性水肿、指端粗厚等，可以单独存在且不伴有高代谢症。

（二）影像学检查

1.超声检查

(1)大小与形态：甲状腺呈轻至中度增大，双侧叶前后径超过2 cm，上下径超过6 cm，重度可达正常甲状腺体积的2～3倍。多数为整个甲状腺对称性均匀性肿大，形态规则或呈分叶状，边界清晰，被膜规整，与周围无粘连。肿大程度与病情轻重无明显相关性，而与细胞增生及淋巴细胞浸润程度相关，肿大严重可使颈动脉移位，压迫气管、食管，引起呼吸、吞咽困难。甲状腺大小的变化可作为放射性碘治疗使用剂量的有效参考。

(2)内部回声：甲状腺实质表现多样，总体以低回声多见，其机制为腺体滤泡内皮细胞增生，相对压缩了胶质存在空间，导致界面之间声阻抗下降，腺体回声减低。低回声改变程度与血清促甲状腺激素水平呈负相关，促甲状腺激素水平越高，回声减低越明显。未经治疗的初发者分为以下2种类型。①局限性回声减低型：腺体呈多个边界模糊的斑片状回声减低区，或弥漫性细小减低回声，呈筛孔状结构，此型多见。②弥漫回声减低型：整个腺体呈弥漫性回声减低，分布较均匀。

病程较长、年龄较大或反复发作者，可形成纤维分隔而出现线条状中高回声，表现为网状结构，斑片状低回声与高回声交叉分布。部分患者治疗后腺体回声可逐步增高，甚至接近正常腺体回声。小部分患者由于实质局部的出血、囊变而出现低弱回声、无回声等各种回声结节，多为实性，边界欠清，囊性或钙化较少见。此类结节恶变概率较低，超声随访可逐渐吸收消失，也可在甲状腺弥漫性肿大的基础上反复增生，形成增生性结节。

(3)彩色多普勒超声。①彩色多普勒血流成像：整个甲状腺血流信号明显增多，呈火海征，是一种重要的超声征象，即甲状腺实质内弥漫性分布点状、分支状和斑片状五彩血流信号并呈搏动性闪烁，由于腺体内小血管扩张，血流增多，高速的血流冲击血管壁所致。严重者血流信号可完全覆盖整个腺体，部分血流信号增多但未达到火海征的程度，呈网络样、短棒状或树枝状。②频谱多普勒：实质内和周边动脉为高速低阻的动脉频谱，频带增宽，呈湍流型，血流峰值速度可超过 100 cm/s。峰值流速，舒张末期流速和平均流速均高于桥本甲状腺炎和结节性甲状腺肿患者，还可见较高速的静脉宽带频谱。甲状腺亢进患者收缩期峰值流速、心室舒张末期容积、平均血流速度都较正常明显增高，反映了甲状腺高代谢及高组织血流灌注状态。

(4)甲状腺上动脉：作为颈外动脉的第一分支，供应约 70%的甲状腺组织，其血流参数的改变与腺体内血流相比，更能提示甲状腺功能的变化，且甲状腺上动脉较甲状腺下动脉位置表浅，走行平直，相对容易显像和定位，因此应用较多的是甲状腺上动脉峰值流速增高来诊断甲状腺功能亢进。双侧甲状腺上动脉粗细相当，因右侧更靠近检查者，易于操作，常测量右侧甲状腺上动脉，选取入甲状腺上极之前主干部分血流最明亮处。多数甲状腺亢进患者甲状腺上动脉内径增宽(＞2 mm)，部分走行迂曲，扩张的程度与甲状腺亢进程度呈正相关。正常甲状腺上动脉流速为 22～33 cm/s，甲状腺亢进时流速明显加快，往往在 100 cm/s 左右，但以峰值流速诊断甲状腺亢进尚无统一的标准。经过治疗后的血流特点常不典型，治愈后血流速度明显下降。甲状腺上动脉管径和流速在甲状腺亢进的辅助诊断、衡量甲状腺亢进轻重程度、甲状腺亢进治疗效果的评定等方面有较高的价值。桥本甲状腺炎、亚急性甲状腺炎、结节性甲状腺肿有时在二维声像图上和甲状腺亢进多有相似之处，但均不会出现甲状腺上动脉明显改变，可作为鉴别诊断的参考依据。

2.核医学

格雷夫斯病患者甲状腺核素静态显像多表现为整个甲状腺弥漫性肿大，甲状腺摄取^{131}I或$^{99m}TcO_4^-$的能力增强，呈均匀性放射性分布浓聚。$^{99m}TcO_4^-$静态显像还可以估算甲状腺重量，为甲状腺亢进^{131}I治疗时计算所需的^{131}I剂量提供重要依据。甲状腺血流显像可见甲状腺显影提前，与颈动脉几乎同时显影（正常时8～12秒颈动脉显像，12～14秒颈静脉显像，16秒左右甲状腺开始显像），其放射性活性明显高于颈动脉，并且颈动脉-甲状腺通过时间缩短，为0～2.5秒（甲状腺功能正常时平均为2.5～7.5秒）。

（三）临床应用

因为碘剂使得甲状腺功能亢进加重，因此甲状腺功能亢进内科治疗患者，禁忌CT增强检查。对于甲状腺功能亢进合并肿瘤的患者，超声或MRI检查等术前评估不理想而需要CT增强检查时，碘剂可以在医嘱下应用。随着治疗甲状腺功能亢进药物的研发，多数甲状腺功能亢进患者均能通过药物达到较理想的治疗，因此CT增强检查在甲状腺功能亢进患者中的应用越来越少，影像学方面基本依赖超声检查对其形态学进行评估。

四、甲状腺滤泡性腺瘤

（一）概述

甲状腺滤泡性腺瘤是起源于甲状腺滤泡细胞的良性肿瘤，是甲状腺最常见的良性肿瘤，好发于甲状腺功能活跃期，目前认为本病多为单克隆性，其病因尚不明了，可能与性别、遗传因素、射线照射、促甲状腺激素过度刺激有关。

本病常发生在40岁以下的人群，以20～40岁最多见，女性较男性多见，男女之比在1∶(5～6)。病程缓慢，多数在数月到数年甚至更长时间。临床症状不明显，大部分患者因体检或颈部不适而发现颈部肿物。甲状腺滤泡性腺瘤多为单发，圆形或卵圆形，表面光滑，质地韧实，与周围组织无粘连，无压痛，可随吞咽上下活动。肿瘤直径一般在1～5 cm，巨大者少见，巨大瘤体可引起邻近器官受压症状，但不侵犯这些器官。少数患者可因瘤体血管破裂而出血，短期内迅速增大，出现颈部胀痛。约20%属于自主性高功能腺瘤，伴有甲状腺功能亢进。甲状腺腺瘤可出现癌变，恶变率约为10%。

（二）影像学检查

1.位置

滤泡性腺瘤在甲状腺左右叶的发生率无明显差异，发生于峡部者少见，而异位、双侧叶发病或单侧叶多发者罕见。

2.大小

滤泡性腺瘤的大小可存在较大差异，但多位于 1～3 cm。随着高分辨超声检查的应用，直径≤1 cm 的滤泡性腺瘤不断被发现。尽管瘤体大小并非是特异度很强的参数，但直径≤1 cm 的滤泡细胞癌少见，仅占 3%～5%，因此对直径≤1 cm滤泡性病变，多考虑为滤泡性腺瘤，可以通过超声检查随访监测。

3.形态

滤泡性腺瘤多呈圆形、椭圆形，较大的瘤体呈类似甲状腺塑形分布，少数瘤体呈不规则形态分布。超声检查中，瘤体的前后径和横径的比值＜1，其中横径包括横断面上的内外径和上下径。瘤体在 CT 和 MRI 检查图像上的形态与在超声检查的形态有所差异，考虑与超声检查时探头压迫造成瘤体变形有关，因此对比瘤体形态时，需要考虑这些差异的存在。

4.内部回声、密度或信号

滤泡性腺瘤常以均匀等回声、稍高回声和稍低回声多见。回声的高低在一定程度上反映了其内的组织学成分：细胞和滤泡较大，包浆较丰富，排列疏松的瘤体，其回声较低；细胞和滤泡较小，排列紧密的瘤体，以及间质血管和纤维组织丰富的瘤体，回声较高。

正常甲状腺因滤泡胶质内含碘而在 CT 平扫呈高密度，滤泡性腺瘤可以改变正常甲状腺滤泡的储碘作用，在 CT 平扫表现为相应的密度改变，如瘤体与正常甲状腺胶质含量、浓度及分布相仿，CT 平扫表现为等密度；瘤体的胶质含量和浓度高于正常甲状腺，CT 平扫表现为高密度；瘤体胶质含量和浓度低于正常甲状腺，CT 平扫则表现为低密度。在日常 CT 检查中，绝大部分为低密度或稍低密度瘤体。MRI 检查时，滤泡性腺瘤在 T_1WI 上多呈等信号、稍低信号，在T_2WI 序列上呈高信号，在表观扩散系数序列呈稍高信号或高信号。

5.内部结构

滤泡性腺瘤多以均匀的内部回声或密度为主，虽然特异度并非很高，但确是与腺瘤性甲状腺肿鉴别的重要依据，甚至是唯一的依据。腺瘤的内部回声或密度是否均匀，取决于瘤体内滤泡和间质的分布是否均匀，以及是否存在继发性改变，如瘤体不同区域间质和滤泡组织比例较均匀，滤泡大小较均匀，在超声、CT 和 MRI 平扫分别表现为均匀的回声、密度和信号，若瘤体不同区域间质和滤泡组织比例不均，滤泡大小不等，以及出现间质内出血、水肿、囊性变、纤维化及玻璃样变、钙化等情况，在超声、CT 和 MRI 平扫会相应表现为不均匀的回声、密度及信号。

6.声晕或包膜

声晕被认为是结节周边正常甲状腺组织的压迫或包膜，声像图上表现为结节周边的低回声环，是滤泡性腺瘤的常见征象之一，占23.3%～57.7%。同时，声晕在其他良、恶性肿瘤中也并不少见，如滤泡细胞癌、乳头状癌、结节性甲状腺肿等，尤其是滤泡细胞癌，占30%～36%。声晕能否预测良、恶性滤泡性病变，不同学者得出的结论相差较大。有学者认为，声晕的存在意味着结节周边包膜完整，提示良性结节，而恶性结节倾向于浸润周边组织；还有学者认为，声晕的产生是恶性肿瘤周边渐进性增厚的纤维化包膜，不完整或厚薄不均的声晕与甲状腺滤泡性癌相关。由此可见，声晕征象是否在鉴别良、恶性滤泡性病变中具有价值，尚需要大样本、多中心对照研究才能证实。

与超声检查对照，CT平扫的软组织分辨率较低，CT平扫不能显示滤泡性腺瘤的包膜征象，增强CT扫描时，部分腺瘤的内部和周围正常甲状腺组织强化均显著，位于两者之间的包膜呈无强化或低强化而被显示出来。与超声检查相同，增强后CT检查是否显示包膜，在良、恶性滤泡性病变的鉴别诊断中的价值较有限。

7.侧方声影

侧方声影是甲状腺结节性病变较常见的征象之一，常与声晕并存，其产生机制为周边有纤维包膜的球形病变，其包膜声速较周边正常甲状腺组织高，在球形病灶两侧后方显示直线形或锐角三角形的清晰声影。理论上讲，因良性结节包膜大多薄而均匀，造成良性结节的侧方声影不明显，而恶性结节的包膜厚且不规则，相应的侧方声影更显著些；但实际工作中，侧方声影的识别存在一定的主观因素，因此有关侧方声影在良、恶性结节中的价值仍然存在较大争议，不宜作为临床诊断良、恶性结节的单一依据。

8.囊变

囊变的甲状腺结节，主要发生在结节性甲状腺肿、滤泡性腺瘤和滤泡细胞癌。其中，前者的囊变率明显高于后两者，而后两者囊变发生率仍存在很大的争议。另外，囊变与瘤体大小存在一定的相关性，直径＜2 cm的滤泡性腺瘤和滤泡细胞癌很少发生囊变。由此可见，直径＜2 cm发生囊变，提示结节性甲状腺肿的诊断，而对于直径＜2 cm、无囊变的瘤体及直径＞2 cm、囊变的瘤体，需要结合其他影像学征象综合判断，很难单独依据囊变的有无对其良、恶性进行鉴别。

9.钙化

钙化在滤泡性腺瘤中的发生率占5.8%～10.0%，明显低于甲状腺乳头状癌的发生率(41.7%～68.6%)，也低于滤泡细胞癌的发生率(14.0%～36.4%)。滤泡性腺瘤的发病率较低，仅占甲状腺结节的5%～10%，同时发生钙化者概率更低。

10.强化程度

在增强CT中，滤泡性腺瘤以高强化为主，约占2/3，等低强化约占1/3。理论上讲，滤泡性腺瘤在MRI检查的强化模式与CT检查相同，即以高强化为主，其机制为两者具备了相同的组织学和解剖学基础，但是CT和MRI检查的技术参数完全不同，如扫描速度、造影剂黏稠度、注射速度等，因此在临床工作中，滤泡性腺瘤在两者中的强化模式可存在较大差异。

11.彩色多普勒血流成像

滤泡性腺瘤中细胞与间质成分的多少，是否有囊腔、出血或钙化，是构成超声图像特征性表现的物理学基础。甲状腺滤泡性腺瘤的彩色多普勒血流成像周边可见较丰富动静脉信号呈环状分布，瘤体内部血流可以增多或与正常腺体分布相似，边缘环状血流被认为是其与结节性甲状腺肿的重要鉴别点。滤泡性腺瘤频谱：由于结节内滤泡均衡增殖，其内血管扩张走向正常，因此表现正常的血流动力学频谱——收缩期峰值速度常居中，收缩期上升及下降速度均较慢，表现为上升波和下降波倾斜，舒张末期常出现血流频谱。

12.超声造影

由于甲状腺滤泡性腺瘤多数血液供应较丰富，镜下微血管数量较多，呈典型的富血液供应表现。因此，典型滤泡性腺瘤造影呈快进、高增强为主，多数结节周边呈环形高增强，并向中央快速填充，内部增强较均匀，并晚于相邻甲状腺实质开始廓清，少数呈低增强表现。定量参数分析结果显示，滤泡性腺瘤的峰值强度大于结节性甲状腺肿，与进入结节内的造影剂微泡数量较多，停留时间较长有关。

13.弹性成像

甲状腺滤泡性腺瘤镜下显示有大小不一的腺泡，腔内含胶质，质地较软，5分法弹性评分通常在1～3分之间。当良性结节出现粗大钙化或边缘钙化、内部出现纤维化会造成弹性评分增高。

(三)临床应用

在滤泡性腺瘤的影像学检查中，超声和CT检查具有很多相同作用，如对瘤体形态、大小、内部结构是否均匀等方面的评估，两者之间也存在较大差异，如超声检查对包膜及微钙化的评估，CT 检查对粗钙化及微循环的评估。2 种检查方法的相互结合，可以取长补短，对滤泡性腺瘤的诊断和鉴别诊断具有重要意义。

五、甲状腺乳头状癌

(一)概述

甲状腺乳头状癌是起源于甲状腺滤泡上皮细胞的分化型恶性肿瘤，也是甲状腺癌最常见的组织学亚型，占全部甲状腺癌的 85%～90%。近年来，甲状腺癌发病率不断飙升，但增长的主要是乳头状癌，尤其是微小乳头状癌(直径≤1 cm)。截至目前，甲状腺乳头状癌的病因及发病机制尚未明确，目前只有射线辐射被确认为是与乳头状癌发生相关的危险因素，其他因素如慢性促甲状腺激素刺激、雌激素、碘状态，以及种族差异等也被先后提出。

甲状腺乳头状癌以女性多见，男女患者数量之比为 1∶3，20 岁以后患者明显增多，以 30～60 岁为著，60 岁以上患者数量明显减少。甲状腺乳头状癌发展缓慢，病程较长，尤其是微小癌，患者多无自觉症状，通常在体检时偶然发现。随着病情进展，当瘤体突破被膜侵犯喉返神经时，可出现声音嘶哑，当较大瘤体压迫气管、食管时，可引起呼吸及吞咽困难。乳头状癌偶可伴有甲状腺功能减退或亢进。

肿瘤常单发，部分有多中心发病特征，包括单侧多发、双侧多发。肿瘤较小时临床难以触及，瘤体较大时可触及甲状腺内非对称的无痛性肿物，质地较硬，边界多较模糊，如肿块局限在甲状腺内则可随吞咽上下活动，如肿块侵犯气管、食管等周围组织时则无法活动。乳头状癌淋巴结转移较早，初诊时 20%～90% 的患者出现颈部淋巴结转移，部分患者甚至以淋巴结转移为第一主诉就诊，淋巴结转移以中央区转移为主，其次是侧颈部，而远处转移少见。

(二)影像学检查

1.位置

甲状腺常被分为 7 个区，即为左上叶、左中叶、左下叶、右上叶、右中叶、右下叶和峡部，较大的瘤体常跨越 2 个区生长，甚至单侧 3 个区域同时受累，因此对于较大瘤体，无法确定瘤体在单区内的分布是否具备临床意义。在微小乳头状癌的分布中，80%的瘤体仅占据甲状腺的 1 个区，其中以甲状腺中叶最常见，占 41.7%，其次是上叶，约占 25%。在甲状腺上、中、下三区的判断中，超声检查纵切或 CT 检查矢状位重建是参照平面，纵切是超声最基本的检查层面且易获得，

CT 检查矢状位重建需要特殊的后处理才能完成，因此超声检查较 CT 检查更容易对甲状腺进行分区。超声纵切与 CT 检查矢状位重建虽然都是对腺体进行矢状位检查，但两者之间可能会存在一定的差异，即超声探头会对皮肤、皮下组织、腺体及瘤体组织造成一定的压迫，压迫会造成相应结构的变形，CT 检查矢状位重建则是在无任何外压状态下获得的图像。因此，在通过超声或 CT 检查对甲状腺进行分区或图像对照时，医师需要考虑这些差异。

2.数量

曾有学者认为，恶性结节多为单发，而良性结节则以多发的形式出现。实际上，单发与多发结节患者在甲状腺癌发病率方面并无差异。甲状腺乳头状癌是最常见的甲状腺癌组织学亚型，虽然以单发多见，但多发也并非少见，尤其是微小乳头状癌，多发的占 10%～25%。由此可见，在日常工作中，对于多发结节，影像科医师和临床医师不应简单依据结节的发病状态，草率地做出良、恶性的判断，而是应针对每个结节进行评估。

3.超声检查

(1)形态不规则：诊断甲状腺乳头状癌的重要依据之一，其敏感度和特异度分别为 67.5%～81.0%和 58.5%～92.0%，其机制是瘤体呈浸润性生长，各部位生长速度不同，以及瘤体周围甲状腺组织、血管、胶原纤维等成分对瘤体的限制程度不同，超声检查表现为瘤体形态不规则，尤其是细小分叶状结构。形态不规则在微小乳头状癌中的显示比例稍高于非微小乳头状癌，前者约占 80%，后者约占 70%，其发生机制尚不明确，可能与较大的瘤体在生长过程中，受到瘤体周围组织的限制趋向均匀一致有关。

(2)低回声：诊断甲状腺乳头状癌的重要征象之一，其敏感度和特异度分别为 81%～91%和 44.7%～65.1%。低回声的产生机制尚不明确，可能与乳头状癌细胞大而重叠间质少及乳头状结构有关，对照部分低回声结节的超声与病理学资料，以及低回声声晕的病理学资料，可以发现它们的共同特征是富含纤维结缔组织，说明纤维结缔组织可能在低回声的产生过程中起到重要作用，其含量、空间分布有可能影响回声水平的高低及均匀度。如果以极低回声作为评价恶性肿瘤的指标，敏感度明显降低，而特异度明显增高，两者分别为 22.9%～41.4%，92.2%～98.7%。由此可见，以低回声作为判断恶性结节的超声征象，可以提高阴性预测值，降低漏诊的发生率，而以极低回声作为判断恶性结节的超声征象，可以提高阳性预测值，降低误诊的发生。

对比直径≤1 cm 组、直径 1～2 cm 组和直径＞2 cm 组乳头状癌的超声影像图,低回声分别占各组的 80%、73%和 35%,说明≤2 cm 的瘤体以低回声为主,甚至是诊断部分微小乳头状癌的唯一依据,而>2 cm 的瘤体以等回声、高回声为主。由此可见,在通过回声来判断瘤体的良、恶性时,需要注意瘤体的大小不同,其回声水平也存在一定差异,不可忽视大小这个重要参数而单独强调低回声的重要性。

(3)瘤体前后径/横径≥1:瘤体的前后径和横径的比值又称为纵横比,纵横比≥1 是诊断甲状腺乳头状癌的重要征象,其敏感度和特异度分别为 25.7%~63.5%和 82.1%~100.0%。这里的横径不仅是指横切面的内外径,也包括了纵切面的上下径。纵横比≥1 的发生机制尚不完全明确,目前多认为与甲状腺良、恶性结节的生长方式不同有关:良性结节的生长常保持在正常组织层面内,而恶性结节可突破正常组织层面呈纵向生长,前者多纵横比<1,而后者则纵横比≥1。纵横比的测量,包括横切和纵切 2 个层面,对甲状腺微小癌横切纵横比≥1、纵切纵横比≥1、横切加纵切纵横比≥1、横切和(或)纵切纵横比≥1 的敏感度和特异度进行统计,敏感度和特异度分别为 14.6%和 94.1%、9.3%和 97%、25.4%和 100%和 49.3%和 91.1%。由此可见,在测量纵横比时,横切加纵切纵横比≥1 可以明显提高微小癌诊断的特异度,减少误诊的发生,而横切和(或)纵切≥1 可以明显提高微小癌诊断的敏感度,减少漏诊的发生。

对比直径≤1 cm 组、直径 1~2 cm 组和直径>2 cm 组乳头状癌的超声影像图,纵横比≥1 分别占各组的 56%、42%和 13%,说明瘤体的大小与纵横比≥1的显示率呈一定的反比关系,即随着瘤体的增大,纵横比≥1 的显示率降低,因此纵横比≥1 在微小乳头状癌组中的诊断价值大于非微小乳头状癌组,甚至对于部分边界规则的等回声或稍低回声瘤体,纵横比≥1 成为诊断微小乳头状癌的最重要的依据。

4.CT 检查

(1)形态不规则:表现与超声检查一致,形态不规则同样是 CT 检查诊断甲状腺乳头状癌的重要征象,其敏感度和特异度分别为 77.9%~92.0%和 73%~90%。对大部分瘤体而言,瘤体形态在超声与 CT 检查的表现具有一致性,均能反映大体病理的客观形态,但对于小部分瘤体,尤其是体积较小时,超声与 CT 检查对形态的判断存在一定的差异,主要是超声具有更高的软组织分辨率,能够显示瘤体分叶状边缘,而 CT 图像难以显示这些结构。另外,超声检查可以通过多平面对瘤体进行观察,而常规 CT 检查仅能对横断位进行判断。因此,超声检查表现为形态不规则的瘤体,在 CT 检查可以表现为规则的圆形或椭圆形。CT

增强检查时，瘤体边缘的强化会导致其相对低密度范围缩小而不能反映瘤体的真实形态，因此瘤体形态的判断应以CT平扫序列为主。

(2)咬饼征：又称甲状腺边缘中断征。狭义的咬饼征是指瘤体最大径位于瘤与甲状腺交界区或甲状腺外，广义的咬饼征泛指瘤体边缘与甲状腺边缘具有一定的接触面，接触面较平直，非“杯口状”表现，显然狭义的咬饼征特异度更高，而广义的咬饼征敏感度更高。CT增强后瘤体边缘常会发生一定程度的强化，影响瘤体与甲状腺边缘结构关系的观察，因此咬饼征的判断通常是在CT平扫序列中进行的。咬饼征是CT检查诊断甲状腺乳头状癌的重要征象，其敏感度和特异度分别为75.0%～91.9%和81.3%～94.0%。其发生机制尚不明确，可能与瘤体发生于甲状腺边缘并累及甲状腺被膜，或虽未累及被膜，但与被膜之间甲状腺组织菲薄，CT检查无法分辨有关，因此CT检查影像上表现为咬饼征，超声检查可能仍显示被膜与瘤体之间存在薄层的甲状腺组织。

(3)增强后边界模糊或缩小：即增强后甲状腺组织与瘤体之间的密度差异小于平扫甲状腺组织与瘤体之间的密度差异，是甲状腺乳头状癌的重要征象之一，其敏感度和特异度分别为73.2%～87.0%和73.6%～88.9%。甲状腺与瘤体之间的密度差异反映了瘤体内部的微循环情况：60%～90%的甲状腺乳头状癌富含浓密的纤维结缔组织，后者占据了相应的毛细血管床，与周围明显强化的甲状腺组织相比，瘤体表现为低强化，如果瘤体内肿瘤细胞结构丰富，而纤维结缔组织成分较少，瘤体表现为等强化，甚至极少数表现为高强化。由此可见，纤维结缔组织是决定瘤体强化程度及强化均匀程度的重要因素。另外，梗死同样会造成瘤体强化程度的减低，甚至无强化，此时易与结节性甲状腺肿等良性病变混淆，需要结合超声检查进行判断。增强后边界模糊或缩小征象在直径>1 cm和直径≤1 cm的瘤体中分布存在一定差异，后者中的敏感度和特异度均高于前者，说明该征象更有利于微小乳头状癌的诊断。

甲状腺乳头状癌多呈渐进性强化，其机制与瘤体内纤维结缔组织等间质成分较多、间质内血管纤细、血流速度较慢有关。

(4)微钙化：指最大径≤2 mm的钙化，其对最大径≤1 cm乳头状癌诊断的敏感度和特异度分别为15%和94%，对最大径>1 cm甲状腺乳头状癌的敏感度和特异度分别为33%和93%。按分布状态，微钙化常被分为单发微钙化、多发微钙化、簇状分布微钙化、混合型微钙化(微钙化和其他形态钙化混合存在)和弥漫性微钙化，随着微钙化数量的增加，尤其是分布集中的簇状微钙化，甲状腺癌的可能性明显增大，而弥漫性微钙化几乎均为甲状腺乳头状癌，其中1/3为弥漫硬化型乳头状癌，且发现时常伴有淋巴结转移。对于环状钙化，钙化环的中断及增强后环状钙化周围或内部较平扫模糊或一致，被认为是恶性病变的重要依据。

5.MRI 检查

甲状腺乳头状癌 MRI 检查信号的特点与其内成分密切相关，如以纤维成分为主，T_1WI 和 T_2WI 多以等信号、稍低信号为主；如以细胞成分为主，T_1WI 以等信号，T_2WI以等信号、高信号为主，坏死囊变区呈 T_1WI 低信号、T_2WI 高信号，增强后实性部分渐进性强化，坏死囊变部分不强化。

6.其他征象

(1)被膜接触：预测甲状腺癌颈部淋巴结转移的重要因素，其机制与肿瘤组织突破甲状腺被膜，并侵犯被膜内的淋巴系统有关。被膜接触是指瘤体与甲状腺被膜之间直接接触无甲状腺组织，在超声、CT、MRI 和核医学等影像学检查中，超声检查是唯一能够显示甲状腺被膜结构的检查方法，因此在术前评估中，肿瘤与甲状腺被膜接触的范围均用超声来判断。对比超声影像与组织学资料，超声检查显示被膜接触的患者中，经病理证实为被膜侵犯的患者为 63.2％，超声检查显示无被膜接触的患者中，84.1％的患者经病理证实无被膜侵犯，超声影像的被膜接触与病理证实的被膜接触存在较大的差异，其机制尚不明确，可能与超声检查中的压迫而导致其结构层次发生改变有关。在超声评估被膜接触程度时，均以瘤体与甲状腺被膜接触的最大长度与瘤体周长的比值来表示，常用 0、0～25％、25％～50％和>50％来描述，随着比值的增大，预测颈部淋巴结转移的敏感度降低，但特异度增高，如比值为 0～25％时，预测颈部淋巴结转移的敏感度和特异度分别为 65.2％和 81.8％，而比值为>50％时，预测颈部淋巴结转移的敏感度和特异度分别为 13.5％和 98.5％。

超声检查显示被膜接触的患者中，尤其是接触范围较大者，在 CT 检查影像上常表现为咬饼征。因 CT 检查无法辨别甲状腺被膜，因此常用咬饼征、甲状腺边缘中断征或甲状腺边缘接触来描述病理学上的甲状腺被膜侵犯。CT 检查的软组织分辨率不及超声检查，对于病理证实存在甲状腺被膜侵犯范围较小的患者，CT 检查判断的准确度低于超声检查。常规 CT 扫描均为横断位成像，在甲状腺上下极瘤体是否存在咬饼征的判断上具有一定难度，CT 检查矢状位或冠状位重建可以弥补这一不足。

(2)边界模糊：甲状腺恶性肿瘤浸润周围甲状腺组织的重要体现。超声检查表现为边界模糊的微小乳头状癌与病理学对照，近半数病理学表现为瘤体的边界不规则，另外半数表现为瘤体浸润到周围甲状腺组织内而表现为边界模糊。

与瘤体形态的判断相同，超声检查在边界的判断方面优于 CT 和 MRI 检查，超声检查表现为边界模糊的瘤体，在 CT 或 MRI 检查可能表现为边界清晰。

(3)假包膜征：乳头状癌的一个少见影像学征象，其形成机制为瘤体周围形成的纤维包膜状结构。在超声检查中，假包膜表现为环绕瘤体完整或不完整的低回声声晕，瘤体边缘常见侧方声影；在 CT 检查中，增强后瘤体边缘完整或不完整弧状强化程度减低区是假包膜的典型表现，此征象在 CT 平扫时不明显。与大部分无假包膜的乳头状癌不同，具有假包膜的瘤体，多呈规则的圆形或椭圆形，内部回声多呈等回声或稍低回声，彩色多普勒提示血流丰富，CT 增强多呈同等或稍低强化，与具有包膜的良、恶性病变，尤其是滤泡状腺瘤或癌难以鉴别。此时，超声检查的纵横比失调、微钙化及 CT 检查的咬饼征有助于进一步鉴别诊断。

(4)内部血流：彩色多普勒血流可以直接观察肿块内外的血管走行和分布情况。甲状腺乳头状癌的血流情况根据结节大小的不同，表现不同，较大结节病变内血流信号丰富者多见，一般结节越大，血流越丰富，乳头状癌的血流信号多分布于瘤体的内部，走向迂曲紊乱，周边多无血流信号，大部分阻力指数≥0.7。对于较大的结节如果内部钙化成分较多或有部分液化，血流信号以不丰富者多见。如果甲状腺乳头状癌有绕边血流，血流多较丰富，血流束粗细不均，可见多处血流中断，也可呈点状分布。对于直径≤1 cm 的较小瘤体，其内部多表现为无血流、微弱点状血流，少数表现为内部血流丰富而周边少或无血流的Ⅲ型血流特征，其中前者的机制为血管发育不成熟，血流速度缓慢，大多血流无法显示。彩色多普勒在诊断甲状腺乳头状癌方面具有一定的局限性，即良、恶性肿瘤的血流丰富程度具有部分交叉，因此需结合其他影像表现综合分析。

(5)弹性成像：在二维超声的基础上作为一种补充的辅助诊断，在良恶性结节的鉴别诊断中的重要价值。采用 5 分法超声弹性成像作为诊断标准，弹性评分为 4～5 分高度怀疑恶性，敏感度 97%，特异度 100%，阳性预测值 100%，阴性预测值 98%。有学者将图像分为 0～Ⅳ级，以Ⅲ级或以上作为判断恶性的标准，其敏感度为 100%，特异度 77.1%，准确度 81.8%。甲状腺乳头状癌弹性评分高，与其组织学构成相关：分支多，中心有较多纤维血管间质，间质内常见呈同心圆状的砂粒体，因此其组织硬度增加，而典型的甲状腺腺瘤和结节性甲状腺肿等良性结节，其内由滤泡组成，滤泡内充满胶质，质地较软，弹性评分较低。但如果良性结节发生钙化、纤维化、胶原化等病理改变，结节硬度相应增加，在一定程度上与恶性结节重叠，给鉴别诊断带来很大困难。由此可见，弹性成像具有自身的优势及不足，日常工作中可以充分发挥其优势，为良、恶性结节的鉴别诊断提供依据。

(6)超声造影：通过显示造影剂微泡的分布、运动来了解感兴趣区域的血流灌注状态及血流动力学变化，准确率为74%～82%。甲状腺乳头状癌的超声造影呈慢进低增强的表现，其原因可能与以下因素有关：①正常甲状腺组织有丰富的血液供应。②肿瘤组织内虽有大量新生血管形成，但恶性生长会破坏大量组织结构包括血管，导致肿瘤发生不同程度的硬化、坏死及液化等，破坏的血管大于新生血管的生成，造成恶性结节血液供应不丰富。③恶性结节内血管走向杂乱、不规则，周边血管较细，血流阻力指数高，出现造影剂到达时间慢。④恶性结节较小时，早期肿瘤血管床及动静脉瘘尚未形成与血液供应不丰富及造影剂进入延迟也有一定关系。⑤部分恶性结节囊性变、纤维化及钙化时可导致实性成分缺血，使造影剂不易进入。不同大小的甲状腺乳头状癌超声造影表现不同：<1 cm的结节造影表现为乏血流，1～2 cm 的有少量点状强化，>2 cm 则表现为弥漫性强化。甲状腺结节的超声造影定量分析显示，通过比较甲状腺结节的时间-强度曲线各定量参数，发现恶性结节并非表现为传统的快进快出高增强模式，而是呈慢进低增强表现。虽然超声造影在甲状腺癌的诊断中有一定的特征，但必须注意良、恶性结节超声造影仍存有一定的重叠区，结合形态学特征才能让造影发挥更重要的作用。

(三)临床应用

超声、CT 和 MRI 检查虽然成像机制不同，但具备相同的病理学及解剖学基础，能够客观反映瘤体的大体病理学形态，如位置、数量、形态、大小、被膜侵犯、与周围结构的关系及淋巴结转移等，进而对瘤体的病理学性质进行推测。需要注意，在 CT 检查中，因桥本甲状腺炎等弥漫性病变及锁骨伪影等因素均可以掩盖甲状腺结节性病变。核医学曾是甲状腺病变较常用的检查方法之一，但诊断甲状腺乳头状癌的特异度较低，随着超声设备的迅速发展，核医学已不再作为甲状腺结节定性诊断的常规方法。

乳腺外科疾病

一、乳腺炎

(一)概述

乳腺炎多见于产后哺乳期女性,尤其是初产妇更多见,而青春期前和绝经期后女性则较少发病。常见的乳腺感染性疾病包括急性乳腺炎、慢性乳腺炎和乳腺脓肿。急性乳腺炎初期可无全身反应,严重时可有寒战、高热,患乳肿大,表面皮肤发红、发热,并有跳痛及触痛,常伴有同侧腋下淋巴结肿大、压痛。若治疗不及时,可形成慢性乳腺炎和乳腺脓肿。脓肿可向外溃破,也可穿入乳管,使脓液经乳管、乳头排出,少数乳腺脓肿则来自囊肿感染。乳腺炎致病菌常为金黄色葡萄球菌,少数为链球菌。实验室检查常有白细胞计数及中性粒细胞计数升高。感染初期以渗出、组织水肿为主,病理学表现腺体组织中存在大量中性粒细胞浸润,炎症可累及一个或几个腺小叶,也可累及整个乳腺组织。

(二)影像学检查

1.X 线检查

急性乳腺炎常累及乳腺的某一区域或全乳,表现为片状致密影,边缘模糊,血运增加,患处皮肤水肿、增厚,皮下脂肪层混浊,并出现较粗大的网状结构。经抗生素治疗后,上述 X 线检查征象可迅速消失。慢性乳腺炎病变多较局限,呈致密影,皮肤增厚也较局限且轻微。有些患者并有多发或单发大小不等的脓肿,根据脓液成分不同,脓肿表现的密度有所不同,可呈类圆形边界清晰或部分清晰的低密度或中等密度影。脓肿破溃后可造成皮肤窦道,X 线检查表现为局限性缺损区;还可因纤维瘢痕而造成皮肤增厚、凹陷等改变。

2.CT 检查

急性乳腺炎 CT 检查表现与 X 线检查大致相同,表现为片状不规则致密影,边缘模糊,密度不均,皮下脂肪层混浊,皮肤增厚。增强 CT 扫描病变区常呈轻度至中度强化。慢性乳腺炎 CT 检查常显示病变较局限,皮肤增厚较急性乳腺炎轻微,随着炎症日趋局限,边缘则渐变清晰。乳腺脓肿 CT 平扫表现为类圆形边界清晰或部分清晰的低密度或中等密度区,脓肿壁密度较高。增强后脓肿壁依不同时期而表现为厚薄一致或不均一的环状强化,中心部分无强化。当慢性脓肿的脓肿壁大部分发生纤维化时,则强化较轻。若脓腔内出现气体,则可见更低密度区或气-液平面。

3.MRI 检查

急性或慢性乳腺炎 T_1WI 表现为片状低信号,T_2WI 呈高信号,且信号强度不均,边缘模糊,炎症周围的导管和腺体组织结构紊乱,纤维组织和血管扭曲,皮肤水肿、增厚。增强 MRI 扫描通常表现为轻至中度强化,且以延迟强化多见。乳腺脓肿在 MRI 检查较具特征,T_1WI 表现为低信号,T_2WI 呈中等信号或高信号,边界清晰或部分边界清晰,脓肿壁 T_1WI 表现为环状规则或不规则的等信号或略高信号、T_2WI 表现为等信号或高信号,且壁较厚。当脓肿形成不成熟时,环状壁可厚薄不均匀或欠完整,外壁边缘较模糊;而脓肿成熟后,其壁厚薄均匀、完整。脓肿中心坏死部分 T_1WI 呈明显低信号、T_2WI 呈明显高信号。水肿呈片状或围绕脓肿壁的晕圈,T_1WI 信号较脓肿壁更低、T_2WI 信号较脓肿壁更高。增强后 MRI 检查,典型的脓肿壁呈厚薄均匀的环状强化,多数表现为中度、均匀、延迟强化。当脓肿处于成熟的不同时期时,脓肿壁可表现为厚薄均匀或不均匀的环状强化,强化程度也可不同。脓肿中心坏死部分及周围水肿区无强化,部分脓肿内可见分隔状强化,较小的脓肿可呈结节状强化。

4.超声检查

急性期腺体层明显增厚,回声减低,病变区边界不规整。慢性期或脓肿液化不全时,出现暗区,其内有不均质点、片状回声。脓肿形成后可见单个或多个类圆形的液性暗区,脓液黏稠伴有纤维组织时表现为不均质的弱回声,其内有粗大的强回声光斑,边缘增厚而不光滑。形成较大脓腔时内部呈不均质无回声区,无明显包膜样反射,其后方回声增强。急性期彩色多普勒血流成像可见多数腺体内血流信号轻度增加,脓肿形成时可在脓肿壁处探及低阻血流,这与乳腺恶性肿瘤的高阻血流不同。腋窝淋巴结肿大,但质软、表面光滑,并且活动度尚好。

(三)临床应用

急性乳腺炎根据病史、典型症状及体征临床上不难作出诊断,然而有时急性乳腺炎需与炎性乳腺癌鉴别,而行影像学检查。两者鉴别的要点:①炎性乳腺癌患者临床症状不如急性乳腺炎明显,多无发热和白细胞计数升高,疼痛也不明显,皮肤改变广泛,可见橘皮样改变及乳头凹陷。②炎性乳腺癌 X 线检查常表现为乳腺中央部位的密度增高,乳晕因水肿而增厚,皮肤增厚则多以乳房的下部为明显。③炎性乳腺癌增强 CT、MRI 检查通常表现为快速明显强化。④炎性乳腺癌抗生素治疗后短期复查无显著变化,而急性乳腺炎经 1～2 周抗生素治疗可很快消散。

乳腺脓肿形成后,需与良性肿瘤和囊肿鉴别。乳腺脓肿在 CT 和 MRI 检查具有特征性表现,可显示脓肿壁较厚,增强后呈环状强化,中心为无强化的低密度或低信号区。

二、乳腺增生

(一)概述

乳腺增生是乳腺组织在雌激素、孕激素周期性作用下发生增生与退化的过程,是女性乳腺多见的一类临床综合征。一般组织学上将乳腺增生描述为一类以乳腺组织增生和退行性变为特征的病变,伴有上皮和结缔组织的异常组合,包括囊性增生、小叶增生、腺病和纤维性病。其中,囊性增生病包括囊肿、导管上皮增生、乳头状瘤病、腺管型腺病和大汗腺样化生,它们之间有依存关系,但不一定同时存在。乳腺增生并非炎症性或肿瘤性疾病,甚至大多数情况下都是乳腺组织对激素的生理性反应,而不是真正的病变。仅有少部分可能属于病变,其中出现非典型增生或发展成原位癌,甚至最终演变成为浸润性乳腺癌,但这个过程并非呈线性进展。乳腺增生多发生在 30～40 岁人群,多为双侧发病,临床症状为乳房胀痛和乳腺内多发性肿块,症状常与月经周期有关,经前期较明显。

(二)影像学检查

1.X 线检查

X 线检查表现因乳腺增生成分不同而各异,通常表现为乳腺内局限性或弥漫性片状、棉絮状或大小不等的结节状影,边界不清。反复增生退化交替的过程中,可出现组织退化、钙盐沉积,表现为边界清楚的点状钙化,大小从勉强能辨认的微小钙化至直径 2～4 mm,轮廓多光滑、清晰,单发、成簇或弥漫性分布。若钙化分布广泛且比较散在,易与恶性钙化区别;若钙化较局限而成簇,则易被误诊为恶性钙化。小乳管高度扩张形成囊肿时,表现为大小不等的圆形或卵圆形影,密度较纤维腺瘤略淡或近似,边缘光滑、锐利。因部分囊肿密度近似于纤维腺瘤,有时 X 线检查难以准确区分乳腺囊肿和纤维腺瘤,需要结合临床、超声或 MRI 检查进行鉴别诊断。乳腺囊肿如有钙化,多表现为囊壁线样钙化。

2.CT 检查

CT 平扫可见乳腺组织增厚，呈片状或块状多发致密影，密度略高于周围腺体，在增厚的组织中可见条索状低密度影。当有囊肿形成时，表现为圆形或椭圆形水样密度区，密度均匀，无强化。

3.MRI 检查

增生的导管腺体组织在平扫 T_1WI 表现为中等信号，与正常乳腺组织信号相似；T_2WI 信号强度主要依赖于增生组织内含水量，含水量越高，信号强度越大。动态增强检查，多数病变表现为多发或弥漫性斑片状或斑点状轻至中度的渐进性强化，随强化时间的延长，强化程度逐渐增高，强化范围逐渐扩大，强化程度通常与增生的严重程度成正比，增生程度越重，强化就越明显，严重时强化表现可类似于乳腺恶性病变，正确诊断需结合其形态学表现。当导管、腺泡扩张严重，分泌物潴留时可形成大小不等的囊肿，T_1WI 呈低信号，T_2WI 呈高信号。少数囊肿因液体内蛋白含量较高，T_1WI 也呈高信号。囊肿一般不强化，少数囊肿如有破裂或感染时，其囊壁可有强化。

4.超声检查

超声检查显示乳腺腺体增厚，结构紊乱，内部回声不均匀，回声光点增粗。如有乳导管囊性扩张或形成囊肿，可见管状分布或类圆形、大小不等的无回声区，边界清晰，后方回声增强。

(三)临床应用

在乳腺增生的影像学诊断中，应注意下列几个问题：①在乳腺增生影像学诊断中，选择正确的检查时间很重要。由于乳腺腺体组织随月经周期变化而有所变化，某些女性在月经前有生理性的乳腺增生改变，所以最好在月经后 1 周行影像学检查，或经前、经后分别检查以进行对比。②乳腺增生的影像学诊断应密切结合临床资料，如患者年龄、临床症状及体征、生育史及月经情况等。因为同样的 X 线检查表现，如为年轻、临床阴性的女性，则很可能是正常的致密型乳腺，但若为中老年、曾生育过且有临床症状的患者，则可能提示有增生。③部分增生患者可为多种成分的增生，乳腺影像学方法尚不能像病理组织学一样作出具体的诊断，当难以区分何种成分增生时，可统称为乳腺增生。④因为乳腺增生与乳腺癌特别是部分不典型乳腺癌的临床和影像学表现有部分重叠，容易混淆，造成相互误诊，影像诊断医师的工作重点是在两者中如何正确判断有无可疑乳腺癌的恶性征象。

乳腺增生的诊断要点：①患者多为30～40岁，病变常为双乳，临床症状与月经周期有关，乳腺胀痛和乳腺内肿块在经前期明显。②增生的乳腺组织X线检查多表现为弥漫性片状或结节状致密影。③动态增强MRI检查病变多表现为缓慢渐进性强化，随强化时间的延长，强化程度逐渐增高，强化范围逐渐扩大。④囊性增生中囊肿超声检查表现为大小不等的无回声区，边界规则、清楚，后方回声增强。

局限性乳腺增生，尤其是伴有结构不良时需与乳腺癌进行鉴别。局限性增生通常无血液供应增加、浸润及皮肤增厚等恶性征象，若有钙化，也比较散在，而不同于乳腺癌那样密集，增生多为双侧性。动态增强MRI检查也有助于两者的鉴别，局限性乳腺增生的信号强度多表现为缓慢渐进性增加，于强化晚期时相，病变的信号强度逐渐增高，强化范围逐渐扩大，而乳腺癌的信号强度则呈快速明显增高且快速减低的表现。

囊性增生中的囊肿的X线检查表现与纤维腺瘤鉴别困难，此时超声检查有助于两者的鉴别。

三、乳腺纤维腺瘤

(一)概述

纤维腺瘤是最常见的乳腺良性肿瘤，多见于发育良好的青春期乳腺中。病期自数日至数年，约67%的患者在2年内就诊。约20%的患者有原发性不育，可见纤维腺瘤的发生与性激素有密切关系。病变多数为无意中发现，仅14.3%的患者可有轻度疼痛，多为阵发性或偶发性，或在月经期激发。疼痛的性质可为针刺样痛、钝痛或隐痛等。个别有囊性变的患者可有乳头溢液，呈血性或血清样，两者各占0.35%。检查时可触及结节状或分叶状肿块，边缘清楚，中等硬，可自由推动。约2/3的肿块大小在3 cm以内，少数患者肿块可超过10 cm，一般长径达3 cm后即停止生长或缓慢生长。肿块部位以外上方居多，上方多于下方，外侧多于内侧。病变83.5%为单发，16.5%呈多发，其中一侧或双侧同时或先后多发者各占一半。

(二)影像学检查

1.X线检查

纤维腺瘤通常表现为圆形或卵圆形肿块，也可呈分叶状，直径多为1～3 cm，边缘光滑、整齐，密度近似正常腺体密度，肿块周围可有薄层晕环，为被推压的周围脂肪组织。部分纤维腺瘤在X线检查可见钙化，钙化可位于肿块的边缘部分或中心，可呈蛋壳状、粗颗粒状、树枝状或斑点状，钙化可逐渐发展，相互融合形成大块状钙化或骨化，占据肿块的大部或全部。纤维腺瘤的X线检出率因肿瘤的部位、大小、病理特征、钙化情况及乳腺本身类型而异，如发生在致密型乳腺中，由于纤维腺瘤本身的密度近似于正常腺体组织，缺乏自然对比而呈假阴性。此时行超声、CT或MRI检查有助于正确诊断，相比较，X线检查对脂肪型乳腺中纤维腺瘤的检出率则非常高。

2.CT检查

CT平扫肿块呈圆形或卵圆形，轮廓整齐，边缘光滑，密度一般较淡，部分瘤内可见钙化。当肿瘤发生于致密型乳腺内时，密度与腺体组织近似，CT平扫常漏诊。纤维腺瘤增强扫描一般呈轻、中度均匀强化，强化后CT值常增高30～40 Hu，但少数血运较丰富的纤维腺瘤可呈明显强化。

3.MRI检查

纤维腺瘤的MRI检查表现与其组织成分有关。肿瘤在平扫T_1WI多表现为低信号或中等信号，轮廓边界清晰，圆形或卵圆形，大小不一。T_2WI依肿瘤内细胞、纤维成分及水的含量不同而表现为不同的信号强度：纤维成分含量多的纤维性纤维腺瘤信号强度低，而水及细胞含量多的黏液性及腺性纤维腺瘤信号强度高。肿瘤内结构多较均匀，信号一致。发生退化、细胞少、胶原纤维成分多者T_2WI呈低信号。约64%的纤维腺瘤内可有由胶原纤维形成的分隔，分隔T_2WI表现为低或中等信号强度。钙化区无信号。通常发生在年轻女性的纤维腺瘤细胞成分较多，而老年女性的纤维腺瘤则含纤维成分较多。动态增强MRI扫描，纤维腺瘤表现也可各异，但大多数患者表现为缓慢渐进性的均匀强化或由中心向外围扩散的离心样强化，少数者如黏液性及腺性纤维腺瘤也可呈快速显著强化，其强化类型有时难与乳腺癌鉴别，所以准确诊断除依据强化程度、时间-信号强度曲线类型外，还需结合病变形态学表现进行综合判断，以避免误诊。

4.超声检查

超声检查肿块呈圆形或卵圆形，轮廓整齐，横径通常大于纵径，有光滑、清晰的包膜回声。内部呈均匀低回声，肿块后方回声正常或轻度增强，可见侧方声影，如有钙化，则其后方可出现声影。彩色多普勒显示肿块内通常无血流。

(三)临床应用

乳腺纤维腺瘤的诊断要点：①患者多为40岁以下的青年女性，无明显自觉症状，多为偶然发现；②影像学表现为类圆形肿块，边缘光滑、锐利，可有分叶，密度或信号均匀，部分可见粗颗粒状钙化；③大多数纤维腺瘤CT、MRI增强扫描表现为缓慢渐进性的均匀强化或由中心向外围扩散的离心样强化。

乳腺纤维腺瘤除应与乳腺癌鉴别外，还需与乳腺其他良性肿瘤和肿瘤样病变鉴别，如乳腺脂肪瘤、错构瘤和积乳囊肿等。

纤维腺瘤与乳腺癌鉴别要点：①乳腺癌患者年龄多在35岁以上，多有相应的临床症状。②乳腺癌病变边缘不光滑，密度较高，有毛刺，钙化多细小。③CT、MRI动态增强扫描，乳腺癌密度或信号强度趋于快速明显增高且快速减低，强化方式多由边缘向中心渗透，呈向心样强化。

纤维腺瘤与乳腺脂肪瘤鉴别要点：①脂肪瘤少见，多发生在中年以上女性，触诊时为柔软、光滑、可活动的肿块，界限清晰。②脂肪瘤的X线检查表现为卵圆形或分叶状脂肪样密度的透亮影，周围围以较纤细而致密的包膜，在透亮影内常有纤细的纤维分隔。③声像图上病变呈扁平状，边界清晰，内部为均匀中低回声，高于皮下脂肪组织回声，无后方回声增强及侧方声影，具有可压缩性。④脂肪瘤的CT检查表现为卵圆形脂肪样低密度肿物，其内常可见纤细的纤维分隔，周围有纤细而致密的包膜。肿瘤较大时，周围乳腺组织可被推挤移位。⑤脂肪瘤MRI检查T_1WI和T_2WI均呈高信号，在脂肪抑制序列上呈低信号，其内无正常的导管、腺体和血管结构，有时可见肿瘤周围的低信号包膜，增强后无强化。

纤维腺瘤与乳腺错构瘤鉴别要点：①乳腺错构瘤为正常乳腺组织的异常排列组合而形成的一种少见的瘤样病变。病变主要由脂肪组织组成，可占病变的80%，其他为混杂不同比例的腺体和纤维组织，触诊肿物质软或软硬不一。②混杂密度为乳腺错构瘤X线检查的典型表现，包括低密度的脂肪组织及较高密度的纤维腺样组织，且多以低密度的脂肪组织为主，具有明确的边界，据此特征性表现即可明确诊断，无须进一步检查。

纤维腺瘤与乳腺积乳囊肿鉴别要点：①积乳囊肿比较少见，由泌乳期一支或多支乳导管发生阻塞、乳汁淤积导致，常发生在哺乳期或哺乳期后女性。②根据积乳囊肿形成的时间及内容物成分不同，X线检查呈不同表现类型。其中，致密结节型积乳囊肿表现为圆形或卵圆形致密结节影，密度可均匀，或因脂肪聚集而出现小透亮区，边缘光滑、锐利，周围也可有完整或不完整的透亮环，此型与纤维腺瘤不易鉴别，多依靠临床病史及体检加以区别；透亮型积乳囊肿内含大量脂肪，表现为圆形或卵圆形部分或全部高度透亮的囊性结构，囊壁光滑、整齐且较厚。③超声或MRI检查较X线检查更能明确囊肿内容物成分，增强后囊壁可有强化。

四、导管内乳头状瘤

(一)概述

导管内乳头状瘤分为中央型乳头状瘤和外周型乳头状瘤。乳腺的大导管包括漏斗部、输乳窦及输乳管。中央型乳头状瘤是指发生在乳导管开口至壶腹以外 1 cm 处的乳导管内乳头状瘤;外周型乳头状瘤是指发生在终末导管小叶单位的乳头状瘤,常是多中心性,可延伸至邻近的大导管。

肿瘤起源于乳导管上皮,以覆盖肌上皮细胞及腺上皮细胞的纤维脉管束构成的树枝状结构为特征。中央型乳头状瘤多发生在乳晕区的大导管,肿瘤体积一般甚小,仅数毫米直径,超过 1 cm 直径者较少,少数可达 2～3 cm。病变的乳管常有扩张、迂曲。中央型乳头状瘤常伴有导管扩张,但扩张导管多位于近乳晕的中央导管,而不一定在肿瘤梗阻部位的远端,考虑是由上皮的分泌/吸收功能失调所致。扩张的乳管两端可被封闭,遂形成囊肿,即被称为囊内乳头状瘤或乳头状囊腺瘤,囊壁均较薄,宽 1～2 cm,内壁可发现紫红色的乳头状瘤,囊内则含有浆液性、血性、黏液性,或乳汁样液体。部分患者乳头状和腺管样生长方式可共同存在,当腺管样生长方式占优势且伴有明显硬化时,可诊断为硬化性乳头状瘤,其周围受形态学的影响有时会出现假浸润的现象。

(二)影像学检查

1.X 线检查

近半数的中央型乳头状瘤患者 X 线检查常因肿瘤本身体积太小,密度较低,或被致密的腺体阴影遮蔽,使乳腺钼靶 X 线检查中难以显影,形成假阴性结果。在有异常表现的患者中,包括单支导管扩张、小结节和(或)簇状微小钙化、弧状钙化、环状钙化或斑点状钙化等。外周型乳头状瘤表现有乳腺结构不对称,成簇的小结节或微小钙化,有时不易与乳腺癌进行鉴别。

囊内乳头状瘤 X 线检查表现为局灶的软组织结节,轮廓光滑、边缘清楚,与纤维腺瘤相仿。如患者有乳头溢液,应做乳导管造影,均有阳性发现。造影可见乳导管突然中断,断端呈光滑杯口状、分叶状或不规则形;或见导管内有光滑圆形充盈缺损,直径在 2～5 cm;或导管表现为扩张、迂曲,在断端或缺损区的近侧导管则显示明显扩张。仅根据导管造影所见往往不能鉴别其为良性或恶性,有时导管造影见多个充盈缺损,但病理标本只见一个肿瘤,可能与肿瘤脱落碎屑造成一些非肿瘤实质所致的充盈缺损有关。

若乳头状瘤体积较大,直径超过 1 cm,或乳导管两端被封闭而形成较大囊肿后，乳腺X线检查即可显示圆形或卵圆形的肿物，密度较淡，边缘光滑锐利，部位多在乳晕下大导管的所在位置，个别肿物也可在较边缘部分。

少数患者在X线检查可仅显示阳性导管征，即某一支大导管显示致密、粗糙、增宽及迂曲等表现，此种情形多见于多发微小的乳头状瘤患者。

2.CT检查

由于导管内乳头状瘤多较小，且位于乳晕附近，常难以显示。当病灶较大或形成较大囊肿时，可表现为大导管处的边缘光滑圆形或卵圆形肿物。

3.MRI检查

乳头状瘤MRI检查在T_1加权像呈低信号或中等信号，T_2加权像呈较高信号。增强扫描时纤维成分多、硬化性的乳头状瘤无明显强化；细胞成分多、非硬化性的乳头状瘤可有明显强化，时间-信号强度曲线可呈流出型，与恶性肿瘤的强化方式相似。用重T_2加权像可获MRI乳导管成像，使扩张积液的导管显影。

4.超声检查

乳腺导管不扩张时超声检查较难发现肿物，典型的中央型乳头状瘤表现为在扩张的无回声导管腔内出现不规则的息肉样中等回声，表面光滑，形态规整，直径多在1 cm左右或更小。

(三)临床应用

中央型乳头状瘤多伴乳头溢液；肿块较小，多位于乳晕下大导管处；乳管造影具有特征性杯口状光滑断端，或光滑圆形、椭圆形充盈缺损影，近端大导管扩张。外周型乳头状瘤表现有乳腺结构不对称，成簇的小结节或微小钙化，有时与乳腺癌不易鉴别。

本病应与任何其他良性肿瘤进行鉴别，发生在大导管部位的良性肿瘤应考虑中央型乳头状瘤的可能性，特别是肿瘤直径在3 cm以下时。若患者有溢液，宜行乳导管造影，有特征性表现。少数乳头状瘤因合并有炎症、反应性肉芽肿或生长活跃，X线检查可呈现类似乳腺癌的表现，易误诊为乳腺癌。

五、乳腺癌

(一)概述

乳腺恶性肿瘤中约98%为乳腺癌，我国乳腺癌发病率较欧美国家低，但近年来在大城市中的发病率呈逐渐上升的趋势，已成为女性首位或第二位常见的恶性肿瘤。乳腺癌是一种高度异质性的复杂疾病，其病因有多种。乳腺癌的发生和发展取决于遗传因素与环境因素之间的相互作用，高危因素包括明显的乳腺癌遗传倾向、乳腺导管或小叶中重度不典型增生或小叶原位癌病史、既往行胸部放射治疗、月经初潮早于12岁或闭经晚于55岁、未生育或第一胎生育年龄超过35岁、外源性激素、肥胖,以及吸烟、饮酒、长期高热量饮食、缺乏体育锻炼等生活方式。

乳腺位于体表,较其他部位的肿瘤更容易被发现。但早期乳腺癌缺乏典型症状或体征,不易引起患者的重视,常通过体检或乳腺癌筛查被发现,临床表现包括肿块、疼痛、乳头溢液、皮肤改变等。

(二)影像学检查

乳腺X线和超声检查为乳腺癌的主要影像学检查方法,尤其是乳腺X线检查对显示钙化非常敏感。CT、MRI检查对致密型乳腺内瘤灶的观察、乳腺癌术后局部复发的观察、乳房假体术后乳腺组织内癌瘤的观察,以及对多中心、多灶性病变的检出,对胸壁侵犯和胸骨后、纵隔、腋窝淋巴结转移的显示要优于其他方法,这对乳腺癌的诊断、术前分期及临床选择适当的治疗方案非常有价值。此外,CT、MRI检查对乳腺病变不仅可以进行形态学观察,还可通过动态增强扫描了解血流灌注情况,有助于乳腺癌与其他病变鉴别并可间接评估肿瘤生物学行为及其预后。

1.X线检查

乳腺癌常见的X线检查表现包括肿块、钙化、肿块伴钙化、结构扭曲或结构扭曲伴钙化等。肿块是乳腺癌常见的X线检查征象,其显示率因乳腺本身类型及肿瘤病理类型而异,在脂肪型乳腺的显示率高,而在致密型乳腺的显示率则相对较低。肿块的形状多呈分叶状或不规则形。肿块的边缘多呈小分叶、毛刺或浸润,或兼而有之,肿块密度通常高于同等大小的良性肿块,其内可伴多发细小钙化。

钙化是乳腺癌另一个常见的X线检查征象。乳腺癌的钙化形态多呈细小沙砾状、线样或线样分支状,大小不等,浓淡不一,分布上常呈簇、线样或段样走行。钙化可单独存在,也可位于肿块内或肿块外。钙化的形态和分布是鉴别良、恶性病变的重要依据,大多数导管原位癌是由乳腺X线检查发现特征性钙化而明确诊断,临床触诊并无肿块。

部分乳腺癌也可表现为乳腺结构扭曲或局限性不对称致密。此外,与乳腺癌相伴随的异常征象包括导管征、血液供应增加、皮肤增厚和局限凹陷、乳头内陷和淋巴结肿大等。

2.CT 检查

乳腺癌的 CT 检查表现与 X 线检查基本相同，但对某些征象的显示各有优缺点。增强 CT 检查乳腺癌多有明显强化，且表现为快进快出，CT 值常增高 50 Hu以上，但有少数良性肿瘤也可有较明显强化，此时需结合病变的形态学表现综合判断。

3.MRI 检查

乳腺癌在平扫 T_1WI 表现为低信号，当病变周围有高信号脂肪组织围绕时，则轮廓清楚；若病变周围为与之信号强度类似的腺体组织，则轮廓不清楚。肿块形态不规则，呈星芒状或蟹足样，边缘可见毛刺。T_2WI 信号通常不均匀且信号强度取决于肿瘤内部成分，胶原纤维所占比例越大则信号强度越低，细胞和水含量高则信号强度也大。动态增强 MRI 检查是乳腺癌诊断及鉴别诊断必不可少的检查步骤，不仅使病灶显示较平扫更为清楚，而且可发现平扫上未能检出的肿瘤。动态增强 MRI 检查，乳腺癌信号强度趋于快速明显增高且快速减低，表现为肿块性病变的乳腺癌强化多不均匀或呈边缘强化，强化方式多由边缘强化向中心渗透而呈向心样强化；表现为非肿块性病变的乳腺癌，可呈导管或段性分布强化，特别见于导管内原位癌。在弥散加权成像，大多数乳腺癌呈高信号，表观扩散系数较低。在^{1}H 磁共振波谱成像，部分乳腺癌于 3.2 ppm 处可出现胆碱峰。由于 MRI 检查对比剂钆喷酸葡胺对乳腺肿瘤并无生物学特异性，其强化方式并不取决于良、恶性，而与微血管的数量及分布有关。因此，良、恶性病变在强化表现上也存在一定的重叠。某些良性病变可表现类似恶性肿瘤的强化方式，反之亦然。因此，诊断时除评价病灶增强后血流动力学表现外，还需结合形态学、弥散加权成像和磁共振波谱成像进行综合考虑。

4.超声检查

超声检查显示肿瘤形态不规则，纵径通常较横径大，界限与正常组织分界不清，边缘可表现为模糊、成角、微分叶或毛刺，无包膜回声。肿瘤内部多为不均匀的低回声，如有钙化可出现强回声光点，部分有声影。肿块后方回声衰减，侧方声影少见。彩色多普勒血流成像显示病变有较丰富的高阻血流信号，部分患者可探及患侧腋窝处回声较低的肿大淋巴结。

(三)临床应用

乳腺癌的诊断要点列举如下。

(1)患者多为 40～60 岁的女性，有相应的临床症状。

(2)X线检查肿块形状不规则,边缘不光滑,多有小分叶或毛刺,密度高。钙化常表现为细小沙砾状、线样或线样分支状,大小不等,浓淡不一,分布上呈簇、线样或段样走行。

(3)MRI增强检查病变信号强度趋向快速明显增高且快速减低,弥散加权成像大多数乳腺癌表观扩散系数较低。

骨科疾病

一、关节脱位

(一)概述

关节脱位是肢体受到外力过度牵引或暴力打击,造成关节间韧带或关节囊破裂、损伤,使关节面正常对应关系丧失,并且不能自行恢复正常状态,可同时伴有骨折。关节脱位大多发生在活动范围大,关节囊和周围韧带不坚韧,结构不稳定的关节。在大关节中以肘关节最常见,其次为肩关节和髋关节,膝关节少见。关节脱位最常见于青壮年。

关节脱位按原因可分为外伤性脱位、病理性脱位、先天性脱位和麻痹性脱位;按脱位程度,可分为半脱位和全脱位,但两者间并无明确界限;按远侧骨端的移位方向,可分为前脱位、后脱位、侧方脱位和中央脱位;按脱位时间和发生次数可分为急性、陈旧性(为脱位 3 周以上而未复位者)和习惯性脱位(一个关节发生多次脱位)等;按脱位是否有伤口与外界相通,可分为闭合性脱位和开放性脱位。

外伤性关节脱位均有关节囊的撕裂,常伴有关节软骨的损伤,关节周围韧带和肌腱的撕裂或撕脱。关节面的对应关系脱离,关节的两侧骨端可冲破关节囊而位于囊外。猛烈的外伤性脱位常伴有大块骨折或撕脱骨折,关节端的粉碎骨折,也容易合并有关节脱位。关节外伤性脱位,关节腔内常有多少不等的出血,表现为关节囊明显肿胀和关节脂肪垫推移。关节脱位如果不能及时复位,血肿机化后则复位困难,影响关节的功能。

(二)影像学检查

关节脱位 X 线检查表现为正常关节解剖关系的丧失。成人大关节脱位,特别是完全性脱位,征象明确,诊断并不困难,但仍需行 X 线检查来了解脱位情况和有无骨折,这对复位非常重要。而轻微半脱位的诊断较难,一般需要质量较好的正、侧位片观察,或特殊位 X 线检查,或与健侧对比进行诊断,或通过 CT 和 MRI 检查进行诊断。脱位经复位治疗后,应进行 X 线复查,判断治疗效果。

(三)临床应用

关节脱位的原因很多,应结合患者病史及其他征象诊断关节脱位的原因。

二、骨折

(一)概述

骨折是指机体受到外来的直接或间接暴力,骨或软骨的连续性和完整性的完全或不完全的中断。根据损伤机制与骨质情况分为创伤性骨折、应力性骨折和病理性骨折3种类型。骨折患者常有明确的外伤史或导致骨折的诱因。骨折而无明显错位者,只表现为局部疼痛、压痛、肿胀及功能障碍,重者可引起以成角旋转、肢体缩短或异常弯曲、成角等局部畸形。骨干完全性骨折,在没有关节的部位出现异常活动,体检时活动伤体可闻及骨摩擦音。严重创伤可合并广泛的软组织撕裂、内脏损伤、大血管出血或外伤性休克。

(二)影像学检查

1.X线检查

X线检查是骨创伤最基本的影像学检查方法,可以对大部分的骨折和脱位作出明确诊断,还能明确了解骨折的类型和性质,除外病理性骨折,并且能对复位后的骨折情况进行评价和对以后随诊过程中并发症的产生进行评价。骨折的直接征象是骨折线,X线检查表现为锐利的线状透亮影。细微和不全的骨折有时看不到明显的骨折线而表现为骨皮质皱褶、成角、凹陷、裂痕,松质骨小梁中断、折屈和镶嵌。儿童青枝骨折常见于四肢长骨的骨干,表现为骨皮质的皱褶、凹陷或隆起而不见骨折线。

X线检查可以观察骨折的移位、成角情况。移位指断端间部分对位,可描述为向前、后、内、外移位或几个位置的联合,描述时应以近端为参照,描述远端的移位情况。移位的距离为远端相对于近端错开的距离,可用测量数值或比值数表示。骨折断端的移位有以下几种情况:横向移位、断端嵌入、重叠移位、分离移位、成角、旋转移位。成角指骨折两端骨长轴相互成角,描述时应为远段相对于近段的成角,排列的关系通常用内翻和外翻来描述。旋转指骨折断端两段的异常旋转情况,主要通过该骨两端的解剖标志来衡量,如在评价股骨的旋转时,可通过股骨两端的解剖标志来定,即股骨颈前倾角的测量。

骨折的间接征象包括关节积液和脂肪线的移位,X线检查如出现骨折线则可直接诊断。如没有出现明显的骨折线,但出现受伤邻近部位软组织脂肪线的移位和关节内血脂平面的出现，则可提示可能存在细微骨折，应进行 CT 检查。

2.CT 检查

CT 检查主要用来显示 X 线检查较难显示的部位和关节内骨折，如脊柱、骨盆、肩、髋、膝、踝、颌面、颅底等部位，并能发现 X 线检查难以显示的骨折碎片和软组织出血、水肿。通过 CT 检查不仅可以发现是否有骨折，而且还能显示骨折的类型和对骨折分离移位及旋转的程度进行准确测量。在脊柱骨折还能观察骨折片压迫椎管内的情况，以及相邻椎间盘的损伤情况，明确是单纯压缩骨折还是爆裂骨折。通过 CT 检查后对采集数据进行二维和三维重建，可对骨折进行多方位的观察和更直观地显示，使对骨折进行全面了解以便进行正确的定位和手术计划。

3.MRI 检查

MRI 检查对于骨皮质、骨痂及骨折线的显示不如 X 线和 CT 检查，但对急性骨折后骨折端的出血、髓腔内的水肿和血肿，以及软组织损伤的显示效果较好。当外伤后引起骨小梁断裂和骨髓水肿、出血，在 X 线和 CT 检查常没有异常表现。骨挫伤区在 MRI 检查显示为 T_1WI 模糊不清的低信号区，在T_2WI显示为高信号区。MRI 检查还能发现 X 线和 CT 检查不能显示的损伤，如关节软骨损伤，骺板损伤，关节盂唇、韧带、肌肉、神经血管损伤，以及隐性骨折。骨关节外伤常伴有软组织的损伤，包括关节囊和韧带的撕裂，关节软骨损伤，肌肉损伤及骨间筋膜损伤等。X 线和 CT 检查不能直接显示，只能通过关节间隙的变化等间接征象来推测，而 MRI 检查能准确地显示这些病变，并且有很高的准确性。最常见的如膝关节前、后交叉韧带的损伤和半月板的损伤等。

(三)临床应用

发生于四肢骨的骨折可有各种各样的表现，如有明确的外伤史，局部有明显的压痛。当有骨摩擦音及功能障碍时，而且 X 线检查显示骨折线清晰时，诊断非常容易。但有时需与骨骼的正常解剖及正常变异鉴别，骨折线模糊的轻微骨折也可造成诊断困难。

1.正常结构

(1)营养血管沟：长管状骨的血管沟常在骨干中 1/3 以斜行方向进入骨内，呈贯穿皮质一侧的细条状透亮影，一般只显示于某一投照方位。血管沟的透亮影不如骨折线锐利。

(2)骨骺和籽骨：正常骨骺线一般不会被误认为骨折线，副骨骺(为骨骺异位或产生的额外副骨化中心)和永存骨骺(为终身不闭合的骨骺)如不注意易误认为陈旧性骨折。籽骨呈圆形、卵圆形,周围为一层骨皮质中心为骨松质,主要见于指(趾)骨,一般不易误诊,但不规则形籽骨可误诊为陈旧性骨折。副骨与籽骨表现基本相似。

(3)颅缝及缝间骨:颅缝为锯齿状,常有硬化边缘,位置固定且两侧颅缝对称,都可与骨折相鉴别。缝间骨常见于人字缝的沿线,其边缘也呈锯齿状并且常为多个。

2.先天异常

(1)先天性胫骨假关节是病因尚不清楚的一种骨不连接的特殊类型的疾病。于胫骨中下 1/3 交界处有假关节存在,假关节两端呈锥形,中间骨质吸收与消失,骨皮质变薄,腓骨有时出现同样表现。主要与病理骨折相鉴别,骨折处骨质不连接,骨端髓腔封闭而且变细、有硬化,周围无骨痂形成。

(2)二分舟骨、二分月骨、二分籽骨,以及二分髌骨可见相应的骨中有一透亮线状影,边缘光整,在骨松质周围有一层完整的骨皮质。而骨折骨小梁中断,断端裂缝锐利,骨折碎片的轮廓不光整,无皮质线。

三、化脓性骨髓炎

(一)概述

化脓性骨髓炎按发病急缓可分为急性化脓性骨髓炎和慢性化脓性骨髓炎。

1.急性化脓性骨髓炎

急性化脓性骨髓炎是血源性感染,多发生于 10 岁以下的儿童或婴幼儿,患儿中男孩多见于女孩。急性化脓性骨髓炎好发于长骨干骺端,以下肢多见,好发于胫骨远近端、股骨远端、肱骨近端等,偶尔也可累及短管状骨、扁骨及不规则骨。急性化脓性骨髓炎起病通常较急,患儿常有其他部位感染史,出现高热、寒战、腹泻、呕吐等全身症状,受累肢体有明显的局部症状,如红肿、发热、胀痛、软组织肿胀、活动受限等。实验室检查白细胞计数增多,中性粒细胞左移,血培养可为阳性,测定 α1 酸性糖蛋白及 C 反应蛋白有助于诊断化脓性感染,2 项指标升高提示感染的存在。但由于抗生素的滥用和环境污染,患者的临床症状及实验室数据改变多不典型,影像学诊断就显得尤为重要。

急性化脓性骨髓炎大多发生在长骨干骺端,长骨干骺端的营养动脉最后分支呈袢状转回,注入窦状的静脉系统,此处血流缓慢,细菌容易停留而发生血源性感染。早期炎症引起血管通透性增加,炎性细胞渗出。炎性细胞的渗出与浸润使骨内压力增高,静脉回流与外周淋巴回流受阻,骨的正常代谢障碍而发生骨质疏松和软组织肿胀，以后蛋白溶解酶溶解细胞及其代谢物与液化的坏死组织形成脓液，脓液破坏骨小梁造成骨质破坏并形成脓肿。化脓性病灶可以破坏骨皮质在骨膜下蔓延，结果掀起骨膜，使骨膜受刺激产生骨膜新生骨。此时广泛的病变使骨内外的供血遭受破坏，使大块的骨皮质血液供应障碍或中断，从而形成大块状死骨。持续的感染刺激骨膜新生骨的产生，可形成骨包壳。如骨膜下的脓肿穿破骨膜则在软组织内形成脓肿，并可穿破皮肤而形成瘘管。

急性化脓性骨髓炎可因年龄不同而表现各异，婴幼儿、儿童急性化脓性骨髓炎发病急，全身中毒症状重，骨破坏广泛，容易造成大块死骨形成，可造成骨生长障碍、甚至残疾等。而成人的骨髓炎大多发病缓慢，症状相对轻微，多数只有局部症状与体征，无明显的全身中毒症状，骨质破坏也较局限。急性骨髓炎因年龄不同而表现不同，主要是骨发育过程中，骨髓组织和骨内血运解剖结构不同决定的。婴幼儿时期骨内血运保持胎儿时期的特点，骨髓内静脉较粗大而小静脉少，静脉窦少而宽阔，骨内一旦发生感染很快扩散至全骨，常引起脓毒血症，因此临床发病急、症状重，骨质破坏广泛，极易形成大块死骨。而成人的骨髓主要是含脂肪的黄骨髓，无数静脉窦穿行于脂肪细胞之间，骨内血源性感染容易局限，不易扩散，因此临床发病缓慢，症状轻微，骨破坏局限，同时由于骨膜纤维层与骨皮质连接紧密（由于骨膜纤维层内的贝氏纤维嵌入皮质）不易发生骨膜分离，而不易发生骨膜下脓肿，因此很少形成大块死骨。

2.慢性化脓性骨髓炎

慢性化脓性骨髓炎多数由于急性化脓性骨髓炎延误治疗或治疗不彻底、引流不畅，骨内遗留感染病灶、死骨或脓肿所致。慢性化脓性骨髓炎患者骨内病灶暂时处于相对稳定状态，因此全身症状轻微或仅有局部肿痛，或有瘘管形成，久治不愈，也可全身局部无明显症状。骨内病灶长期隐匿，一旦身体抵抗力低下，炎症仍可发展，引起急性发作，甚至可以数年，数十年反复多次发作。

慢性化脓性骨髓炎由于骨内感染，死骨或脓肿长期存在，刺激病灶周围大量结缔组织增生，新生血管、骨质增生及骨膜反应，大量的新生骨组织、骨小梁排列紊乱，骨膜反应造成骨皮质增厚，髓腔变窄，骨骼变形。

（二）影像学检查

1.急性化脓性骨髓炎

急性骨髓炎的影像学表现与病变时期及病理改变相关。由于其早期病理改变主要在骨髓内，X线检查对骨髓内病变的观察有一定的限度，而临床对急性化脓性骨髓炎的早期处理又十分重要，因此急性化脓性骨髓炎的影像学检查除

X线检查,应注意应用CT、MRI检查观察骨髓内的早期改变,尽早为临床提供早期诊断与治疗的信息。虽然临床骨科对急性化脓性骨髓炎的早期定义较为明确(发病3～4天),但在发病10天以内,骨膜下脓肿虽已形成或破裂,骨内血运已部分破坏,但尚未形成大块死骨,预后尚较好,因此可认为发病10天之内为早期。

(1)X线检查:最早的改变是软组织肿胀。①皮下脂肪层因水肿而增厚,密度增高呈粗大网格状改变。②肌肉间脂肪间隙模糊、消失或移位。③脓肿局部软组织密度增高,同时可见轻微的骨质疏松及骨膜反应,此时应及时行CT、MRI检查以明确骨髓炎的存在或行抽脓穿刺造影,明确诊断及时治疗。

发病2周左右,由于骨髓腔内已形成脓肿,破坏骨质,可在干骺端的松质骨内出现小斑点状、虫蚀状骨质密度减低区,并可见有与骨皮质平行之薄层骨膜反应,骨膜反应与骨皮质间可见有一透亮线。以后骨质破坏逐渐扩大融合,形成斑片状骨质密度减低区,其边缘模糊不清。同时可以破坏骨皮质,并向骨干方向蔓延,严重者可在破坏区内见骨密度更高的小死骨或因骨内血液供应障碍及骨膜掀起而形成的大块死骨,骨膜反应更加明显,可呈葱皮样或花边样,甚至形成骨包壳,包绕死骨及病骨,同时可伴病理骨折发生。

(2)抽脓造影:可以达到2个目的,既可明确诊断又可起治疗作用,因此在化脓性骨髓炎的早期,X线检查不能明确诊断,又不便行CT、MRI检查时,可行此检查。具体方法是根据X线检查,对局部皮下网状结构、密度增高、肌间脂肪移位,临床局部压痛,有波动的部位进行穿刺,尽量抽出脓液,再注入等量或少于脓液量的水溶性对比剂(可与抗生素混合应用),摄取病骨的正侧位片,以显示骨内外病变(脓肿)。①骨膜下脓肿:注入的对比剂紧贴骨干骨皮质,与骨皮质无间隙,早期的骨膜下脓肿,对比剂局限包绕骨干,边缘光滑稍膨隆。而当脓肿广泛蔓延,骨膜下脓肿破裂,则对比剂向周围软组织和肌间隙内扩散,其外缘不规则,分布不规则。对比剂也可进入骨内,说明骨膜下脓肿由骨内经福尔克曼管及哈弗斯管蔓延而来。②软组织脓肿:注入脓腔的对比剂显示的脓腔不规则,与骨皮质有一较宽的透亮间隙。

在抽脓造影时应注意几个问题:①CT、MRI检查或其他检查发现脓腔大,积脓多而抽脓少不能及时引流时,应再抽或更换穿刺部位。②不宜用多于抽出脓液的对比剂,以免造成脓肿扩散。③抽脓造影后应继续引流或手术切开引流治疗。

(3)CT检查:化脓性骨髓炎CT检查在于显示骨内脓腔、小死骨,在显示软组织改变及窦道方面有优势，对确定穿刺部位引流方面也优于X线检查。化脓性骨髓炎早期CT检查表现为局部软组织肿胀，肌间隙不清，肌间脂肪模糊，皮下脂肪层密度增高，甚至有时可见软组织感染所致的小气泡影。随着脓肿形成而出现小的骨质破坏和死骨形成，表现为松质骨、皮质骨内小的低密区，脓肿为类圆形低密区，增强扫描可见脓肿壁明显强化而脓肿腔内则不强化，脓肿周围骨质可有轻度骨质增生，表现为局部密度增高。死骨表现为密度增高的小斑块影或长条状块影，周围可见有低密度的脓液。骨膜增生则表现为骨皮质外不规则高密影。软组织脓肿为肿胀的软组织内类圆形或不规则形低密影，增强后也呈环形强化。瘘管表现为软组织内管状低密影，从骨皮质的破坏处直抵皮肤外，增强后瘘管壁可有强化。

(4)MRI检查：具有良好的软组织分辨率及多平面、多参数成像等优点，尤其对骨髓内病变的显示是X线和CT检查无法比拟的，化脓性骨髓炎早期在X线、CT检查尚没有明确改变，即正常骨髓组织被炎性渗出所替代时，MRI检查即可显示，表现为骨髓水肿，呈斑片状长T_1、T_2信号，特别是在T_2WI抑脂和短时间反转恢复序列上表现更为明确呈斑片状的高信号影。软组织内水肿也表现为软组织内边缘模糊斑片状长T_1、T_2信号，同样在T_2WI抑脂序列或短时间反转恢复序列表现更为明确。以后骨内外脓肿形成，多表现为类圆形长T_1、T_2信号而弥散加权成像为高信号，脓肿壁为等T_1长T_2信号，增强后环形强化。骨质破坏表现为低信号的骨小梁，骨皮质为等高信号的病变所替代，死骨在T_2WI表现为高信号病变内的小块状或长条状低信号影。骨膜增生在T_2WI抑脂序列中为条状、片状或其他形态低信号，而骨膜增厚、水肿则为紧贴骨皮质长条状高信号。

2.慢性化脓性骨髓炎

(1)X线检查：慢性化脓性骨髓炎的X线检查征象主要有骨质增生硬化、死骨、骨膜增生、骨包壳、软组织改变、骨质破坏和骨质疏松。

骨质硬化：骨质增生硬化是骨髓炎修复反应，表现为均匀或不均匀的密度增高的骨化影，无正常骨结构，骨皮质增厚，髓腔变窄、闭塞。如经治疗病变好转经改造可逐渐重新出现骨纹理，骨质硬化逐渐吸收，髓腔再通而接近正常，骨髓炎也就彻底痊愈了，但有的慢性化脓性骨髓炎治疗后病灶逐渐缩小。当病变急性发作，在骨质增生硬化区又出现骨质破坏区，这种增生破坏不停止，相互混淆，互相重叠，使X线检查征象较为复杂。

死骨：死骨为低密度的骨质破坏区内高密影，呈小块状或长条状，边缘清，其四周为低密度的骨质破坏，由于慢性化脓性骨髓炎大量骨质的骨膜增生，有时需加高千伏才能发现小的死骨存在。

骨膜增生：慢性化脓性骨髓炎增生，多呈层状或花边状，边缘清，密度高，部分与骨皮质融合，致使骨皮质局部增厚，如病变重新蔓延活动，则在增厚的骨皮质下重新出现新生骨膜反应。

骨包壳：婴幼儿和儿童时期炎症在骨内、髓腔内广泛扩散，骨膜下脓肿广泛剥离骨膜，造成大块死骨，残存的骨膜增生就形成骨包壳，骨包壳血运丰富且塑形能力强，在骨髓炎愈合修复过程中可以变坚实或形成一个新骨干。

软组织改变：慢性化脓性骨髓炎软组织以增生修复为主，局部脓肿机化，形成局限性软组织肿块，其边缘清楚，皮下网状脂肪组织改变较局限。如果随诊过程中软组织肿块逐渐变小，边缘更清，说明炎症脓肿局限，但如果瘘管形成，长期流脓则局部软组织肿胀，并可见皮肤凹陷，瘘管造影可见对比剂进入脓肿腔或骨内。慢性化脓性骨髓炎急性发作局部软组织则以渗出反应为主，表现为局部肿胀，皮下网状结构及肌间脂肪模糊，移位等与急性化脓性骨髓炎软组织改变相似。

骨质破坏：慢性化脓性骨髓炎的骨质破坏表现为局部密度减低，边缘清，但由于骨质破坏区周围有大量骨质增生，骨质破坏可被大量高密度的骨质增生掩盖，因此需要加高千伏片以显示骨破坏的低密度缺损区，慢性化脓性骨髓炎急性发作则原较清楚骨质破坏区边缘变模糊，周围软组织炎性反应明显。

骨质疏松：慢性化脓性骨髓炎由于病骨远端血液供应障碍，骨髓及骨组织坏死可造成病骨远端骨质疏松。另外，由于失用，可造成病骨的骨质疏松

(2)CT 检查：由于大量骨质增生，CT 检查可以发现小的脓腔与死骨的存在，表现为骨内类圆形低密区，周围有密度增高的骨质硬化区。小脓肿增强后可见有环形强化，死骨表现为密度高的小块状或大块长条形，周围可见低密度骨质破坏或脓液，慢性化脓性骨髓炎急性发作时软组织可出现类似急性骨髓炎的软组织肿胀与脓肿形成。

(3)MRI 检查：骨质增生硬化在 MRI 检查的各个序列上基本表现为低信号，而骨髓内及软组织内变性渗出病变为长 T_1、T_2信号，脓肿腔内的脓液为更长的 T_1、T_2信号，而弥散加权成像为高信号。慢性化脓性骨髓炎 MRI 检查可以更清晰地显示病变的范围及鉴别急、慢性骨髓炎、急性化脓性骨髓炎正常骨髓、软组织与病变的界限不清，骨质增生不明显，而慢性化脓性骨髓炎正常骨髓、软组织与病变的界限清晰，骨质增生明显，骨皮质增厚。慢性化脓性骨内小脓肿同样表

现为类圆形长 T_1、T_2信号，增强后壁为环形强化，死骨在 T_2WI 表现为高信号病变内的小块状或长条状低信号。瘘管改变如急性化脓性骨髓炎，慢性化脓性骨髓炎急性发作软组织内肿胀并脓肿形成，T_2WI 抑脂序列及增强扫描可以明确。

(三)临床应用

1.急性化脓性骨髓炎

典型的急性化脓性骨髓炎的临床诊断、影像学诊断都不难，主要是早期诊断及早期治疗，但由于抗生素的广泛应用，发病率明显降低，同时由于抗生素的应用，有不少急性化脓性骨髓炎的临床与影像学表现均不典型而容易误诊，个别甚至误诊为骨肉瘤。但骨肉瘤的主要影像学改变为骨质破坏、肿块及瘤骨。此时应注意应用现代影像学 CT、MRI 等检查，如 MRI 平扫加增强可以鉴别骨髓腔内脓肿还是肿瘤。

急性化脓性骨髓炎在发病 10 天之内，病灶局限于软组织和骨内，尚未见明确骨质破坏前，经穿刺抽脓或手术切开引流，预后较好。骨质破坏只局限于脓肿局部，但如果已发生骨膜下脓肿或有骨膜下的脓肿破裂及骨膜掀起与破裂，则该处必将发生骨坏死。

急性化脓性骨髓炎经治疗后，脓肿引流，炎症局部吸收，骨质增生，骨膜增生修复，局部骨密度增高，骨皮质增厚，骨髓腔变窄，以后逐步塑形修复或遗留下局部骨质增生、骨皮质增厚等修复后改变，但如果治疗不及时或不恰当可转为慢性骨髓炎。

2.慢性化脓性骨髓炎

典型的慢性化脓性骨髓炎以骨质增生为主，伴有骨质破坏及死骨存在，CT、MRI 检查可以证实有小脓腔存在，慢性化脓性骨髓炎的诊断不难。但 X 线检查应注意不典型的慢性化脓性骨髓炎，由于没有明确的骨质破坏及死骨存在，容易误诊为不典型的骨肉瘤。此时应行进一步检查，证实骨内小脓肿存在，而骨肉瘤则为软组织肿块伴瘤骨形成，肿块且有不均匀强化，而不是小脓肿的环形强化。另外，慢性化脓性骨髓炎还应与骨结核进行鉴别，特别是骨干的骨结核，必要时可行穿刺活检以明确诊断。

慢性化脓性骨髓炎的随访主要观察治疗效果并明确急性发作，如病灶周围骨质增生硬化，病灶缩小，以后增生硬化逐渐吸收，骨塑形修复表现病变逐渐愈合，如骨质增生硬化处重新出现骨质破坏，边缘模糊，软组织肿胀，骨膜增生则表示病变又活动或急性发作。

四、骨质疏松症

(一)概述

骨质疏松症是指单位体积内骨组织含量减少,即骨组织的有机和无机成分均减少,但两者的比例仍正常。

在正常情况下,通过破骨细胞的活动使骨质吸收而改建塑形,成骨细胞形成类骨质并被包埋,相继矿物盐在骨样组织上沉积形成骨质。破骨在先,成骨在后,2 种过程处于不断转换的平衡状态。若 2 种过程失去平衡,成骨活动减弱或破骨活动增强,均可引起骨质减少。成骨活动减弱使骨样组织形成不足,而矿化过程正常。虽骨样组织和钙盐含量比例正常,但因骨基质数量不足,使单位体积内的骨质减少。破骨活动增强使骨基质和钙盐均过度吸收,引起骨质减少。骨小梁表面的骨吸收可使骨小梁变细,哈弗氏管内面骨吸收可使骨皮质出现多条纤细的透亮线或骨皮质成层状。

骨质疏松症病理上表现为骨小梁变细,数量减少,间隙增大,骨皮质变薄,骨皮质内面吸收,骨髓腔增宽,哈弗氏管壁可见骨吸收使管腔增大,髓腔内脂肪组织增多。

骨质疏松症的常见病因主要有老年性骨质疏松、医源性骨质疏松,如长期使用激素、内分泌性骨质疏松如甲状旁腺功能亢进、先天性疾病如成骨不全、营养代谢性骨质疏松等。

(二)影像学检查

1.X 线检查

骨质疏松症的 X 线检查表现主要是骨密度降低,在长骨可见骨小梁变细、数量减少、间隙增宽,骨皮质变薄和出现分层现象。严重者骨密度与周围软组织相仿,骨小梁几乎完全消失,骨皮质薄如细线样。有的骨质疏松症可在弥漫性骨质密度降低的基础上,出现散在分布的数毫米大小的点状透光区,其边界可清楚或模糊,勿误诊为骨质破坏。脊椎皮质变薄,横行骨小梁减少或消失,纵行骨小梁相对明显,多呈不规则纵行排列。严重时,椎体内结构消失,椎体变扁,其上下缘内凹呈双凹状,而椎间隙增宽呈双凸状,椎体常因轻微外伤而压缩呈楔状。

X 线检查出现骨质疏松症征象较晚,骨内钙盐丢失达 30%～50%时才能出现阳性 X 线征,且不能准确衡量骨量丢失的程度。即便如此,由于常规 X 线检查简单易行,仍为首选的检查手段。

2.CT 检查

CT 检查表现与 X 线检查相同，骨小梁稀少及皮质变薄。

3.MRI 检查

MRI 检查虽难以清楚地显示骨小梁，但因髓腔内脂肪组织增多，T_1WI 和 T_2WI骨髓信号增高。脊椎骨质疏松症主要表现为椎体内脂肪样信号沉积，是由于增宽的骨小梁间隙被过多的脂肪组织充填所致；长骨的骨质疏松症在 MRI 检查除表现为髓腔内脂肪沉积之外，还可表现为低信号的骨皮质内出现异常等信号区，由哈弗氏管扩张和黄骨髓侵入所致。

（三）临床应用

X 线检查简单易行，是诊断骨质疏松症的首选方法。CT 检查骨质疏松症的征象基本与 X 线检查相同，但对骨小梁的异常改变显示得更为清晰。近年来较常用的定量测定骨质疏松症的方法有定量 CT 法、双光子吸收法、X 线吸收法。其中，X 线吸收法是目前公认的诊断骨质疏松症的“金标准”。

骨质疏松症对于良恶性病变的鉴别作用：骨质疏松症常提示病变存在的时间长，产生失用性的骨质疏松症，可能为良性骨病变或大范围的骨质疏松症合并单发或多发的局限性骨质破坏，提示甲状旁腺功能亢进，应查甲状旁腺素予以确认或排除，而不应贸然诊断恶性肿瘤或转移瘤。

骨质疏松症主要需与骨质软化鉴别，两者均表现为骨质密度降低，但骨质软化是由于未钙化的骨样组织的堆积造成骨小梁和骨皮质的边缘模糊及承重部位骨骼的弯曲变形。

五、骨肿瘤

（一）概述

骨肿瘤较其他系统肿瘤发病率低，但因其影响肢体和脊柱的功能，且多见于年轻人，严重影响患者的生活质量、威胁患者的生命。因此，早期、正确地诊断骨肿瘤具有重要的临床意义。

骨肿瘤可分为良性与恶性，根据来源不同又分为原发性与继发性，以继发性肿瘤多见，继发性骨肿瘤约占恶性骨肿瘤的 65%。原发性骨肿瘤中，软骨性肿瘤最多见，其次是成骨性肿瘤和骨髓来源的肿瘤。骨肿瘤几乎可发生于全身各骨骼，种类多样，且不同肿瘤的临床表现常相似，因此骨肿瘤的正确诊断依赖临床、影像和病理三方面紧密的结合和综合分析。由于骨肿瘤的临床表现缺乏特异性，病理学检查受到取材部位、数量多少及反应性成骨等因素的影响，也有一定的局限性，影像学检查可对骨肿瘤进行定位、定量甚至定性分析，对确定治疗方案、预测疗效及其治疗后随访提供十分重要的诊断依据，因此影像学检查是骨肿瘤诊断中不可或缺的重要组成部分。

影像学检查对骨肿瘤诊断和治疗的优势在于：①定位及定量诊断，正确评价局部病变的范围，如肿瘤的部位、大小、范围及其与邻近组织的关系等，并准确进行肿瘤分期；②提供可靠的临床诊断信息，如肿瘤生长的速度和侵袭程度等，有助于判断肿瘤的性质，可进行影像系统引导下的活检，提高病理取材的准确性，有助于更准确地进行定性诊断；③近年来骨肿瘤外科手术技术的进步、化学治疗方案的改善及植入物的工艺发展，使恶性骨肿瘤的保肢手术成为可能，从而大大提高了患者的生活质量。而在外科手术前进行影像学检查不仅有助于外科医师对肿瘤进行完善的术前评估，以确定治疗方案；还可提供解剖位置的立体定位，有利于术式的选择；④在治疗前或治疗后的随访阶段，有助于确定是否存在肺和(或)骨转移。

尽管影像学检查具有重要的临床实用价值，但由于骨肿瘤及肿瘤样病变的影像学表现复杂多变，在影像诊断中需注意：①影像学表现的重叠和缺乏特异性，侵袭性改变既可见于恶性肿瘤，也可见于良性肿瘤；而有些恶性肿瘤也可表现为非侵袭性特征。因此，有时难以鉴别肿瘤是良性或恶性，甚至不易区分病变属炎症或肿瘤。②不能反映肿瘤细胞的分化程度。

(二)影像学检查

1.骨瘤

骨瘤又称外生骨疣，由致密骨质构成，常发生于骨表面，当其发生于骨髓腔时称为内生骨疣，也称为骨岛。单发骨瘤主要发生在膜性成骨的骨骼，常见的部位有颅骨内外板，鼻窦、下颌骨，发生于鼻骨者少见，发生于长骨、扁骨者极少见，可位于骨内、骨表面或骨旁。多发骨瘤见于加德纳综合征，包括结肠多发性息肉、软组织肿瘤和骨瘤。骨瘤一般无临床症状，仅在堵塞鼻窦引流时才出现相应症状。可引起黏膜囊肿，甚至侵犯眼眶、颅盖，引起突眼、可复性失明等，发生在额窦的骨瘤可造成反复发作的化脓性脑膜炎。骨瘤常见于成人，不发生恶性变。

肿瘤由致密的骨密质组成者，称致密型骨瘤；由海绵状松质骨组成者，称海绵性骨瘤，以前者多见。骨瘤含有成熟的骨组织，根据其结构不同可分为致密型、松质型和混合型。致密型骨瘤质地坚硬如骨皮质，主要由成熟的板层骨构成，较少形成髓腔和哈弗斯管；松质型骨瘤由成熟板层骨和编织骨构成，小梁间髓腔由纤维组织或脂肪充填，松质型骨瘤疏松如海绵，又称海绵样骨瘤。

(1)X 线检查:发生于颅骨的骨瘤,正侧位头颅片常观察不甚满意,因骨瘤一般较小,需行切线位摄片。肿瘤完全是骨化组织,边缘光滑,呈圆形、椭圆形或分叶状骨性肿块。致密型骨瘤较多见,X 线检查表现为突出于骨的表面,可有蒂,呈高密度象牙样硬化肿块,边缘锐利,无骨小梁结构,呈圆形或卵圆形。松质型骨瘤较少见,表现为骨性突起,呈球形或扁平状,边缘光滑锐利,边界清楚,其内部密度与板障骨相似,有的呈毛玻璃样改变,外部为一薄层致密骨与骨外板连续。起自板障者可出现内外板分离,以内板向内侧突出明显。皮质旁骨瘤 X 线检查表现为骨旁的致密的或疏松的团块,大小不一,形态不规则,边界清楚,与骨皮质可相连或不连,邻近骨皮质弧形压迹,但骨皮质一般不受侵蚀。

(2)CT 检查:适合观察发生于颅骨、鼻窦的骨瘤。皮质旁骨瘤在 CT 横断面上可看到十分致密的骨质结构位于皮质旁骨的表面,密度均匀一致增高,边界清楚锐利,与骨皮质相连续但皮质完整,髓腔清晰,软组织无改变。

(3)MRI 检查:致密型骨瘤 MRI 检查可以显示受累处的皮质骨无侵犯,且不与患者骨髓腔相通,在 MRI 检查 T_1 WI 及 T_2 WI 均呈低信号影。松质型骨瘤 MRI 检查肿瘤内部 T_1 WI 呈高信号、T_2 WI 呈等信号(信号与板障相似),外壳 T_1 WI及 T_2 WI 均呈低信号影。

2.骨样骨瘤

骨样骨瘤是一种特殊类型的良性病变,较常见,约占原发骨肿瘤的 4%,主要由成骨性结缔组织及其形成的骨样组织所构成,有自限趋势,病因不明,可能和炎症反应有关。骨样骨瘤好发于儿童及青少年,10～19 岁为发病高峰年龄,男性发病高于女性,为(2～4):1。骨样骨瘤可发生于任何骨骼,长骨最易受累(约占 65%),特别是股骨和胫骨。关节囊内骨样骨瘤以髋关节为多见,也有肘、踝、腕关节和脊柱小关节的患者。10%的骨样骨瘤发生于脊柱中轴骨,发病率依次为腰段(59%)、颈段(27%)、胸段(12%)及骶骨(2%)。

骨样骨瘤主要症状为局部疼痛,尤以夜间和休息时加重,发病缓慢,局部偶有隆起、红肿、热感,肢体活动受限,股骨颈骨样骨瘤均有疼痛及压痛。骨样骨瘤可由间歇性转为持续性,夜间为重,服水杨酸类药物(如阿司匹林)可在半小时内缓解疼痛,多数学者认为疼痛与病灶产生的前列腺素有关。有些患者有局部的肿胀和压痛点,也可有神经症状,包括肌肉萎缩、深部腱反射减弱和不同程度的感觉丧失。位于椎体、椎弓的病变,常有疼痛性脊柱侧弯畸形,其病变位于侧弯的凹面。关节囊内骨样骨瘤往往没有特异性表现,呈感染性滑膜炎的症状,位于骺软骨板附近的病变,特别是在较小的儿童,可引起骨骼生长加速。

病理学上骨样骨瘤包括瘤巢及其周围骨质硬化两部分。瘤巢呈圆形或椭圆形，直径为 0.5～2.0 cm，2.0 cm 以上者少见，瘤巢由类骨组织和血管丰富的结缔组织构成，中心部分以编织骨为主，伴有不同程度的钙化或骨化，外周为血管丰富的纤维基质，血管间含有无髓神经纤维，周围则由增生致密的成熟骨质包绕。病变初期以成骨纤维及成骨细胞为主，伴有丰富的血管，但骨质形成稀少；中期则形成骨样组织较多；成熟期以编织骨为主要成分。按病灶所在的部位分为骨皮质型、松质骨型和骨膜下型，位于关节囊内的称关节囊内型骨样骨瘤。

(1)X 线检查：根据瘤巢的部位，骨样骨瘤可分为皮质型、松质骨型、中心型和骨膜型。瘤巢为骨样组织构成的密度减低影，是诊断本病的主要依据。瘤巢常为单个，偶见两个以上，半数以上巢内发生钙化或骨化，形成牛眼征。瘤巢周围骨质增生硬化伴骨膜新生骨形成。骨膜型比松质骨型病变的骨膜反应明显，而有些部位，包括关节囊内病变、末端指骨、肌腱或韧带附着处的瘤巢周围仅有轻微增生硬化。关节囊内的骨样骨瘤的表现与松质骨骨样骨瘤相似，局部还可见骨质疏松、关节间隙增宽和积液等类似关节炎的表现。

(2)CT 检查：早期瘤巢小，往往被骨质增生掩盖，常规 X 线检查难以显示。CT 扫描，尤其螺旋 CT 检查能做冠状、横断、矢状面图像重建，能明确显示瘤巢的正确部位、大小、形态、数量，以利于手术定位，保证瘤巢被完全切除。瘤巢呈环形低密度灶，边缘光整，其内见一圆点状钙化，形成“鸟蛋”，还可观察股骨颈松质骨内的骨质硬化改变。骨样骨瘤以手术彻底刮除为宜，术后患者疼痛立即消失，预后良好。

(3)MRI 检查：瘤巢 T_1WI 呈低信号、中等信号，T_2WI 根据内部的钙化或骨化的程度可表现为低信号、中等信号或高信号，以骨样组织为主时为高信号，钙化或骨化明显者信号减低，增强后由于肿瘤的瘤巢血液供应丰富，瘤巢有明显强化，钙化较完全时可出现环形强化。瘤周的骨质硬化、皮质增厚及骨膜反映在各种序列上都为低信号。病灶周围的骨髓及软组织可出现反应性水肿，尤其位于关节囊内的股骨颈皮质的骨样骨瘤，往往范围较大，表现为 T_1WI 低信号，T_2WI 高信号，增强后有一定强化。部分出现关节的滑膜炎及关节腔内积液。

3.骨母细胞瘤

骨母细胞瘤好发于 30 岁以下的青年，高峰年龄为 10～30 岁，男性与女性的发病率之比为 2.5∶1。侵袭性成骨细胞瘤的平均发病年龄略大(平均年龄约 33 岁)。41%～50%的骨母细胞瘤发生于脊柱，多见于棘突、椎弓和横突等附件区，其次是长管状骨的干骺端或骨干，其中股骨和胫骨较多见。骨母细胞瘤的临床表现与骨样骨瘤不一样，部分患者可没有临床症状，病变是偶然发现；也有患者表现为局限性钝痛，但疼痛常不如骨样骨瘤剧烈，对水杨酸类药物的反应也不敏感。根据受累的脊柱平面可出现相应的神经症状。该病没有自愈性，多呈进行性增大，甚至有少数呈侵袭性生长。

骨母细胞瘤大体观为红色或灰色、有砂砾样物质、富含血管的肿瘤，质硬、脆，易出血；镜下可见大量增殖的骨母细胞（成骨细胞）、丰富的血管性纤维间质，以及分化成熟的骨小梁和排列规则的类骨组织，类骨组织可见不同程度钙化、骨化。侵袭性成骨细胞瘤是以上皮样成骨细胞为特征，其大小为原来成骨细胞的2倍。这种细胞圆形、核大，含有一个或多个核仁，胞质通常丰富；其骨小梁更宽且排列不规则，常缺乏钙化层。

（1）X线检查：根据病变部位的不同，可分为中心型、皮质型、骨膜下型、松质骨型4种。

中心型：较常见，病变发生于长骨髓腔内，呈中心性囊状破坏，吹泡样膨胀，类似动脉瘤样骨囊肿，骨皮质膨胀变薄、缺失或因骨外膜增生而致相邻骨皮质略有增厚，但较骨样骨瘤为轻，如皮质破裂可形成软组织肿块。在肿瘤内部常有不同程度的成骨或钙化，呈斑点状或索条状，颇具特征性，少数患者呈单囊状破坏而无钙化。肿瘤也可呈多囊性，在主要病变附近可有散在的卫星病灶。肿瘤附近的骨质常轻度增生硬化，一般无骨膜反应，偶尔可见浓密度的骨膜新骨形成。

皮质型：发生在皮质内，呈偏心性生长，皮质局部破坏，常呈薄壳状皮质膨胀，边缘清晰，其中可有不规则的钙化斑。

骨膜下型：常见于干骺端，呈偏心生长，局部皮质压迫性骨质吸收，缺乏周围的骨硬化，有新生骨膜成骨的薄壳覆盖病变。

松质骨型：病变位于脊椎或不规则骨的骨松质内，大小在2～10 cm，可伴有斑点状、索条状钙化，周围无明显骨质硬化或有环形高密度硬化圈。发生于脊椎的病变多位于棘突、椎弓和横突，椎体病变多由附件蔓延所致。

（2）CT检查：能清楚地显示骨母细胞瘤的部位、大小和界面，观察病灶内部的钙化、骨化程度、骨质破坏和骨壳情况，以及有无软组织肿块。主要表现为膨胀性软组织密度的骨破坏，病灶有不同程度的钙化和骨化，周边厚薄不一的硬化缘。

（3）MRI检查：骨质硬化和钙化区在 T_1WI 和 T_2WI 都为低信号，在 T_2WI 还可见高信号区夹杂其中。钆喷酸葡胺增强后，病灶内有高信号增强区，病灶边缘清楚呈低信号环。

4.骨肉瘤

骨肉瘤是一种原发髓内的高度恶性肿瘤，起源于成骨性间叶组织，以瘤细胞能直接形成骨样组织或骨质为特征的最常见的非造血性骨原发性恶性肿瘤，约占所有恶性肿瘤的0.2%，骨恶性肿瘤的19%。

骨肉瘤好发于10～20岁的青少年，90%在20岁以下，男性多于女性，这种性别选择性在20岁之前更显著。四肢长骨是骨肉瘤的好发部位，股骨下端和胫骨上端约占70%，其次为肱骨近端，少见部位有颌骨、脊柱、扁骨和手足骨，长骨骨肉瘤约90%位于干骺端，2%～11%存在骨干受累。骨骺闭合后，病灶可伸展至骨端，但骨骺部原发性病变非常罕见。虽然长骨是原发性经典型骨肉瘤最常见的发病部位，但是非长骨（颌骨、骨盆、脊柱和颅骨）的累及随着年龄的增长而增加。疼痛、局部肿胀和功能障碍为本病的三大症状，病程一般为数周至数月，早期症状可能很重，也可能很轻，为间断性疼痛，渐转为持续性，尤以夜间为甚，典型的疼痛呈深部钻孔样疼痛。骨端近关节处肿块通常质地较硬，固定有压痛，局部皮温升高，血管扩张，有时可触及搏动。体格检查可发现肢体活动范围变小、功能受限、水肿、局部毛细血管扩张，可闻及局部血管杂音。肿瘤突然增大多归因于继发的改变，如病灶内出血。5%～10%的患者存在病理性骨折。

骨肉瘤一般体积较大，通常超过5 cm，位于干骺端中心，肉质或坚硬，可能包含软骨。肿瘤通常突破骨皮质，形成软组织肿块。骨肉瘤的主要组织成分为恶性肉瘤性肿瘤细胞和由肉瘤直接形成的肿瘤性骨样组织或肿瘤骨，原则上只要在镜下找到由肉瘤细胞直接形成的骨样组织就可以诊断为骨肉瘤。由于骨肉瘤细胞分化的多样性及其形成的骨或骨样组织在形态和数量上的差异，其病理学分型较多，常采用以下几种方法：

(1)X线检查：骨肉瘤的X线检查表现不一，但大多数患者均有其特殊表现，可据此作出诊断，少数难与其他良、恶性病变鉴别。X线检查表现主要反映骨肉瘤的大体病理变化，肿瘤发展过程中骨质破坏和瘤骨形成不断交替进行。肿瘤生长活跃分化差，则发生溶骨性破坏，分化较好则形成瘤骨。在肿瘤生长与破坏过程中，还不断刺激骨膜增生，并可突破增生的骨膜向外生长，形成软组织肿块。基本的X线检查表现有以下5个方面。

软组织变化：常见软组织肿胀和软组织肿块。肿胀多由于循环障碍所致，对诊断无特殊意义，而软组织肿块表示骨内生长的骨肉瘤已穿破骨膜进入软组织，或起源于骨膜者即代表肿瘤本身。肿块的边缘可清楚，但多数是模糊的，呈现局部软组织密度不均匀的阴影，边缘可不规则或呈分叶状。肿块中可发生瘤骨或环状钙化，深部软组织肿块可使肌间隙脂肪层受压移位。肿瘤向软组织浸润性生长，可见肌肉脂肪被分割和中断的征象，肿瘤侵犯关节可见脂肪垫受压，软组织肿块阴影在关节内表现更清楚。

骨膜变化：有多种形态。当肿瘤发展的早期尚未侵及骨皮质时，骨膜反应表现为较薄而光滑的平行线状。较厚的层状或葱皮样骨膜反应常表明肿瘤的恶性程度高、生长快，或肿瘤已向骨外生长。肿瘤突破骨膜时，表现为骨膜反应层次模糊、破坏、中断或呈袖口征，骨膜新生骨小梁间有瘤骨形成时则骨膜反应密度增高且均匀一致。有时骨肉瘤的骨质破坏虽然轻微，但骨膜反应广泛而明显，常表示骨内肿瘤浸润已较广泛。

骨质变化：主要是骨质破坏，松质骨的破坏表现为骨质密度降低和骨小梁结构的消失，皮质骨则表现为骨质缺损。松质骨可发生弥漫浸润性破坏，是肿瘤侵蚀骨和骨髓的结果，也有时肿瘤虽向骨髓内浸润，原有骨结构并不发生溶骨性破坏，因此肿瘤蔓延的范围远远超过X线检查所见骨破坏的范围。肿瘤侵犯皮质骨沿哈弗氏管蔓延，可发生筛孔样或虫蚀样破坏，显著的骨破坏易发生病理性骨折。

软骨变化：主要表现为软骨破坏和软骨钙化。骨肉瘤晚期可侵犯骺板软骨和关节软骨，导致软骨细胞被肿瘤吞没，软骨基质被溶解。骺板软骨被侵犯时，表现为先期钙化带破坏、中断、消失。肿瘤侵犯关节软骨，表现为骨性关节面破坏、中断和消失。软骨钙化系瘤软骨基质钙化，不少骨肉瘤的瘤体内部有瘤软骨，瘤软骨细胞分化越好，钙化就越多、密度越高；反之则钙化减少、越模糊。钙化呈环形，多位于软组织肿块内。

瘤骨：骨肉瘤的组织学特征，也是最重要的X线检查的本质表现。瘤细胞可向成骨、成软骨或成纤维方向发展。当其向成骨方向发展时，在同一肿瘤的不同部位，瘤细胞的分化程度和生长速度是不均衡的。毛玻璃样密度增高区，是生长较活跃分化最差的肿瘤骨；棉絮状瘤骨密度均匀而边缘模糊，是分化较差的肿瘤骨；象牙质瘤骨密度最高，边界清楚，生长缓慢，是分化较好的瘤骨；放射状瘤骨只在骨皮质外呈放射状向软组织内伸展。

(2)CT检查：较X线检查能更准确地显示肿瘤侵犯的范围，平扫表现为不同程度的骨质破坏或骨质增生硬化。骨膜增生的CT检查表现为高密度，肿瘤侵犯髓腔时，使低密度的髓内组织变为不规则的密度增高，并沿骨长轴蔓延，也可在髓内形成跳跃性转移灶。肿瘤向外生长突破骨皮质时，可显示骨皮质中断，并在骨外形成软组织肿块，其CT值为20～40 Hu，含有钙化或瘤骨时，CT值可增高至 500 Hu 以上。肿块内瘤组织坏死时出现不规则密度减低区，其 CT 值近似液体。多数骨肉瘤推移或侵犯邻近肌肉血管，却很少累及关节。CT 增强后扫描可清楚地显示软组织肿块的边缘，并有利于显示肿瘤与大血管的关系，了解血液供应情况。

（3）MRI 检查：具有较高的软组织分辨率，能精确地勾画出肿瘤的边界、范围和观察有无跳跃病灶，是目前骨肉瘤术前临床分期的最有效检查手段。MRI 检查表现的影像特点反映了肿瘤的主要细胞类型和肿瘤内部有无出血坏死，骨肉瘤的瘤骨在 T_1WI 和 T_2WI 均为低信号强度，骨髓和骨皮质被肿瘤组织取代后，T_1WI 的信号强度低于肌肉的信号强度，而在 T_2WI 上呈高信号强度。肿瘤破坏骨质时，可使原来极低信号强度的皮质变薄、不规则或消失，在T_2WI由高信号强度的肿瘤组织代替。肿瘤可穿破皮质向周围组织侵犯，使软组织内出现不规则肿块，其信号强度在 T_2WI 较骨内肿瘤明显增大。若肿瘤侵犯血管神经束，MRI 检查能够清楚地显示，较 X 线和 CT 检查优越。MRI 检查在 X 线检查阴性时即可看到异常信号的改变为其优点。对疗效观察 MRI 检查也具有重要作用，可以发现软组织肿块的体积缩小，骨髓内肿瘤组织的破坏或修复。T_1WI 表现为病灶区信号强度增高，T_2WI 高信号的肿瘤由低信号的骨组织修复代替，注射钆喷酸葡胺增强后可鉴别治疗中的坏死组织（不强化）和肿瘤组织（明显强化）。MRI 检查诊断骨肉瘤的局部复发特别敏感，可以鉴别增生修复的组织与正常地解剖结构。T_2WI 可区分缺少水分的瘢痕和信号丰富的肿瘤组织。但在手术或放射治疗后至少 6 个月，作为炎症修复过程而显示出 T_2WI 信号强度增高，以及注射钆喷酸葡胺后的强化增加，在这段时期内，单凭一次检查，由于信号特点相同，往往不能鉴别肿瘤复发。

四肢动脉造影或数字减影血管造影对骨肉瘤的诊断、鉴别诊断及治疗方面均有重要作用。骨肉瘤在血管造影时的表现主要是肿瘤供血血管的形态和分布异常，一般是供应肿瘤的血管增粗，在肿瘤内可见大小不一、密度不均、边缘不规则的新生血管。部分患者还可见肿瘤染色将整个肿瘤的范围清楚显示，也可在静脉早期见到动静脉瘘等病理循环出现。血管造影有助于鉴别骨肿瘤的良、恶性，X 线检查表现不典型时可以采用，也可用于手术后复发的早期诊断，并有指导临床医师采取活检的精确定位及对术后医师选择入路提供有价值的参考资料。

5.骨软骨瘤

根据发生部位和数量，骨软骨瘤可分为以下三型：①单发性骨软骨瘤；②多发性骨软骨瘤，无家族史；③全身骨骼多发的骨软骨瘤，有家族史，即遗传性多发外生骨疣。骨软骨瘤是最常见的良性骨肿瘤，占所有原发性良性骨肿瘤的50%，原发性骨肿瘤的10%～15%。

骨软骨瘤好发于儿童和青少年，男女患者数量之比为3∶2，大部分患者无症状，仅表现为邻关节的质硬、无痛性肿块，常因其他原因摄片而发现。少数患者可因肿瘤压迫周围血管和神经引起相应症状，发生在脊柱的较大的骨软骨瘤可引起脊髓压迫症状。如肿块快速增大和疼痛，需怀疑有无恶变。单发性骨软骨瘤恶变较少见，约占1%，而遗传性多发外生骨疣恶变约占20%。

骨软骨瘤为附着于干骺端的骨性突起，因基底形状不同可分为带蒂和广基两种类型，均与骨干相连。带蒂者常呈管状或圆锥状，表面光滑或呈结节状。广基者呈半球状或菜花状，外有厚薄不一的骨膜包绕与骨干相连，其顶端有透明软骨覆盖，形成所谓软骨帽盖。软骨层的厚薄与患者年龄和肿瘤基底部情况有关。骨软骨瘤可发生于任何软骨内化骨的骨骼上，多见于长骨的干骺端，最多见于股骨和肱骨，其次是肩胛骨和骨盆。肿瘤自干骺端突起，随骨骼的生长而后逐渐移向骨干。骨皮质自骨干延续至肿瘤远端，并逐渐变薄直至消失。顶部呈圆形或菜花状，可有不规则斑点状钙化或骨化斑。骨软骨瘤发生在颅骨者少见，特别发生于颅底、蝶鞍区者更为罕见，其临床表现为头痛及视力减退、神经系统损伤常侵及鞍旁附近的第Ⅳ、Ⅴ、Ⅵ脑神经，其病因仍不十分清楚，有学者认为是颅底骨在胚胎发育时是软骨内成骨，这个部位的骨软骨瘤为残余软骨细胞遗留所致。

(1)X线检查：表现为起自骨皮质的骨性突起，底部呈宽基底或带蒂状，瘤体的骨皮质是母骨皮质的延续，髓腔也相通。肿瘤端部的软骨帽常可见钙化，大的骨软骨瘤可压迫邻近骨骼使之变形。颅底骨软骨瘤表现为颅底鞍旁区的不规则钙化，形状不一，密度不均，常与颅底脊索瘤分辨不清，但后者除发生在蝶鞍外，还可延伸至后颅凹，其钙化点无定形。遗传性多发外生骨疣多见于膝关节诸组成骨，且为双侧对称性，除多发的骨软骨瘤病灶外，多伴有四肢骨骼的发育畸形，长骨弯曲或短缩畸形。

(2)CT检查：可清晰地显示瘤骨与“母骨”的关系，大多数骨软骨瘤CT检查显示为边界清楚的骨性肿块，其中密度降低，可见髓腔与“母骨”髓腔相连续，并有一较薄的软骨帽，内可见钙化。CT检查有助于与软骨肉瘤鉴别，因为后者并无软骨帽存在，而软骨帽在X线检查上不显影。无蒂的骨软骨瘤有时仅从形态和部位上难与软骨肉瘤鉴别，此时CT检查除可清楚地显示解剖细节外，还可明确病变向软组织内浸润的程度，以及向骨皮质和髓腔侵犯的范围，由此可在术前作出正确诊断。随着年龄的增长，肿瘤可向骨干方向退缩。骨软骨瘤恶变表现为病变生长突然加快，并出现不规则的骨质破坏和软组织肿块。

(3)MRI 检查：骨软骨瘤内的骨髓成分与骨干内的骨髓组织相连续，其信号强度特征一致。因 MRI 检查具有良好的软组织分辨率，可准确地显示瘤体的范围，尤其是软骨帽的厚度。软骨帽在 T_2WI 为低信号骨皮质基底部外的高信号带，通常为几毫米至 1 cm，如该厚度超过 2 cm，或肿瘤随访中出现进行性增大，则要怀疑有恶变的可能，应进一步穿刺活检以明确诊断。

6.软骨瘤

软骨瘤为一组含透明软骨的良性骨肿瘤，可发生于骨髓腔、骨皮质、骨膜下或软组织内。发生于髓腔者称为内生软骨瘤，发生于皮质骨或骨膜下者称外生软骨瘤。软骨瘤可单发和多发，多发性内生软骨瘤合并骨骼发育畸形者称为内生软骨瘤病或奥利尔病，多发性内生软骨瘤合并肢体软组织血管瘤者称为马富奇综合征。

(1)内生软骨瘤：多自幼发病，各年龄都可见到。手足短骨最为多见，四肢长骨和躯干诸骨也可发生，但少见。多数患者无自觉症状，病程数年或十数年。肿瘤长大可形成局部肿块、较硬，无压痛，关节活动一般无障碍。肿瘤切面呈白色，有光泽，瘤内可见黏液变性，瘤软骨细胞分化较好的部位，软骨细胞肥大，基质发生钙化，软骨瘤内经常看到斑点状钙化。

X 线检查：内生软骨瘤的基本征象一是囊状骨破坏，二是破坏区内有钙化。囊状骨破坏为其他良性骨肿瘤或类肿瘤骨疾病所共有。而软骨钙化具有特殊性，为软骨瘤定性诊断。指骨内生软骨瘤在骨内形成一个椭圆形破坏区，顺长轴生长，边界非常清楚，皮质骨膨胀变薄，非常光滑，无骨膜反应。肿瘤可由骨端向骨干生长，也可充满整个指骨髓腔。肿瘤内钙化可有、可无、可少、可多、可大、可小，钙化呈砂砾、斑点状或环状，最大为 3～4 mm。但要注意膨胀性骨破坏、软组织相应膨隆，极易视为软组织肿胀而误诊为指骨结核。

多发性内生软骨瘤：干骺端增宽，皮质变薄，骨骺附近的皮质出现缺损。干骺端内可见与骨干长轴平行的柱状或囊状密度减低区(未钙化的软骨)，中间有骨性间隔及斑片状钙化。四肢长骨干骺端的病变常使骨干变形、变短和变弯，且长短不一。至成年，长骨干骺端塑形不良，干骺端与骨干间形成肩状改变，使干骺端呈酒瓶状，其内骨化不良。手足短骨常出现多发的球形膨胀的软骨瘤，瘤壳菲薄，其内有斑点状或磨砂玻璃样钙化。有学者认为，手部短骨的软骨瘤不发生在干骺端。实际上，曾有 1 例手部多发性内生软骨瘤患者，最初病变发生在指骨的干骺端，表现为多发的软骨柱样改变，9 年后病变发展成鸡蛋大小的球形软骨瘤。这说明手指骨的球形软骨瘤是该病的晚期表现，是由干骺端病变发展而来的。

CT 检查：能清楚地显示髓腔内病变呈分叶状、类圆形骨质破坏或膨胀性骨质破坏，骨皮质变薄，多有硬化缘，软组织肿胀，无骨膜反应，病灶内有不同程度环状、点状或不规则钙化。这对本病的诊断具有特殊的价值，其中囊状透亮区内的钙化影被认为是诊断内生软骨瘤的主要依据。发生膨胀性骨质破坏可以观察到骨皮质是否连续，若患骨的膨胀程度相对较轻，当出现病理骨折，也应警惕恶变的可能。

MRI 检查：内生软骨瘤 T_1WI 呈中等信号或低信号强度，其中可见斑点状低信号病变。T_2WI 信号强度增高，梯度回波像呈高信号强度，也易于诊断。

(2)骨膜软骨瘤：发生于骨膜表面的良性透明软骨肿瘤，较少见，在软骨瘤中不到 2%。儿童与成人均可发病，但以低于 30 岁的青年人多见。骨膜软骨瘤多单发于长管状骨和短管状骨，最常见于肱骨近端，其次为手骨、股骨和胫骨。病变生长缓慢，临床表现为局部肿胀和(或)疼痛。

影像学检查表现为骨旁或皮质内边界清晰的圆形或类圆形软组织密度肿块，大小为 2～3 cm，50%病灶内可见斑点状或环状钙化。病变相邻的骨皮质呈外压性破坏，形成碟形压迹，通常不侵及髓腔，但病变较大时可使正常髓腔变窄。

7.软骨肉瘤

软骨肉瘤是起源于软骨母细胞和胶原母细胞的纯软骨分化的恶性肿瘤，仅次于多发性骨髓瘤和骨肉瘤居第三的原发性恶性骨肿瘤，占原发性恶性骨肿瘤的 20%。

软骨肉瘤分为原发性和继发性，前者起自正常骨骼的病变，后者系原先存在的良性软骨类病变(如骨软骨瘤、内生软骨瘤等)的恶变。根据肿瘤的部位又可分为中央型(起自髓腔内)、周围型(起自骨表面)和骨外软骨肉瘤，以中央型软骨肉瘤为多见，约为周围型的 5 倍，周围型软骨肉瘤常继发于骨软骨瘤和骨膜软骨瘤恶变，骨外软骨肉瘤极为罕见。软骨肉瘤好发于 40～60 岁的中老年，男女患者数量之比为 2∶1。软骨肉瘤可发生在任何骨骼，但 2/3 发生在躯干骨，尤其以肩三角(肩胛骨、肱骨近端和锁骨)和盆三角(骨盆、骶骨和股骨近端)区最多发。

病变早期可无症状，以局部疼痛和肿胀为最常见的症状，病程可长达数月至数年，有相当一部分患者出现临床症状时，病变已发展为进展期。快速生长的中央型软骨肉瘤，早期可出现剧烈疼痛，这与皮质破坏的程度及软组织肿块的大小相关;周围型软骨肉瘤通常仅表现为轻度不适和肿胀。发生于骨盆的软骨肉瘤可首先表现为因巨大肿瘤压迫盆腔内脏器、血管或神经所致的压迫症状。内生软骨瘤、骨软骨瘤等良性病变患者出现持续性加重的疼痛,则要怀疑有肉瘤变的可能。软骨肉瘤的进展较慢,血行或淋巴转移少见,根治性手术切除(保肢或截肢)是首选的治疗方法,早期手术切除的5年生存率可达90%。

组织病理学上,受累骨的骨髓脂肪和松质骨被有不同形式钙化的恶性透明软骨所代替,基质常有黏液变性、钙化和骨化。病理上分普通髓腔型、黏液型、间质型、透明细胞型、骨膜型和去分化型,主要病理特点是病变区骨皮质膨胀、局部增厚或变薄、常伴有局部偏心性软组织肿块和不同形式的钙化。

(1)X线检查:主要是骨质破坏和软组织肿块,以及其中的软骨基质钙化。肿瘤有潜在的扩散能力,因此在大体标本和X线检查均很难确定病变发展的确实范围。病变可膨胀使骨皮质内缘出现分叶状或扇形缺损。生长慢的肿瘤有反应性新骨形成,但恶性度高的肿瘤反应性新骨少,并很快伸入软组织内。边缘型软骨肉瘤病灶中充满软骨,可呈结节状伸入周围软组织内。肿瘤的主要成分是分化程度不同的瘤软骨细胞,其中常有钙化,因此钙化是一个突出的X线征象,并非坏死组织的钙质沉着,而主要是瘤软骨基质的钙化。X线检查表现为环形、半环形或弧形钙化。瘤软骨基质钙化的范围、大小和程度,在一定程度上反映了瘤软骨细胞的分化程度。肿瘤细胞分化较好,则软骨基质钙化多、密度高。瘤细胞分化差,则钙化少、边缘模糊并散在分布。软骨钙化后如血液供应不足则发生坏死,钙化则始终保持其固有形态而不发生变化。X线检查表现软骨的钙化不仅为单纯的环状,还可出现团块状、多环状和斑片状等形态,均为环状钙化聚集后的重叠影,是诊断软骨肉瘤的可靠征象。骨质破坏发生于髓腔内,多表现为囊状或弥漫浸润性的溶骨性变化,边缘模糊多伴有轻度膨胀,有时破坏区内可见残留骨。由于瘤软骨细胞可直接化生为骨,因此软骨肉瘤中有时含有象牙质瘤骨,在髓腔内有时可呈大片骨硬化。放射状瘤骨偶尔可见到,骨膜反应较少,即使出现也很轻微。

(2)CT检查:对中央型和周围型软骨肉瘤的诊断均有帮助。CT平扫时中央型软骨肉瘤表现为髓腔内高低混合密度病灶,其中破坏后的残余骨、软骨钙化呈高密度,囊变呈低密度。有时在骨质破坏后形成巨大软组织肿块,其中表现为高密度骨化影。周围型软骨肉瘤可出现与中央型软骨肉瘤相似的表现,但它的整个病灶有蒂与相应骨皮质相连,病变顶部有一层软骨帽,密度低于同层肌肉组织,也可伴有散在钙化的高密度。中央型软骨肉瘤突破皮质向外生长或周围型软骨肉瘤均可形成软组织肿块，且体积大而密度不均，含斑点状钙化。肿块常呈分叶状、结节状，轮廓清楚。CT 增强后可显示肿瘤周边强化，且可见分隔状强化伸入其中。

(3)MRI 检查：中央型软骨肉瘤 T_1WI 表现为信号强度不均匀的骨内破坏，钙化区表现为低信号，而非钙化肿瘤区的信号强度高于钙化区；T_2WI 非钙化部分的肿瘤信号强度明显增高。周围型软骨肉瘤早期可见软骨帽增厚，T_2WI 可见不规则高信号。晚期见骨周围巨大软组织肿块，在 T_1WI 上信号强度稍高于肌肉组织，而 T_2WI 呈不均匀高强度信号，其内的钙化表现为不规则的极低信号强度区。骨皮质破坏为不规则的肿瘤组织所代替，肿瘤可伸展到软组织内形成肿块。

(4)血管造影：可用来确定肿瘤的确切范围及其与周围血管的关系，对手术者在术前了解肿瘤与血管的关系及其内部结构十分重要。可见肿瘤内多数密度降低区和环形钙化，多个小动脉环绕着肿块，形成多个弓形血管。毛细血管期出现肿瘤染色，明确显示肿瘤的范围和附近被推移的脏器。大多数肿瘤内还可显示出弯曲扩张的肿瘤血管。

8.骨纤维肉瘤

骨纤维肉瘤是原发性恶性骨肿瘤中较少见的一种，起源于成纤维组织，可起于骨内膜或骨外膜。中央型者病变开始于髓腔骨内膜，先引起溶骨性破坏，然后穿过骨皮质形成软组织肿块；边缘型开始于骨外膜而与骨皮质紧密相连，多向外生长，可侵蚀邻近骨皮质，甚或侵犯髓腔。中央型较周围型多见，多数为原发恶性，也可继发于骨纤维结构不良、畸形性骨炎、放射损伤或慢性感染。

组织学上梭形的肿瘤细胞产生交织成束的胶原纤维，即肿瘤主要由成纤维细胞及其产生的胶原纤维组成，可发生出血、坏死和囊变，但无骨或软骨形成。临床表现无特异性。该病的好发年龄跨度大，多见于 20～40 岁，男女发病率无明显区别。主要症状为局部疼痛、肿胀和运动受限。好发于长管状骨，股骨最多见，常位于干骺端或干骺骨干交界处，其他部位多见于骨盆和颌骨。

(1)X 线和 CT 检查：中央型起自髓腔骨内膜并通过直接蔓延侵入骨质，表现为穿凿样、虫蚀样骨质破坏。分化较好生长缓慢者呈局限性骨质破坏，局部可轻度膨胀、有硬化边，破坏区内可有死骨。肿瘤生长活跃或分化较差时表现为大的溶骨性破坏，可穿破骨质向软组织内浸润，形成软组织肿块。边缘型开始于骨外膜，肿瘤常位于软组织内，表现为密度不均匀的软组织肿块，可出现低密度坏死区，也可出现高密度点状钙化。骨皮质可呈不规则形破坏，伴少许骨膜反应。

增强扫描肿块可有不同程度强化。

(2)MRI 检查:骨纤维肉瘤在 T_1WI 通常表现为低信号,在 T_2WI 及其脂肪抑制序列上,根据肿瘤分化程度不同及是否有坏死,可表现高信号、低信号或混杂信号。

9.骨巨细胞瘤

骨巨细胞瘤是一种具有局部侵袭性,偶可见转移的偏良性肿瘤。骨巨细胞瘤占所有原发性骨肿瘤的 4%～8%,高峰发病年龄为 20～40 岁,好发于四肢长骨的骨端。骨巨细胞瘤多为单中心发病,偶可见多中心骨巨细胞瘤的报道,临床上表现为疼痛、肿胀、活动受限。尽管组织学上多表现为良性,但骨巨细胞瘤可发生肺转移。

骨巨细胞瘤在活动性脊柱的发病率为 1.4%～9.4%,脊柱骨巨细胞瘤多发生于椎体,可向后累及附件。以骶椎最为多见,其他部位也可发生,依次为腰椎、颈椎和胸椎。脊柱骨巨细胞瘤较四肢骨巨细胞瘤预后差,治疗后的复发率高达 80%。

病理学上,肉眼观察肿瘤表面有完整的纤维包膜,与周围组织分界清晰,切面实性,肿瘤组织内由纤维小梁分隔,常见出血,皮质多菲薄。镜下,有体积较大的破骨巨细胞散在分布于增生的圆形、卵圆形或梭形单核细胞间,核分裂象可以很活跃,可出现纤维化、成骨及坏死。尽管以巨细胞瘤命名,但巨细胞本身并不是真正的肿瘤细胞,为一种反应性细胞。其中的梭形单核间质细胞才是真正的肿瘤细胞,具有增殖能力,单核间质细胞起源于骨组织中的原始间充质细胞,可以向组织细胞、破骨细胞、肌成纤维细胞分化。骨巨细胞瘤属于潜在恶性肿瘤,具有局部侵袭性和潜在复发倾向。骨巨细胞瘤可转移至肺,转移患者多发生在原发肿瘤术后或放射治疗后。同时,骨巨细胞瘤患者需要特别关注放射治疗后肉瘤变的风险,骨巨细胞瘤放射治疗后可继发骨肉瘤。

(1)X 线检查:典型表现是发生于长骨端的偏心性溶骨性病变,边缘清晰锐利并有膨胀,皮质变薄。病变一般伸延到骨端并停止于关节面,一般并无新骨形成,也无骨膜或骨内膜增生。常将其膨胀和分隔现象形容为肥皂泡状阴影,膨胀性骨质破坏及残存骨嵴是骨巨细胞瘤比较典型的影像学表现。巨细胞的骨破坏类型属于进展较慢的地图样破坏,病灶周围无或罕有硬化缘。间质细胞和多核巨细胞破坏正常骨结构,其中未被破坏的骨质残留下来形成条状的骨嵴样结构。实际上,这种变化并不多见,从大量患者的统计中尚不足 1/3,而溶骨性变化约占半数,其中看不到钙化斑点。肿瘤内是否出现分隔反映了肿瘤在不同时期的表现,也与其生长速度有关。早期见细线状分隔可横越密度减低的溶骨区,以后随肿瘤的膨胀性生长而逐渐变为囊状。细线状骨质增厚代表被破坏骨质的囊壁,而不是新骨形成的骨小梁。继之病变中心的囊状分隔逐渐减少或消失,以至呈完全溶骨性改变。

脊椎骨巨细胞瘤多发生在椎体,但可累及附件。边界清楚,无硬化带,无骨膜反应。椎体的病变可起于一侧,呈膨胀性溶骨破坏,骨皮质变薄,病变区可见残留的骨小梁或泡沫状影像,但并非总能见到。椎体常发生塌陷,但其邻近的椎间隙正常。膨胀的巨细胞瘤周围骨皮质可发生断裂,但不是恶性的特征。X 线检查不能对良恶性病变作出鉴别。发生于骶尾部的骨巨细胞瘤并不少见,大多表现为膨胀性溶骨性破坏,常需要与脊索瘤和神经源性肿瘤进行鉴别。骶骨的骨巨细胞瘤可为偏心性生长,其中无钙化;而骶骨脊索瘤发生在中线部邻近尾骨,其中可有散在钙化,有助于鉴别。动脉造影可根据血运情况来判断肿瘤生长活跃的程度,有助于良恶性的鉴别。骨巨细胞瘤除可见成熟的小血管增生和局部血运增加外,还可见造影剂停留在肿瘤的血池内,表明骨巨细胞瘤是一种血管丰富的肿瘤。此外,还可有血管增生、中断、造影剂滞留、肿瘤血管、肿瘤染色和动静脉瘘等表现。

(2)CT 检查:平扫显示偏心性囊状膨胀性骨破坏区,骨壳完整或残缺,内为软组织肿块。尽管 X 线检查多无硬化周边,但在 CT 检查可见部分边缘硬化现象。病灶内为软组织密度结构和液性囊腔,可有致密清晰的骨性间隔,瘤体内缺乏钙化或骨化。可见囊内的液-液平面,液面下部较上部密度高,并随体位而改变。骨巨细胞瘤一般无骨膜反应,但病理骨折时可产生骨膜增生,一般为三角形或线状。腰骶椎巨细胞瘤的巨大分叶状组织肿块可伸入盆腔内。增强扫描实性区肿瘤组织明显强化或中度强化。

(3)MRI 检查:通常表现为膨胀性骨质破坏,肿瘤在 T_1WI 通常为低信号,因病变内有胶原纤维和含铁血黄素,T_2WI 为低到中等信号,当肿瘤较大时,因肿瘤出血坏死而导致信号不均匀。坏死区在 T_2WI 呈高信号,出血在 T_1WI 可呈高信号,偶可见液平面。MRI 检查对病变范围的确定优于 X 线和 CT 检查。

10.尤因肉瘤

尤因肉瘤是原发于骨的恶性肿瘤,是儿童和青少年的第二好发的恶性骨肿瘤,好发年龄为 10～25 岁,男女发病相近,男性略多于女性。全身骨骼均可发病,以四肢长骨多见,其中下肢骨约占 2/3,20 岁以下好发于长骨骨干,20 岁以上扁骨多见。扁骨中以髂骨和肋骨为多,脊椎的侵犯并非罕见,有些是继发于四肢的病变。肿瘤生长迅速，全身症状类似骨感染的表现，如发热、白细胞计数增多、局部软组织肿块。本病早期可发生骨骼、肺及其他脏器转移，以骨骼转移最多，有别于其他骨肿瘤。病理学上尤因肉瘤来源于骨髓内未成熟的间叶细胞或网状细胞，肿瘤剖面呈鱼肉样，因肿瘤生长快，常见出血和坏死，镜下可见小圆形瘤细胞，紧密排列，有时瘤细胞排列呈“假玫瑰”形状。

本病对放射线极为敏感，局部照射后，症状可显著改善，临床上常借助于其对放射治疗的敏感性与其他疾病鉴别。尤因肉瘤是高度侵袭性肿瘤，易复发、转移，以血行转移为主，最常见部位依次为骨、肺、肝脏。骨尤因肉瘤患者的预后差，3 年生存率为 30%。

(1)X 线检查：肿瘤多发生于骨干髓腔，骨质破坏轻微。常见病变区骨皮质基本完整，只见细小点状疏松时，即引起广泛多层骨膜反应或呈葱皮样骨膜反应，随诊 X 线检查可迅速出现软组织肿块包绕骨干。晚期可见肿块内有针状骨膜反应，并在肿瘤周围出现广泛均匀反应性骨增生硬化，这些征象与骨肉瘤很难鉴别，只有进行病理检查才能确定诊断。脊椎的尤因肉瘤可见于胸腰椎，通常累及 1～2 节脊椎。椎体呈溶骨性骨质破坏，塌陷变扁，或为一致性骨硬化，伴有轻度膨大。椎弓较少侵犯，椎间隙多正常，椎旁常伴软组织肿块。本病对放射治疗敏感，放射治疗后骨破坏区可见新骨生成。

(2)CT 检查：对于确定软组织肿块的大小、骨皮质的破坏、骨髓腔的完整性、有无转移、病理性骨折、骨膜新生骨的出现，以及显示肿瘤的组成成分均优于 X 线检查，能显示 X 线检查难以发现的骨皮质和骨髓腔的破坏。CT 检查显示软组织肿块密度通常不均匀，坏死或出血并不罕见，且坏死常为小灶性，无大块坏死出现，是本病软组织肿块的特点之一。

(3)MRI 检查：尤因肉瘤与骨肉瘤的 MRI 检查异常信号强度变化相似。T_1WI呈中低信号强度，与肌肉信号相似，可见垂直于骨干的线样低信号骨针。T_2WI 肿瘤呈不均匀高信号，肿瘤中若有出血或坏死则信号混杂。抑脂序列呈稍高于骨髓的信号。MRI 检查对于显示骨髓和骨外肿瘤组织边界最佳。

尤因肉瘤发生于椎体者，表现为椎体的溶骨性骨质破坏，在 T_1WI 呈均匀的低信号，T_2WI 呈高信号，极少部分为硬化性尤因肉瘤。椎旁的软组织肿块呈混杂的高信号，边界清楚。MRI 检查显示病变范围明显大于 X 线和 CT 检查所显示的范围，表明 MRI 检查对于尤因肉瘤骨髓浸润情况有明显的优势。MRI 动态增强扫描常表现为快升慢降型，即肿瘤早期就开始迅速增强，上升峰极陡，60～120 秒即达到高峰水平，然后保持平坦，3.5 分钟内未见明显下降曲线。由于骨尤因肉瘤早期就开始迅速增强，因此可以推测尤因肉瘤血液供应极为丰富。

（三）临床应用

1.骨瘤

X线检查是简单、高效、辐射相对较少的检查方法，可以有效检出病灶，尤其是多发病灶。但对病灶的详细定位及明确诊断仍是CT检查较有优势，尤其是病灶多位于颅面骨解剖结构复杂的部位时。同时，CT检查可以反映骨瘤的类型。对于瘤体较大、症状明显、需要外科干预的病灶，CT检查是术前准备不可或缺的检查方案。MRI检查对致密型骨瘤的诊断并无特别优势，对于松质型及混合型骨瘤的鉴别诊断可以起到一定帮助。同时，骨瘤需与下列疾病进行鉴别。

（1）脑膜瘤：发生于颅骨内板的肿瘤应注意与脑膜瘤鉴别，CT及MRI检查可直接显示脑膜瘤组织，脑膜尾征，增强后特征性的强化，易于鉴别。

（2）皮质旁骨肉瘤：两者均表现为附着于骨表面的高密度肿块。皮质旁骨瘤有光滑的边缘、边界清楚且密度均匀，而皮质旁骨肉瘤在边缘处有一密度降低带，且瘤体密度较骨瘤低且不太均匀。

（3）宽蒂的骨软骨瘤：皮质和宿主骨皮质相连续，其松质骨也与宿主骨髓腔相通。

（4）骨化性肌炎：X线检查特征表现为带状现象，病变中心为低密度的不成熟骨样组织，而病变边缘部为成熟的致密骨化带。偶尔可见病变与骨皮质黏合在一起，CT检查可以显示典型的带状现象。

2.骨样骨瘤

X线检查对于典型的骨样骨瘤可以显示特征性瘤巢，对于早期病变有时可以表现为正常或仅为非特异的皮质增厚。CT检查是评估骨皮质病变的理想检查方法，骨CT检查是诊断该病的主要手段。薄层CT扫描检查对显示瘤巢明显优于X线检查，能够确诊X线检查所不能诊断的可疑患者，尤其适用于关节囊内、脊柱等解剖结构复杂部位的病变。CT检查能清楚地显示瘤巢的大小、范围及其确切位置，以利于手术定位，保证瘤巢被完全切除。MRI检查对检出病灶有较高敏感性，但缺乏特异性，单纯依靠MRI检查容易产生误导，需要结合其他影像检查手段。同时，骨样骨瘤需与下列疾病进行鉴别。

（1）Brodie骨脓肿：好发于长骨干骺端，具有红、肿、热、痛等炎性症状，疼痛性质不同。骨质破坏区大，内钙化较少。

（2）硬化性骨髓炎：骨干皮质广泛增生致密硬化，无透亮瘤巢，疼痛常为间歇性。

(3)皮质型骨肉瘤:皮质型骨肉瘤X线检查的表现为皮质内骨质破坏,周围可包绕硬化带和瘤骨,透亮区内可见绒毛状密度增高影,病变骨皮质可轻度膨胀或不规则增厚。

3.骨母细胞瘤

CT为最佳影像学检查方法,X线检查可以显示病变的部位、有无硬化边及基质钙化,CT检查较X线检查定位更准确,尤其是位于脊柱的病灶,能够清楚地展示病变的全貌、具体部位、大小,有无基质钙化或骨壳,以及周围软组织情况。MRI检查在显示基质骨化和边缘硬化方面不如CT检查,但可以较好地显示病灶的强化程度、周围软组织受累及骨髓水肿情况。同时,骨母细胞瘤需与下列疾病进行鉴别。

(1)骨样骨瘤:病灶直径多<2 cm,周围反应性骨质增生明显,在瘤巢周围有广泛骨质硬化与骨膜新生骨形成。而骨母细胞瘤的病灶直径常>2 cm,膨胀较明显,骨质硬化较轻,强化明显。

(2)骨巨细胞瘤:多见于男性、青壮年(20~40岁),好发于骨端、骨突起部位,病变常贴近关节面呈偏心、膨胀性生长,无骨化、钙化,骨膜反应及骨质增生硬化少见。

(3)骨肉瘤:侵袭性骨母细胞瘤有时与骨肉瘤很相似,骨肉瘤骨膜反应较重,多为放射状或针状骨膜反应,周围软组织肿块较明显,且与周围软组织分界不清。

4.骨肉瘤

骨肉瘤的影像学诊断尽管方法很多、各具优缺点,但实际应用中仍应以X线检查为主,X线检查在该病诊断中仍起到重要作用,典型的病变X线检查表现非常具有特征性。CT检查在显示骨质破坏、肿瘤骨、骨膜反应的形态和软组织肿块等方面明显优于X线检查。MRI检查具有较高的软组织分辨率,能精确定位肿瘤的境界、范围,观察有无跳跃病灶,以及骺板、骨骺的受侵犯情况,是目前骨肉瘤术前临床分期的最有效检查手段。MRI增强检查是评价化学治疗效果及监测术后复发的有效手段,核素骨扫描可以提示跳跃病变的存在,以及多中心或全身转移病灶的信息,胸部CT检查用于检查肺转移。同时,骨肉瘤需与下列疾病进行鉴别。

(1)急性化脓性骨髓炎:临床上有感染、发热史。骨髓炎早期骨破坏模糊,新生骨密度低,骨膜反应轻微;晚期骨破坏清楚,新生骨密度高,骨膜反应光滑完整,软组织呈弥漫性肿胀,无瘤骨存在。CT增强扫描显示脓腔或骨膜下脓肿。

(2)软骨肉瘤:中心型软骨肉瘤有时与成软骨型骨肉瘤影像表现相似,但软骨肉瘤发病年龄多在 40 岁以后,症状较轻且一般不见瘤骨,而成软骨型骨肉瘤内或多或少可以发现瘤骨。

(3)尤因肉瘤:好发于长管骨的骨干,以广泛性虫蚀样骨质破坏和葱皮样骨膜反应为特征。发生于干骺部者易误诊为骨肉瘤,但尤因肉瘤的软组织肿块中不会出现骨化影。

(4)疲劳骨折:常有从事重复同一动作的工种或过度疲劳负荷的病史。好发于胫骨中上 1/3 交界处、第二跖骨、股骨下端和肋骨。影像学检查,尤其是 MRI 检查可见骨折线且髓腔内可见骨髓水肿,但不会出现骨髓取代。

(5)骨化性肌炎:易与皮质旁骨肉瘤混淆,骨化性肌炎可见成熟的骨结构,典型者呈蛋壳样外观,且多有外伤病史。

5.骨软骨瘤

典型的 X 线检查表现能明确诊断。位于长骨干骺端向外突出的骨性突起,病变的皮质骨和松质骨与“母骨”的相应结构相连。由于骨软骨瘤的特殊表现,容易在 X 线和 CT 检查作出诊断,MRI 检查可以直接显示骨软骨瘤软骨帽情况,对于判断骨软骨瘤恶变具有重要价值。同时,骨软骨瘤需与下列疾病进行鉴别。

(1)皮质旁骨肉瘤:骨表面突出的肿块,进行性增大,肿块紧贴或浸润皮质,沿骨表面生长,但不相通,股骨远端后方为常见且典型的好发部位。

(2)骨瘤:发生在骨表面者,呈高密度灶,有宽基底或蒂与宿主骨相贴,但不与母体骨的髓腔相通,且无软骨帽。

6.软骨瘤

X 线检查对指骨内生软骨瘤具有很高的诊断价值。对于无钙化的内生软骨瘤可做 CT 或 MRI 检查以除外骨囊肿。指骨内生软骨瘤应与指骨结核相鉴别。指骨结核病变中可发生干酪钙化,与指骨内生软骨瘤的钙化极其相似。但指骨结核骨破坏周围都有骨膜反应。软组织肿胀,也易侵犯关节,引起关节周围软组织肿胀。

7.软骨肉瘤

软骨肉瘤好发于中老年人的躯干骨,特征性表现为骨质破坏,多发环形、半环形、弧形或斑片状肿瘤基质钙化,非钙化部分 CT 检查呈低密度,MRI 检查上呈不均匀明显长 T_1、长 T_2信号(水样信号)。同时,软骨肉瘤需与下列疾病进行鉴别。

(1)内生软骨瘤:好发于手、足短管状骨,呈中心膨胀性生长,骨皮质变薄,有硬化边,骨内膜扇贝性压迹的深度一般不超过骨皮质厚度的 2/3。

(2)骨肉瘤:好发于青少年长骨干骺端,影像学特征为骨质破坏、瘤骨和软组织肿块,常可见 Codman 三角。

(3)骨巨细胞瘤:好发于长骨骨端,呈横向膨胀性生长,其内可见纤细骨嵴形成的皂泡样分隔,易与透明细胞型软骨肉瘤混淆。

8.骨纤维肉瘤

低度恶性者呈局限性溶骨性骨破坏,可有硬化边和死骨。高度恶性者肿瘤生长活跃,骨皮质受累,周围伴软组织肿块。骨纤维肉瘤需与下列疾病进行鉴别。

(1)骨巨细胞瘤:多位于长骨骨端关节面下,呈偏心、膨胀性骨质破坏。

(2)转移瘤:好发于老年人,可有原发恶性肿瘤病史,发生于长骨典型者位于骨干,呈单纯性溶骨性骨质破坏,少有骨膜反应,周围软组织肿块相对较小。

(3)骨肉瘤:好发于青少年长骨干骺端,常见瘤骨、骨膜三角和软组织肿块。

(4)尤因肉瘤:好发于青少年长骨骨干,溶骨性骨质破坏常伴有葱皮样骨膜反应。发生于髂骨者常形成巨大软组织肿块,这与相对较少或较轻的骨质破坏不相称。

9.骨巨细胞瘤

骨巨细胞瘤是一种低度恶性或潜在恶性的肿瘤,因其生物学行为复杂,有一定的侵袭性及复发率,早期诊断和及时治疗非常重要。膨胀性骨质破坏及残存骨嵴是骨巨细胞瘤比较典型的影像学表现。实性成分在 MRI 检查 T_2WI 呈等信号、低信号是骨巨细胞瘤较有特征性的影像学表现。

发生于四肢骨的骨巨细胞瘤需要与软骨母细胞瘤、骨母细胞瘤、骨囊肿及动脉瘤样骨囊肿进行鉴别。软骨母细胞瘤多发生于骨骺,骨质破坏区边缘硬化,内多伴有钙化。骨母细胞瘤发生于干骺端,周围骨质硬化,破坏区内有钙化。骨囊肿多沿着骨干长轴,在 T_2WI 呈明显高信号。原发脊柱炎多发生于干骺端,MRI 检查可见液-液平面,病变内无明显实性成分。发生于脊柱的骨巨细胞瘤需要与动脉瘤样骨囊肿、骨母细胞瘤、浆细胞瘤及转移瘤鉴别。脊柱炎多位于附件区,呈膨胀性改变,MRI 检查多可见到典型的液-液平面。骨母细胞瘤也可呈膨胀性改变,边界清晰,位于附件,周围多可见反应性硬化,骨质破坏区内可见斑点及斑片状钙化。浆细胞瘤多见于年龄超过 60 岁的患者,骨质破坏区内的骨嵴多较短小,浆细胞瘤在 MRI 检查的信号可与骨巨细胞瘤相似,但浆细胞瘤信号往往均匀。转移瘤也多见于老年人,有原发肿瘤的病史,在 T_2WI 呈稍高信号。

10.尤因肉瘤

尤因肉瘤是儿童和青少年第二好发的骨内恶性肿瘤,对放射线极为敏感。病变区可见多层骨膜反应或呈葱皮样骨膜反应,软组织肿块内可有坏死或出血,且坏死常为小灶性,无大块坏死出现,MRI 检查对于显示骨髓和骨外肿瘤组织边界最佳。

儿童脊柱结核的病变可起于椎体中心,早期可累及 1～2 个椎体,且无椎间隙变窄,与尤因肉瘤难以鉴别。如有椎间隙变窄,则提示为结核病,如有椎旁脓肿,T_2WI 为均匀的高信号,而尤因肉瘤的椎旁软组织肿物为不均匀高信号。椎体尤因肉瘤可表现为扁平椎,椎体变扁,X 线检查上密度较高,在一定时间内椎间隙正常,与椎体嗜酸性肉芽肿和椎体骨软骨炎所致的扁平椎表现相似,但骨软骨炎可出现相当程度的再生。

六、维生素 D 缺乏症

(一)概述

维生素 D 缺乏症是由于维生素 D 及其代谢产物缺乏而引起的钙、磷代谢障碍性疾病,发生在儿童时称为佝偻病。

维生素 D 缺乏性佝偻病是婴幼儿常见的慢性营养缺乏性疾病,多见于 3 岁以下的婴幼儿,以 6 个月至 1 岁最多见。常造成儿童生长发育迟缓、骨骼畸形和神经、肌肉等组织器官的功能异常。常见的致病原因包括饮食中缺乏维生素 D、日光照射不足、对维生素 D 需要量增加,如未成熟婴儿,长期患病妨碍维生素 D 吸收者,如慢性呼吸道感染和胃肠道疾病等。

病理改变多出现于生长旺盛的干骺端及骨膜下部位,如腕、踝、膝和肋骨前端等处。主要改变为骨骺和骨骺板的软骨内化骨过程障碍,成熟软骨细胞不能进行正常的钙盐沉着,导致肥大的软骨细胞技术增多、堆积,排列紊乱。大量的类骨组织堆积,使骺板增宽,先期钙化带不规则、模糊或消失,此区又称为佝偻病中间带。当增殖的软骨细胞团突向干骺端,导致干骺端膨大,呈杯口状内凹变形。骨干骨质变软,骨小梁表面覆被钙化不足或未钙化的类骨质,骨皮质外层骨膜下新骨不能形成,易弯曲变形。

早期临床表现为患儿易激惹、睡眠不安、夜惊及多汗等神经精神症状,之后出现肌肉松弛,肝脾肿大,出牙迟缓等。查体可见颅骨囟门加大或闭合延迟(多超过 1 岁半)、出牙晚、方形颅、颅骨软化、枕秃(尤以 6 个月以内的小儿为著),肋骨前端膨大呈“串珠状”、哈里森沟、鸡胸。腕及踝部形成“手镯”“脚镯”样畸形，双下肢可呈“O 形”或“X 形”等。重症者免疫功能降低，易并发肺炎、腹泻、贫血及脑发育障碍。

(二)影像学检查

X 线检查是维生素 D 缺乏症的主要检查方法。

1.活动期

(1)先期钙化带不规则、模糊且变薄，随后变平或轻度凹陷。随病变进展，骺板和干骺端明显增宽，中央部凹陷呈杯口状。干骺端骨小梁模糊、粗糙、紊乱呈毛刷状，该处骨皮质模糊或消失。早期以腕关节尺骨远端明显。

(2)骨骺出现迟缓，形状小，密度低且不规则，骨骺边缘模糊。

(3)骨骺与干骺端的距离增大，因骨骺板不断增生的软骨不能化骨所致。

(4)干骺端两侧可出现骨刺，由骨端皮质向干骺端方向延伸的结果。

(5)长骨骨干因骨膜下有钙化不全的类骨质而边缘显示模糊。

(6)全身骨质密度降低，骨皮质变薄，骨小梁稀疏且模糊。承重长骨弯曲变形，出现膝内翻或膝外翻等。重症佝偻病患儿也可在股骨颈、耻或坐骨、肩胛骨、长骨骨干出现假性骨折线。

(7)颅缝增宽、颅骨囟门闭合延迟、颅骨骨质疏松。

(8)胸廓变形呈“鸡胸”状及肋骨前端膨大形成“串珠肋”。

2.修复期

(1)干骺端先期钙化带重现呈致密线状影，边缘清晰、整齐，表现为在毛刷状远端出现新的先期钙化带，呈双层状。

(2)骨骺骨化中心相继出现。

(3)骨骺与干骺端距离变窄，骨质密度逐渐恢复正常。

(4)长骨骨干弯曲侧皮质增厚和干骺端膨大可长期存在。

(三)临床应用

X 线检查为维生素 D 缺乏症的主要检查方法。同时，维生素 D 缺乏症还需与下列疾病进行鉴别。

1.先天性甲状腺功能低下

患儿智力低下，呈特殊面容。常在出生 3 个月后出现生长发育迟缓，身材矮小、前囟大而闭合延迟、出牙晚、神情呆滞、腹胀、便秘等。测定血清促甲状腺激素及甲状腺素低下易鉴别。

2.软骨发育不全出

患儿出生时即可见四肢短粗、头大、前额突出、腰椎前突、臀部后突等特殊体态，并无骨质软化征象。患儿具有腰椎椎弓根间距自上而下逐渐减小、胸腰段椎体呈喙样突出、坐骨大切迹变短等典型影像改变。

3.肾性佝偻病

(1)低血磷抗维生素D佝偻病：先天性显性遗传性疾病。血磷水平明显降低，血清碱性磷酸酶水平升高，尿磷水平升高，血钙水平多维持在正常或偏低，尿钙水平正常。对常规维生素D治疗剂量无效。

(2)肾小管性酸中毒：患儿身材矮小，骨骼明显变形。骨骼影像学表现虽与维生素D缺乏症有诸多相似之处。但患儿有代谢性酸中毒，多尿，碱性尿，血钙、血磷、血钾水平升高均降低，血氯水平升高，常有低血钾症状出现，有助于两者的区分。

(3)维生素D依赖性佝偻病：本病为常染色体隐性遗传。可分为两型：Ⅰ型因肾脏1-α羟化酶缺陷，Ⅱ型因靶器官1,25-$(OH)_2D_3$受体缺陷而发病。临床表现为重症佝偻病，血清钙磷水平升高，碱性磷酸酶升高明显升高，并继发甲状旁腺功能亢进。Ⅰ型患儿可有高氨基酸尿，Ⅱ型患儿的重要特征为脱发，均易与维生素D缺乏症相鉴别。

第六章 妇科疾病

一、急性盆腔炎

(一)概述

急性盆腔炎是女性上生殖道及其周围组织发生的感染性疾病,主要包括子宫内膜炎、急性输卵管炎、输卵管积脓、卵巢周围炎、输卵管卵巢脓肿、急性盆腔腹膜炎等非特异性炎性疾病,其中输卵管卵巢脓肿破裂为妇科急症。临床表现为持续性下腹部疼痛、子宫压痛、白带增多或脓性白带、发热,以及白细胞计数增多等症状。

(二)影像学检查

1.CT 检查

输卵管或卵巢脓肿表现为子宫旁或附件区囊性包块,呈单房或多房,与周围组织结构粘连,囊壁较厚,内有间隔;增强扫描囊壁及间隔明显强化,多房者呈蜂窝样表现。输卵管积脓时,管腔扩张,呈腊肠样管状影,中央密度低,增强扫描管壁强化。子宫积脓时,宫腔扩张,如子宫壁菲薄、不整等,提示穿孔的可能。

2.MRI 检查

输卵管或卵巢脓肿表现为子宫旁或附件区囊性或囊实性包块,形态多样,单房或多房状、蜂窝状、串珠状及腊肠样改变。扩张的输卵管腔内炎性细胞、坏死组织和蛋白质等大分子物质由于重力作用发生沉积,与脓液形成液-液分层,T_2WI 显示清晰。脓肿壁因炎性浸润而增厚。脓肿形成早期其内容物富含多种炎性细胞、坏死组织和蛋白质的黏稠液体,水分子弥散受限,脓液于弥散加权成像序列呈明显高信号。增强后囊壁呈厚壁强化,其内可见不全分隔。输卵管或卵巢脓肿易导致盆腔炎症,边缘轮廓模糊,并出现不同程度的盆腔积液。

3.超声检查

不同部位的炎症超声表现不同。

(1)急性子宫内膜炎、子宫肌炎:子宫体积略增大,轮廓模糊,肌层回声减低、不均匀。子宫内膜增厚,回声减低,严重时宫腔内见无回声区,内可见点状及不规则小片状低回声，为宫腔积脓，有时可见脓液碎屑形成的液平分层征。彩色多普勒血流成像显示炎症区血流较丰富。

(2)急性输卵管卵巢炎、输卵管积脓、输卵管卵巢脓肿：炎症较轻时，一侧或双侧附件区见条索样迂曲的中低回声区，边界模糊；卵巢轻度增大，实质回声减低。炎症加重后，输卵管管腔积脓或附件区见不规则混合回声包块，其内可见稀疏或稠密或分层的细点样等，弱回声，管壁不均匀增厚，边界模糊不清，呈纺锤样、腊肠样、不规则节段样改变。炎症累及卵巢，有输卵管卵巢囊肿形成时，附件区可见中低回声包块，内部可见无回声区，边界不清，输卵管及卵巢分辨不清。

(3)急性盆腔腹膜炎：除上述声像图特征外，腹盆腔内见较多的液性暗区，多集中在盆腔内包绕在子宫周围，形成无回声或低回声带。盆腔脓肿形成时，子宫直肠陷凹内可见点状或条带状回声。

(三)临床应用

急性盆腔炎临床表现多有发热，可达 38 ℃以上，有时伴发冷寒战。下腹部持续疼痛，白带多呈脓性；阴道后穹隆穿刺抽出淡黄色液体，化验为渗出液；人绒毛膜促性腺激素阴性。妇科检查时，子宫有压痛；当炎症蔓延到输卵管、卵巢时，附件区有压痛、增厚或包块形成。超声为首选检查方法，CT 及 MRI 检查的诊断准确率也较高。同时，急性盆腔炎应与下列疾病相鉴别。

1.陈旧性宫外孕

陈旧性宫外孕以停经史、下腹疼及阴道出血为主要症状，实验室检查人绒毛膜促性腺激素阳性，阴道后穹隆穿刺抽出暗红色不凝血。

2.子宫内膜异位症

子宫内膜异位症患者有痛经史，无发热，血常规检查白细胞计数不增加。子宫体积增大明显或以前后壁局部增厚为主。伴有一侧或两侧附件区巧克力囊肿时，超声见细密光点，MRI 检查呈短 T_1 及长 T_2 高信号，CT 及 MRI 增强扫描明显强化；其大小随月经周期变化。

3.卵巢肿瘤

恶性卵巢肿瘤侵犯子宫及子宫旁组织时，显示附件区肿块、边界模糊不清、形态不规则、与子宫分界不清，常伴有大量腹水。超声同侧卵巢显示不清，彩色多普勒血流成像血流信号丰富。

二、葡萄胎

(一)概述

葡萄胎因妊娠后胎盘绒毛滋养细胞增生、间质水肿，而形成大小不一的水泡，水泡间借蒂相连成串，形如葡萄而名之，也称水泡样胎块，是一种良性的绒毛病变。可发生于生育期任何年龄，多数发生在21～40岁，偶见于绝经期。围绝经期的患者由于月经周期的紊乱，葡萄胎的临床症状多不典型，易被忽视。

葡萄胎的确切病因尚不明了，一般认为与营养障碍(特别是叶酸缺乏)、感染(尤其是病毒感染)、遗传、内分泌失调、孕卵缺损和免疫功能障碍等因素有关。＜20岁或＞40岁的女性发病率显著升高，前次妊娠有葡萄胎史也是高危因素。

葡萄胎可分为完全性和不完全性，完全性葡萄胎胎盘绒毛全部受累，无胎儿及其附属物，宫腔内充满较圆的囊泡；部分性葡萄胎仅部分胎盘绒毛发生水泡状变性，宫腔内有存活或已死的胚胎。

临床表现为停经后阴道流血、腹痛和妊娠中毒症状等。妇科检查发现子宫异常增大、变软。也有少数子宫和停经月份符合或小于停经月份者，可能有2种原因：①绒毛水泡退变呈萎缩状，停止发展，形成稽留性葡萄胎。②部分水泡状胎块已排出，使子宫体缩小，形成葡萄胎不全流产。血清人绒毛膜促性腺激素水平明显升高。

(二)影像学检查

1.CT 检查

葡萄胎表现为子宫体积增大，子宫腔扩大，宫腔内见多发小圆形囊样低密度灶，并聚集成团状，子宫壁厚薄不均，增强扫描囊样病变分隔见强化。

2.MRI 检查

子宫体积增大，子宫腔扩大，内见多发 T_1WI 低信号、T_2WI 高信号的小囊样病变及较均匀纤细分隔，呈典型蜂窝状或葡萄状，病变包膜完整，子宫内膜信号连续，肌层受压变薄。弥散加权成像显示肿块内蜂窝状或葡萄状结构呈低信号。增强扫描纤细分隔均匀强化，囊性部分无强化。

3.超声检查

(1)子宫增大，多大于停经月份。

(2)典型葡萄胎：宫腔内充满低到中等强度、大小不等的光点，其间夹杂很多小暗区，直径2～10 mm，似蜂窝状是葡萄胎主要的超声所见。

(3)不典型葡萄胎:子宫内充满不均质的密集光点、并见因宫腔出血形成的片状或不规则边缘模糊的无回声暗区。深压探头在暗区外见少许类似蜂窝状的小圆形液性暗区,放松探头(轻压)小圆形暗区消失。

(4)部分性葡萄胎合并妊娠:宫腔大部分充满较密集光点,其间夹杂不规则小液性暗区。异常胎盘与正常结构胎盘所占比例不定,但有一定分界,并显示胎儿肢体及羊膜腔,胎儿可为活胎或死胎。

(5)葡萄胎合并黄素囊肿:葡萄胎合并黄素囊肿发生率较高,占25%~60%。子宫旁常见双侧或单侧、大小不等、多房的囊性包块,少数黄素囊肿呈单房囊肿。

(6)弥散加权成像:完全性葡萄胎显示子宫动脉呈低阻高流速改变,但在部分性葡萄胎患者中子宫血流改变有时不明显。宫腔内的蜂窝状回声中无血流,是良性葡萄胎和恶性妊娠滋养细胞肿瘤的重要区别点。

(三)临床应用

超声检查是诊断葡萄胎的最佳影像学检查方法,MRI检查也可清晰地显示葡萄状多发囊性信号,但费用较高。CT检查显示多发囊性低密度,不及超声、MRI检查清晰。超声检查葡萄胎需要与下列疾病鉴别。

1.过期流产

约30%过期流产患者的胎盘绒毛组织发生水泡样变,与部分性葡萄胎声像图上极为相似,且两者均有停经史及阴道不规则出血,有时难以鉴别。胎盘水泡样变是一种胎盘的退行性改变,超声显示胎盘绒毛内水泡样回声,较为稀疏,常偏向宫腔一侧,宫腔内也常见杂乱回声或停止发育的胚胎。彩色多普勒血流成像对于鉴别两者有重要意义,胎盘水泡样退行性变超声显示水泡样组织及其旁可见较为丰富的血流,部分性葡萄胎肌层及宫腔组织内无明显血流或仅见稀疏星点状血流。另外,结合血清人绒毛膜促性腺激素结果,有助于鉴别。葡萄胎血清人绒毛膜促性腺激素水平显著升高,过期流产血清人绒毛膜促性腺激素水平升高程度较低。该病确诊需进行病理检查。

2.子宫内膜重度增生

子宫内膜重度增生时宫腔占位明显,但宫壁无明显变薄或侵袭,蜂窝状结构分布相对均匀,其中有丰富的血流。较大的葡萄胎常致宫壁明显变薄,侵袭宫壁时蜂窝状结构边界不清晰,周围及中间均可见不规则片状积血;血流分布常位于蜂窝状结构的周边,中央血流较少。

三、子宫肌瘤

(一)概述

由于子宫颈间质内含极少量平滑肌,原发的宫颈平滑肌瘤并不常见,宫体肌瘤与宫颈肌瘤之比为 12∶1。宫颈肌瘤多单发,多发生在宫颈后唇,也有发生在前唇或侧方者。子宫肌瘤多位于宫颈壁内或向外突出或悬垂入阴道内,常无症状,也可出现阴道流血或分泌物增多,病变较大时可出现邻近脏器的压迫症状。

(二)影像学检查

子宫肌瘤的影像学诊断方法主要包括超声及 MRI 检查,偶尔会用到 CT 检查。超声检查是诊断子宫肌瘤的常用方法,具有较高的敏感性和特异性;但对于多发性小肌瘤(如直径 0.5 cm 以下)的准确定位及计数还存在一定的误差。MRI 检查能发现直径 0.3 cm 的肌瘤,对于肌瘤的大小、数量及位置能准确辨别,是超声检查的重要补充手段;但费用高,并且如果有宫内节育器时会影响对黏膜下肌瘤的诊断。CT 检查对软组织的分辨能力相对较差,对肌瘤的大小、数量及部位特异性略差,一般不用于子宫肌瘤的常规检查,但能显示有无肿大的淋巴结及肿瘤转移等。

1.超声检查

超声检查时肌瘤多呈类圆形或椭圆形低回声的实性结节,单发或多发,大多界限清楚。较大肌瘤的内部回声不均,可见片状低回声。肌瘤周围有较清晰的直条状血流,同时还表现为半环状、环状及弓状血流信号,肌瘤实质内可有稀疏或丰富点状、短线状、细条状和小分支血流或无血流信号。在子宫腺肌病时,超声检查影像与子宫肌瘤不同,显示肌壁弥漫性增厚,病变回声不均且边界不清。经阴道超声检查最常用。但对超出盆腔的肿物、肥胖及无性生活的女性,适用传统的经腹壁超声检查。经直肠超声检查可用于不宜行经阴道超声的患者,如阴道出血、阴道畸形、阴道萎缩、阴道脱垂及无性生活的女性。三维超声的图像逼真,能明确肌瘤与子宫内膜及肌壁的关系,对肌瘤大小的估测值也较二维超声更可靠,对较小的黏膜下肌瘤诊断敏感性更佳,但费用较高。腹腔镜超声是配合腹腔镜手术的一种新的检查途径,可帮助术者确定最佳的子宫肌层切口位置,并有助于发现直径 0.5 cm 左右的小肌瘤。

2.MRI 检查

MRI 检查具有软组织分辨率高、空间三维成像等优点,能清楚地显示肌瘤的数量、大小、位置及与宫腔的关系,特别是对于多发性及较小的子宫肌瘤。子宫肌瘤的 MRI 信号特征是 T_1 加权成像信号强度与正常肌层相似，在 T_2WI 为很低的信号；伴坏死、液化或玻璃样变性时，可表现为 T_2WI 高信号；伴出血时，T_1WI、T_2WI 均表现为不均匀高信号。对于血管内平滑肌瘤、富于细胞平滑肌瘤等特殊类型子宫肌瘤与子宫肉瘤的鉴别诊断具有一定的意义。

（三）临床应用

超声检查是诊断宫颈肌瘤的首选方法，＞1 cm 的宫颈肌瘤经腹部超声即能诊断，＜1 cm 的宫颈肌瘤需行经阴道超声进行诊断。CT 检查很少用于宫颈肌瘤的诊断，MRI 检查因为可以多方位、多序列显示病变，对宫颈肌瘤的检出率较高，可作为超声的补充检查方法，适用于超声不易确定的宫颈肌瘤诊断。

超声图像上较小的宫颈肌瘤需要与宫颈囊肿鉴别，前者为实性，内有细小星点状血流信号；后者为囊性，内部无血流信号。但部分宫颈囊肿内黏液呈密集的点状回声，类似实性，而小宫颈肌瘤内血流信号不明显，需注意两者的鉴别诊断。由于子宫颈管较紧，宫颈肌瘤多数位于宫颈肌壁间或向外突出，很少位于子宫颈管内；位于子宫颈管内的多数是宫颈息肉或子宫黏膜下肌瘤突入子宫颈管内，前者回声偏高，后者可探及瘤蒂。另外，宫颈肌瘤需与宫颈癌进行鉴别，宫颈肌瘤多数位于宫颈肌壁间或向外突出，边界清晰，内有星点状血流信号。宫颈癌多数首发于子宫颈管内或子宫颈管外口，逐渐向外侵犯，回声偏低而无明显边界，病变内血流较丰富。

四、宫颈癌

（一）概述

宫颈癌是发生于子宫颈的上皮性恶性肿瘤，居女性恶性肿瘤的首位，占女性生殖系统恶性肿瘤的 58%～93%。平均发病年龄为 50 岁，20 岁以下罕见。宫颈癌多发生于鳞状上皮和柱状上皮交界的移行区，常见的病理类型包括鳞癌（约 70%）、腺癌（约 20%）、腺鳞癌（约 10%）等。宫颈癌临床分期标准明确，直接蔓延和淋巴转移是宫颈癌最常见的扩散和转移方式。患者早期多无症状，或仅有类似宫颈炎症状；中晚期宫颈癌多表现为不规则阴道出血、阴道分泌物增多和疼痛。

（二）影像学检查

1.CT 检查

宫颈癌早期，病变呈等密度，宫颈大小正常，CT 检查无法显示。随病变进展，宫颈增大，并出现软组织肿块，呈低信号或等密度，或呈高低混杂密度，边缘不清。较大肿块中心可发生缺血坏死呈低密度。增强扫描肿块多呈不均匀强化。部分病灶由于坏死或之前行宫颈活检，肿块内可含有气体。CT 检查可显示宫颈癌继发的宫腔积液，呈低密度。

宫颈癌晚期可侵犯子宫、宫旁组织、阴道，并可累及膀胱、输尿管、直肠，向两侧扩散至盆壁。阴道侵犯表现为阴道前后穹隆消失，阴道壁增厚。子宫旁侵犯表现为子宫颈边缘模糊，子宫旁脂肪层消失，密度增高，并出现软组织肿块，但需与子宫旁炎症鉴别。肿瘤侵及盆壁可表现为梨状肌和闭孔内肌增大，局部见软组织肿块，髂血管被包绕，管腔变窄，盆壁骨质破坏。膀胱和直肠侵犯表现为两者与子宫颈间脂肪层消失，膀胱或直肠壁出现结节样增厚、腔内肿块，有时可见子宫颈与膀胱、直肠间内瘘形成，子宫腔内出现气体密度。

2.MRI 检查

宫颈癌 MRI 检查形态学表现与 CT 检查相似，表现为子宫颈增大，其正常解剖结构层次模糊、中断，见类圆形或不规则形肿块。T_1 WI 呈稍低信号或等信号，T_2 WI呈略高信号，增强扫描呈不均匀轻度强化。MRI 检查易于诊断肿块是否合并坏死和出血。宫颈癌于 T_2 WI 序列呈高信号，与正常宫颈基质的低信号及宫旁脂肪的明显高信号形成良好的对比，因此 T_2 WI 序列对于宫颈癌分期具有重要价值。病变侵及宫旁或盆腔内脏器时，表现为局部脏器壁增厚，脂肪界面消失，并见不规则肿块。

3.超声检查

宫颈癌早期病变小，声像图无明显异常。中期通过经阴道超声检查可见子宫颈管或宫颈外口周围回声偏低，边界不清晰，内血流信号正常或较丰富。晚期宫颈癌表现为子宫颈增大，外形不规则，失去正常的结构层次，子宫颈内见不规则形、不均质包块，边界不清晰，内以低回声为主，可有光斑，后方回声衰减。子宫颈阻塞时，可出现宫腔积液或积脓。包块向上侵及宫壁，向外侵及宫旁组织。彩色多普勒血流成像宫颈肿瘤内见星点状血流信号。

(三)临床应用

宫颈癌临床症状无特异性，确诊主要依靠宫颈刮片细胞学检查或宫颈活检，影像学检查的主要目的在于了解宫颈癌浸润、转移情况和术前分期。

对于宫颈癌的诊断，超声为首选的影像学检查方法，可对大部分晚期宫颈癌作出正确诊断。经阴道超声检查可检出部分中期宫颈癌。多层螺旋 CT 薄层扫描及多平面重组因具有较高的空间分辨率及各向同性的特点，可多方位显示病变形态及其与周围结构的关系，在显示淋巴结转移及病变周围脂肪组织浸润方面具有优势。MRI 检查由于具有较高的软组织分辨力和多方位、多序列成像等特点，在评价肿瘤浸润深度、判断宫旁侵犯及淋巴结转移等方面优于 CT 检查，在判断宫颈癌术后、放射治疗后复发方面具有超声和 CT 检查不能比拟的优越性。

宫颈癌需与宫颈肌瘤鉴别。宫颈癌多首发于子宫颈管内口或子宫颈管外口，边界不清，向外侵犯周围脂肪组织，回声偏低而无明显边界，病变内血流较丰富；密度或信号不均匀，弥散加权成像序列显示病变呈高信号；CT 及 MRI 增强扫描呈不均匀明显强化。宫颈肌瘤多数位于宫颈肌壁间或向外突出，边界清晰，密度或信号均匀，弥散加权成像序列显示等信号或略高信号；CT 及 MRI 增强扫描呈均匀中度强化；内有星点状血流信号。

五、原发性输卵管癌

(一)概述

原发性输卵管癌是女性生殖系统较罕见的恶性肿瘤，占女性生殖系统恶性肿瘤的 0.2%～1.6%，超过 60%的输卵管癌发生于绝经后女性。发病原因尚未明了，由于患者多伴有慢性输卵管炎或过去有急、慢性输卵管炎的病史，因此推断慢性输卵管炎可能与输卵管癌发病有关。原发性输卵管癌早期诊断困难，5 年生存率约为 40%。输卵管癌早期无症状或症状不典型，随着病变的发展，典型者可出现三联征，即阴道排液与出血、腹痛、盆腔肿块。原发性输卵管癌在组织学上绝大多数是浆液性腺癌，偶尔也可发生子宫内膜样癌、透明细胞癌、鳞癌、移行细胞癌、腺鳞癌、绒毛膜上皮癌等。原发性输卵管癌可通过血行、种植和淋巴结转移，晚期可以出现血性腹水。

(二)影像学检查

1.CT 检查

原发性输卵管癌 CT 检查表现为盆腔附件区实质性或囊实性肿块，可呈腊肠形或团块状，或表现为管壁的结节状突起。有时肿块周围见输卵管积液包绕，密度不均匀。当肿瘤沿输卵管浸润生长，引起输卵管壁增厚。伴有输卵管明显迂曲和积水时，其管状形态不易辨认，常表现为附件区椭圆形或形态不规则的囊实性混合包块。输卵管癌向外侵犯突破浆膜层累及卵巢和阔韧带时，边界常不清楚，盆腔内常见不规则等低密度影及散在钙化灶，增强后轻中度不均匀强化。

2.MRI 检查

MRI 检查具有软组织分辨率高，多方位成像等优点，能清晰地显示肿瘤与周围组织的毗邻关系及原发性输卵管癌继发的输卵管积水，相对 CT 检查有一定优势。相比其他盆腔软组织肿瘤，输卵管癌实性或囊实性肿块信号无特异性。肿瘤于T_1WI呈低信号，T_2WI 信号多不均匀，囊性部分呈明显 T_2WI 高信号，实性结节为 T_2WI 稍高信号。增强扫描肿瘤实质部分强化。

3.超声检查

原发性输卵管癌表现为附件区腊肠形或不规则形囊性、实性或囊实性肿块。囊性肿块囊壁厚薄不一，可伴有囊壁结节；实性肿块回声不均质；囊实性肿块以实性部分为主，部分为囊性。彩色多普勒血流成像显示肿块的实性成分及囊壁结节内血流信号丰富，且分布不规则，血管阻力指数较低。部分肿块内有动静脉短路、微动脉瘤等血流改变特征。卵巢形态完整，如果发生卵巢转移，则卵巢形态发生变化。

(三)临床应用

早期局限在输卵管的原发性输卵管癌多呈腊肠形或管状，见软组织结节，边界尚清晰，与周围分界清楚，超声、CT，以及 MRI 影像学检查诊断率较高。当肿瘤累及浆膜，侵犯卵巢、子宫等周围脏器时，肿块形态不规则，边界不清楚，影像学定位诊断的准确性降低。输卵管癌征象不典型者需要与卵巢肿瘤、子宫浆膜下肌瘤或阔韧带肌瘤、附件脓肿等相鉴别。

1.卵巢癌

卵巢癌为囊实性肿块，直径多超过 5 cm，囊内有分隔，囊壁分隔厚度不均匀；实性肿块常有坏死，强化明显，可出现盆腔转移及侵犯。卵巢癌较少呈现迂曲管状形态，一般无阴道排液及绝经后阴道流血症状。

2.子宫浆膜下肌瘤或阔韧带肌瘤

子宫浆膜下肌瘤或阔韧带肌瘤呈圆形或椭圆形实性肿块，边界清晰，基底与子宫相连，可呈宽基底或窄基底。肿瘤于 T_1WI、T_2WI 均呈低信号。大的肌瘤常变性坏死，但子宫肌瘤强化方式及强化程度与子宫肌层相似。

3.输卵管积水

输卵管积水表现为附件区腊肠形囊性低密度，边界清楚，但无软组织结节。

4.输卵管积脓

输卵管积脓表现为输卵管扩张积液，呈梭形或管形，壁均匀增厚，无壁结节及腔内肿块。磁共振弥散加权成像序列显示液体弥散受限呈高信号是脓液特点，有助于诊断。

5.输卵管卵巢脓肿

输卵管卵巢脓肿为附件区多房性混杂密度肿块，和周围分界不清，CT及MRI增强扫描脓肿壁及分隔强化明显，弥散加权成像序列有助于诊断。另外，患者多伴有发热等全身症状也有助于鉴别诊断。

六、卵巢肿瘤蒂扭转

（一）概述

卵巢肿瘤蒂扭转是妇科常见急腹症之一，可发生于任何年龄，以年轻女性多见。临床表现为急性持续性下腹痛，常伴恶心、呕吐。扭转的蒂由骨盆漏斗韧带、卵巢固有韧带、输卵管及卵巢输卵管系膜组成，其中包括子宫动脉、静脉、附件及卵巢分支。卵巢肿瘤蒂发生急性扭转后，首先是蒂内静脉回流受阻，瘤内高度充血以致出血，肿瘤迅速增大，继而循环中断，动脉血流受阻，瘤组织发生坏死或梗死，周围腹膜发生炎性反应。

根据扭转的程度分为不完全性扭转和完全性扭转。卵巢囊性肿瘤所致的蒂扭转明显多于实性肿瘤，且好发于瘤蒂长、中等大小、活动度大、重心偏于一侧的肿瘤，右侧多于左侧。由于血管蒂沿其中轴发生顺时针或逆时针旋转，导致动脉、静脉、淋巴回流受阻，卵巢肿瘤广泛水肿，甚至出血、坏死、破裂及感染等。

（二）影像学检查

1.CT检查

CT检查表现为子宫旁或附件区囊性、囊实性肿块，即原发囊性病变及扭转的蒂，后者由系膜、韧带及输卵管组成。病变自卵巢肿瘤连至子宫，表现为肿块与子宫间蒂样软组织密度。平扫示囊壁密度增高，囊壁厚薄不均、毛糙，肿块内出血时密度增高，合并出血梗死时，增厚的囊壁及扭转的蒂密度增高，增强扫描示扭转肿瘤的实性成分、囊壁及附件区密度增高处无明显强化。CT检查可表现为漩涡征，是蒂扭转的特异征象，其他表现如同侧附件增粗、出血、盆腔积液、子宫受牵拉向患侧移位。

2.MRI检查

MRI检查多方位成像有利于清晰地显示扭转蒂与瘤体及子宫相连。肿瘤T_1WI多为低信号，T_2WI信号增高，典型表现为漩涡征或靶征。T_1WI脂肪抑制有利于显示扭转蒂内出血灶。

3.超声检查

卵巢肿瘤蒂扭转的超声表现可因扭转的时间及程度不同,表现也不尽相同。患侧卵巢增大,并于附件区见囊性或囊实性包块,囊壁较厚、水肿,部分呈双边征。囊内可见细密光点或不规则光团,囊性包块多中等大小,位置偏高,多位于腹正中线及子宫前方。扭转的蒂部回声杂乱,呈实质性肿块回声,可呈漩涡状、靶环样、蜗牛壳样改变,边界不清,与原来囊肿声像图表现为一囊一实双肿块图像;囊肿根部彩色血流减少或消失,可有不同程度的血管扩张。患侧探头触痛试验阳性,腹腔、盆腔内有时可见液性暗区。经阴道超声卵巢肿瘤蒂扭转检出率明显高于经腹部超声,特别是彩色多普勒血流成像对动静脉血流的显示,对判断卵巢功能是否可恢复有较大价值。

(三)临床应用

突发急性或亚急性下腹部疼痛,伴有恶心、呕吐甚至休克,体检时触及盆腔内近中线处较大肿块,有压痛、反跳痛,首先应想到卵巢肿瘤蒂扭转的可能性。有时扭转也能自然恢复,疼痛也随之缓解。超声检查为首选影像检查方法,CT检查可作为重要补充,MRI检查因时间长,较少应用于卵巢蒂扭转的诊断。卵巢肿瘤蒂扭转时超声应与下列疾病相鉴别。

1.卵巢囊肿囊内出血

囊肿边界清楚,囊内无回声区内可见细密光点或不规则光团,有时与卵巢肿瘤蒂扭转在声像图上较难鉴别。但患者腹痛较轻,包块处及蒂部触痛较轻。

2.阑尾周围脓肿

右下腹阑尾区不规则混合回声包块,边界不清,形态不规则,有时其内可见气体或粪石声影;肿块周围可见肠袢包绕,系膜、网膜增厚,回声增强。探头按压时,压痛及反跳痛明显,一般有转移性右下腹痛病史。

3.异位妊娠

子宫体积略大,内膜线增厚,子宫一侧见混合包块,形态不规则,包膜不完整,边界不清晰并伴腹盆腔积液。异位妊娠多有停经史,尿液检查阳性,阴道后穹隆穿刺抽出不凝血液,一般不难诊断。

4.卵巢巧克力囊肿

囊壁较厚,囊内可见密集的低回声光点或呈混合性、实性回声,易与卵巢囊肿蒂扭转混淆。但卵巢巧克力囊肿形态不规则,囊内密集光点均匀分布。患者有痛经史,触诊囊肿固定不活动,触痛不明显,骶主韧带处可触及黄豆大、触痛明显的结节。

七、卵巢非赘生性囊肿

(一)概述

卵巢非赘生性囊肿是位于卵巢的一种特殊类型的囊性结构,指外观貌似肿瘤而实质并非肿瘤的一类良性病变,多是由卵巢功能性改变而引起的潴留性囊肿,是一类组织学相似的附件囊泡状病变。非赘生性囊肿为育龄女性卵巢增大的常见原因,主要包括卵泡囊肿、卵巢冠囊肿、黄体囊肿、巧克力囊肿、多囊卵巢综合征、黄素囊肿等。卵巢非赘生性囊肿具有相似的影像学表现,其诊断与鉴别诊断主要依赖于超声检查并密切结合临床病史,CT 及 MRI 检查可以较好地显示病变的位置、形态、内部出血,以及周围结构的改变。

(二)影像学检查

1.卵泡囊肿

(1)CT 检查:显示为卵巢内圆形或卵圆形均匀水样密度病变,边缘光滑、壁薄不能显示,增强扫描囊壁及囊液无强化。卵巢有时不能显示;

(2)MRI 检查:平扫表现为卵巢内圆形或卵圆形病变,呈均匀明显长 T_1、长 T_2液体信号,边缘光滑锐利、壁薄多不显示;增强扫描病变无强化。MRI 图像可以较好地显示卵巢结构及卵巢内较小卵泡,在显示囊肿与卵巢关系方面具有优势。

(3)超声检查:表现为宫旁附件区的囊性肿物,壁薄而光整,内为无回声,透声好,大小一般不超过 4 cm。囊肿较小时其一侧周边可见部分正常卵巢结构,囊肿较大时难以扫查到正常卵巢结构,不能判断来源和性质,仅提示为单纯性囊肿。多数患者月经后超声复查,卵泡囊肿会消失。囊肿合并扭转时常合并囊内出血,回声不均匀。若囊肿破裂,可出现腹痛,腹腔内可见液体回声。

2.卵巢冠囊肿

(1)CT 检查:显示附件区均匀水样密度病变,壁薄,呈圆形或卵圆形,边界光滑清晰。

(2)MRI 检查:囊肿呈明显长 T_1、长 T_2液体信号,边缘光滑锐利、囊壁薄多不显示;增强扫描囊肿无强化。卵巢冠囊肿与卵泡囊肿表现类似,MRI 检查显示病变位于卵巢旁。

(3)超声检查:位于附件区的囊性结构,绝大多数为单房性,呈圆形或卵圆形,形态规则,边界清晰,内壁光滑,直径为 0.5～17.0 cm。卵巢冠囊肿旁可探及完整的同侧卵巢结构,两者有一定距离或两者贴近但有明确分界,以此与卵巢来源的囊肿鉴别。

3.黄体囊肿

(1)CT 检查：单纯的卵巢黄体囊肿在 CT 平扫时显示为附件区单房囊性水样密度病灶，部分为混杂密度，边界清晰，CT 值为－10～60 Hu，壁稍增厚 2～3 mm。排卵后 2～4 天囊肿壁黄体化伴随新生血管形成，因此 CT 增强扫描显示囊肿壁有明显强化。

(2)MRI 检查：黄体囊肿呈圆形或卵圆形，呈水样信号，囊壁较卵泡囊肿壁稍厚，壁光滑或因为壁塌陷形成锯齿样改变；增强扫描显示囊壁强化。

(3)超声检查：正常黄体可有 4 种声像图表现，分别为厚壁囊肿型、薄壁囊肿型、类实性均质回声型、类实性非均质回声型。黄体周边可见环状或半环状血流信号，当黄体超过 3 cm 时，就形成黄体囊肿或血肿。多数情况下，黄体囊肿囊壁光整，囊液清亮，囊内透声好。黄体血肿因囊内液体产生的速度快慢及存在时间长短不同，其声像图表现复杂多样，可呈囊性、类囊实性、类实性 3 种类型。彩色多普勒血流成像显示多数囊肿周边见典型的环状或半环状血流信号，黄体血流一般在排卵后 1～2 天出现，频谱为低阻血流。

黄体血肿演变过程：黄体血肿早期，囊内出血较多时，表现为卵巢内近圆形囊肿，囊壁厚，内壁粗糙，囊内回声表现多样化，有时呈杂乱不均质低回声，有时呈不均质的类实性回声。早期血流流速较高，可达 20 cm/s，舒张期血流阻力较低。黄体血肿中期，黄体血肿内血液凝固，部分吸收，囊壁变薄，内壁光滑，囊内回声减低，呈粗网状、细网状结构，有时囊内还可见密集的点状回声。黄体血肿晚期，血液逐渐吸收，囊肿变小，通常直径为 2.5～3.0 cm，彩色多普勒血流成像显示其周围有环状或半环状血流信号。当血液完全吸收后形成黄体囊肿，囊壁变得光滑，囊内为无回声，透声好，与卵巢其他囊肿难以区分。

4.卵巢巧克力囊肿

(1)CT 检查：显示巧克力囊肿可为单囊或多囊，即使病变呈囊实性也以囊性为主，多房及分隔较常见。病变多数形态规则，密度比其他囊肿高，CT 值多在 25～35 Hu，密度较均匀。囊肿密度与囊内血液蛋白含量高低有关，当囊肿内以陈旧出血为主时，蛋白含量低，其密度较低；以新鲜出血为主时，含蛋白成分较多，囊肿密度较高。大囊外可有多个囊肿聚集即“卫星囊”，为卵巢巧克力囊肿的特征性表现之一。囊壁厚度多不均匀，囊内壁光滑，无结节。因巧克力囊肿周围大都伴有程度不等的纤维组织增生和粘连，部分囊肿边界不清。增强扫描示囊壁及囊间隔均匀强化。

(2)MRI检查:囊肿可单发或多发、单囊或多囊,圆形或卵圆形,囊肿周围边界不清。巧克力囊肿在MRI图像上的信号表现随出血期龄而不同,表现复杂。典型表现为囊液于T_1WI、T_2WI均为高信号,是由于囊液内高铁血红蛋白缩短T_1、延长T_2时间所致。另有部分病变呈混杂信号。囊液呈T_1WI、T_2WI高信号,抑脂序列仍表现为高信号,此征象有助于与畸胎类肿瘤鉴别。由于囊肿内或囊腔之间出血的时期不同,所以囊液成分不同,因此T_2WI显示囊肿信号呈现多样性。部分囊肿内见液-液平面或出现短T_2阴影沉积,原因是陈旧出血的含铁血黄素比重相对较高而沉积在病变后部形成层状改变,短T_2阴影的深浅程度也从轻度信号减低到信号完全缺失而多变。增强扫描示囊壁及囊间隔均匀强化,囊壁及房间隔较厚。

(3)超声检查:巧克力囊肿根据月经周期、病程长短不同而分为不同类型。

按囊的数量分为单囊型与多囊型。①单囊型:呈圆形液性暗区,边界较清晰,壁稍厚,囊内可见少许光点。②多囊型:囊肿大小不等,呈多个圆形液性暗区,内见粗细不等的分隔,囊壁较厚,内壁欠规整。

按囊内回声不同分为均匀光点型与光点团块混杂型。①囊内均匀光点型:囊壁增厚,囊内为液性暗区,其内充满均匀细小光点,部分光点可沉积于囊的后部,与其上部的无回声明显不同,呈分层征。②囊内光点团块混杂型:囊内充满细密光点及血块形成的絮状偏高回声团块,时间久了血块可固缩成碎片状或斑片状的高回声。

巧克力囊肿彩色多普勒血流成像可见到囊壁上少许血流信号,可记录到中等阻力、低速血流频谱。无论囊内回声如何,囊内均无血流信号。囊肿内有分隔见于2种情况,一是多囊型巧克力囊肿内的囊间隔,其隔上可有条状或分支状血流信号;二是单囊型巧克力囊肿内由于组织机化、纤维素沉积所形成的不全分隔时,其隔上无血流信号。

经阴道超声检查能更清晰地探测到囊内光点的细密或粗大、稀疏或密集、囊壁,以及分隔上血流信号的有无等,有助于明确诊断。

5.多囊卵巢综合征

(1)CT检查:双侧卵巢体积增大。CT检查显示卵巢边缘处多发小圆形囊性低密度灶,增强扫描无强化。由于部分容积效应,部分小卵泡密度介于液体和软组织密度之间,囊间分隔显示不清。

(2)MRI检查:双侧卵巢内多发小卵泡结构显示清晰,位于卵巢边缘,T_1WI呈明显低信号、T_2WI及抑脂T_2WI呈明显高信号,边界光滑,囊间分隔呈低信号。

(3)超声检查。①双侧卵巢增大:可为正常的 2～3 倍,最大径线可达 50 mm。②卵巢皮质层内见多个小卵泡暗区:直径 2～9 mm,很少超过 10 mm,数量多达 20～30 个,位于卵巢边缘,称为项链征。③卵泡包膜增厚:声像图显示卵巢轮廓清晰,表面回声增强,周围可出现一较薄的强回声环。④髓质水肿:表现为卵巢中央髓质部呈偏高回声区。⑤子宫大小可正常:长期无排卵或闭经时间较长者子宫偏小,宫腔内可有高回声区,为增厚的子宫内膜。⑥彩色多普勒血流成像表现具有特征性:在卵巢髓质内常可见到一条贯穿卵巢的纵行血流,可记录到中等阻力卵巢动脉血流频谱,与正常卵泡期卵巢血流相比,血流显示率较高,血流阻力较低。

多囊卵巢综合征的超声检查表现具有特点,但不能直接诊断,需密切结合临床症状和内分泌检查结果诊断。

6.黄素囊肿

(1)CT 检查:黄素囊肿多同时发生于双侧卵巢,囊肿体积大小不一。CT 平扫表现为双侧卵巢内的多房性囊性病变,囊肿边缘光滑、壁薄,呈水样密度,病变内见分隔。增强 CT 检查显示囊肿无强化。

(2)MRI 检查:黄素囊肿表现为双侧卵巢的多房囊性肿物,呈明显长 T_1、明显长 T_2信号,边界清晰,囊壁及房隔较薄。增强扫描,囊肿无强化。

(3)超声检查:卵巢明显增大,双侧多见,卵巢内见大量圆形或卵圆形小囊腔,内壁光滑,有多房性分隔光带,薄而均匀,多数囊内透声好,少数囊内可见膜状、絮状回声,透声差,囊壁及分隔处均无彩色血流显示。患者可合并有胸腔积液、腹水,合并卵巢蒂扭转时,卵巢可有压痛,囊腔内有出血时可见点状强回声。

(三)临床应用

1.卵泡囊肿

育龄期女性的卵巢单纯性囊肿绝大多数是卵泡囊肿,超声检查不难诊断,CT 及 MRI 检查较少应用于卵泡囊肿的检查。如果患者是首次检查出卵巢囊肿,应在月经后复查超声,绝大多数卵泡囊肿会自行消失,即便是直径超过 5 cm 的卵泡囊肿,也可以消失。卵泡囊肿需与卵巢冠囊肿、巧克力囊肿、皮样囊肿等鉴别。

(1)卵巢冠囊肿:位于同侧卵巢旁,与卵巢无明显关联或与卵巢贴近但有分界,月经后一般不会消失。

(2)卵巢巧克力囊肿:同样位于卵巢内,但囊腔内探及密集的光点,透声差;囊肿会随月经次数的增加逐渐增大;临床症状表现为痛经并呈渐进性加重。

(3)皮样囊肿:即成熟囊性畸胎瘤,因其成分复杂,囊腔内含有脂质、牙齿、骨骼等,其影像学表现具有特征性,不难鉴别;如果仅仅表现为囊壁由多胚层组织构成,则较难鉴别。

2.卵巢冠囊肿

卵巢冠囊肿的特点是囊肿位于卵巢旁而非卵巢内,囊肿呈圆形或卵圆形、边缘光滑锐利、囊壁薄,无临床症状,影像学诊断时应注意观察卵巢回声或信号。超声检查是最佳检查方法,多数是在其他疾病检查时或常规查体时偶然发现,CT 及 MRI 检查较少应用于此病诊断。卵巢冠囊肿需与卵泡囊肿、炎性囊肿、巧克力囊肿鉴别。

(1)卵泡囊肿:位于卵巢内,而卵巢冠囊肿位于卵巢旁,仔细分辨囊肿是位于卵巢内还是卵巢旁,是两者的主要鉴别点。

(2)炎性囊肿:是由于输卵管炎症波及卵巢,两者相互粘连,输卵管峡部梗阻,其伞端又与卵巢的卵泡穿通,使炎性渗液积聚在输卵管壶腹部及卵泡腔内形成炎性囊肿;或输卵管卵巢脓肿,脓液吸收液化而形成炎性囊肿。炎性囊肿的囊壁较卵巢冠囊肿壁厚,不规则,边缘模糊。患者多有发热、腹痛等病史。

(3)卵巢巧克力囊肿:位于卵巢内的囊性结构,囊壁稍厚,超声检查显示囊腔内探及密集光点,透声差;随月经次数的增多囊肿会逐渐增大。MRI 检查典型表现为囊液呈短 T_1、长或短 T_2 信号,信号强度可不均匀,囊肿边缘模糊,常与邻近结构分界不清。患者伴有痛经病史,并渐进性加重。

3.黄体囊肿

黄体囊肿或血肿的影像学表现多样且多变,一般会在下次月经过后很快吸收消失,较慢者也会在 2～3 个月经周期后消失。超声检查是首选方法并且易于随访,CT、MRI 检查多数是在检查其他妇科疾病时偶然发现黄体囊肿。超声图像上,黄体囊肿需与卵巢的卵泡囊肿、巧克力囊肿、乳头状囊腺瘤、异位妊娠等疾病相鉴别。

(1)卵泡囊肿:卵泡囊肿和黄体囊肿均与月经周期关系密切,前者为卵泡成熟后不排卵、卵泡腔内液体潴留而形成,后者为排卵后黄体腔内积液或积血所致,两者均可于月经后吸收消退。

(2)巧克力囊肿:为子宫内膜的异位灶反复出血形成,多有痛经史。声像图为单囊或多囊,囊内多伴有陈旧性出血形成的光点,透声差;月经过后不消失,甚至可能随月经次数的增多呈渐进性增大。黄体囊肿或血肿多为单侧、单囊,声像图表现多样且多变,可于月经后吸收消退;多数无临床症状。

(3)乳头状囊腺瘤:黄体囊肿血凝块附着于囊壁时与单房乳头状囊腺瘤较为相似,但后者乳头常为多发、回声强,如出现血流或钙化小体则更支持强回声为乳头的诊断。黄体的附壁血凝块可随体位变化而移动。

(4)异位妊娠:未破裂型输卵管妊娠呈"面包圈状"或"环状",与厚壁囊肿型黄体声像图类似,其鉴别要点是妊娠黄体位于卵巢内,而输卵管妊娠的孕囊位于卵巢外,经阴道超声检查腹部加压时输卵管妊娠与卵巢之间出现相对运动征。

4.卵巢巧克力囊肿

巧克力囊肿的影像学表现多种多样,囊肿可单发或多发、单囊或多囊,圆形或椭圆形,囊肿边缘不规则。超声检查是常规检查方法,并且便于随访经期前后囊肿大小的变化,声像图表现为囊内细小密集光点堆积,随密度增加,可表现为混合回声。CT 检查呈囊性密度,密度较高,边界不清。囊肿在 MRI 检查的信号特点有特征性,典型表现为 T_1WI、T_2WI、抑脂序列均为高信号,以及 T_2WI 显示囊肿后部短 T_2阴影沉积,MRI 检查是诊断巧克力囊肿最佳的影像学检查方法。巧克力囊肿于月经期由于异位的子宫内膜出血而变大,月经后因经血吸收而缩小,动态观察其大小的变化有助于诊断。影像学表现结合痛经病史,巧克力囊肿不难诊断。巧克力囊肿在影像学上需要与下列疾病相鉴别。

(1)卵泡囊肿或卵巢冠囊肿:与巧克力囊肿相比较,这 2 种囊肿的囊壁更加清晰、均匀;囊液于超声检查为无回声的液性暗区;CT 检查呈较均匀更低密度;MRI 检查呈现典型长 T_1明显低信号、长 T_2明显高信号特点;无临床症状。

(2)成熟囊性畸胎瘤:多数畸胎瘤的影像学表现具有典型特征性,如超声检查表现为面团征、瀑布征、脂液分层征等;CT 图像上畸胎瘤内脂肪成分呈极低密度,牙齿及钙化灶为明显高密度;MRI 检查显示畸胎瘤内的脂肪组织在 T_1WI、T_2WI 序列上均呈高信号,而在抑脂序列上信号减低。超声检查较难鉴别巧克力囊肿与少数纯囊性畸胎瘤,MRI 检查可有助于两者的鉴别。

(3)卵巢上皮性囊腺瘤:影像学表现为囊壁薄、光滑、边界清晰,单房或多房,形态规则,房间隔纤细。巧克力囊肿的囊壁及间隔较厚,边界模糊,MRI 检查的信号表现更具特点。结合临床有无逐渐加重的痛经病史,有助于诊断。

(4)浆膜下子宫肌瘤:为子宫旁的实性低回声或等回声包块,多数与子宫壁关系密切,包块边界清晰,周边及内部可探及星条状血流信号。巧克力囊肿为附件区的囊性包块,多数与宫壁有清晰分界,囊壁或分隔上可有少量星条状血流信号,其内部无血流信号。经阴道超声检查很容易鉴别两者,CT 及 MRI 检查多数情况下也可以鉴别。

5.多囊卵巢综合征

超声检查是诊断多囊卵巢综合征的最佳检查方法，显示卵巢增大，卵巢边缘见多个小囊泡，呈项链征。MRI 检查显示卵泡清晰，CT 检查可显示较大的卵泡。影像学诊断必须结合临床病史及实验室化验结果。

多囊卵巢综合征在影像学上应与多卵泡卵巢进行鉴别，后者表现为双侧卵巢偏大，内见多个小卵泡，直径约为 5 mm。多卵泡卵巢与多囊卵巢综合征相比有以下特点：①卵巢体积虽略有增大，但无饱满感；②无包膜增厚，表面回声不增强；③皮质层的小卵泡数量较少，卵泡数量 6～10 个；④无髓质水肿；⑤子宫通常偏小，显示子宫发育不良；⑥临床无多毛、肥胖等表现。也有学者认为，多卵泡卵巢为过渡阶段卵巢，可发展为正常卵巢或多囊卵巢综合征。

6.黄素囊肿

卵巢黄素囊肿双侧多见，影像学显示卵巢内多房囊肿，呈圆形或卵圆形。超声检查是诊断卵巢黄素囊肿的首选方法，便于随访复查。CT 及 MRI 检查也可清晰地显示，MRI 检查在显示囊内分隔方面较 CT 检查有优势。此病最常见于滋养细胞病变、多胎妊娠、长期大量应用促性腺激素患者，一般在滋养细胞病变治愈后或分娩后囊肿可自然消退。影像学诊断需要结合临床病史，影像学动态随访有助于诊断。

黄素囊肿需要与黄体囊肿鉴别。后者表现多样，但一般为单囊，囊肿直径多不超过 4 cm，囊壁较厚，回声可稍增强，囊内透声性较差，可表现为网状回声，也可见不规则的絮状回声团；彩色多普勒血流成像示囊腔内无血流信号，囊壁上多有环状或半环状血流信号。黄体囊肿于月经后可明显变小或消退，因此动态随访非常重要。黄素囊肿有特定的病史，属激素反应性囊肿，停止激素刺激后能自然消失。

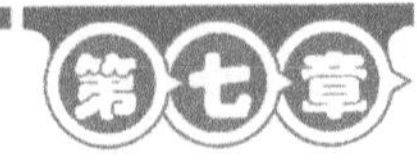

产科疾病

一、异位妊娠

(一)概述

各种原因引起输卵管功能性或器质性病变,使受精卵在异常位置种植、着床发育称为异位妊娠。根据着床部位分为输卵管妊娠、腹腔妊娠、卵巢妊娠、宫颈妊娠,以及子宫残角妊娠等,其中以输卵管妊娠多见,占 95%～98%。这些部位的生理结构特点不能像正常子宫一样,给胎盘或胎儿提供良好的血液供应及生长发育所需环境,容易发生流产或坏死、出血、破裂等。临床表现为患者持续性下腹痛、有停经史、阴道流血史和血尿人绒毛膜促性腺激素阳性,后穹隆穿刺抽出不凝血。异位妊娠发病急,病情变化快,有导致孕妇死亡的危险。

研究认为以下病因与异位妊娠有关:盆腔炎症、输卵管结核、子宫内膜异位、输卵管手术、盆腔手术、宫内节育器、性激素与避孕药、血吸虫病、辅助生育手术、受精卵游走、输卵管发育异常、子宫肌瘤,以及多次流产史等。

(二)影像学检查

1.CT 检查

CT 检查能观察到未破裂妊娠囊的位置、破裂妊娠囊出血的部位,以及破裂后形成的包块,常表现为附件区囊性或囊实性混杂密度肿块,内部条状血管或结节状胚芽结构是宫外孕的直接征象。如胎囊壁增厚,密度增高,形成“面包圈”样改变,是宫外孕胎囊停止发育的间接征象。胎囊内胚芽点状高密度出血提示胚芽死亡,宫外孕胎囊较大时造成输卵管或卵巢破裂,早期高密度出血灶局限于胎囊周围,随着出血量增多,逐渐弥散于盆腔及肠管间。因此,胎囊周围血肿及盆腔积血是提示宫外孕破裂的间接 CT 征象,有助于诊断。

2.MRI 检查

异位妊娠发病部位不同,但 MRI 检查表现具有相同的形态学特点及信号改变。

(1)病灶外形大多为类圆形或椭圆形,边界较清晰,部分可显示妊娠囊。

(2)信号混杂,多有坏死,出血等混杂信号,坏死多为大片状、囊形,少部分也可呈蜂窝小囊样。

(3)增强扫描残存绒毛呈条片或弧线状明显强化,边界清晰,液化坏死区不强化。

(4)病灶位于子宫肌层区,边界清晰,相应肌层变薄,周围子宫肌层可轻度增厚,宫腔内可见积液及出血信号。

(5)血性腹水多位于子宫直肠窝和小骨盆内。

(6)子宫显示增大,内膜增厚,宫腔内妊娠囊缺如。

3.超声检查

异位妊娠超声检查声像图因孕囊着床部位、有无流产、破裂、出血,以及发病时间长短不同而异。

(1)输卵管妊娠:输卵管妊娠的共同表现为子宫稍增大,子宫腔内未见妊娠囊,子宫内膜呈蜕膜样反应,有时可见少量液体积聚宫腔内,声像图表现为小囊样结构,称假孕囊,应仔细观察并与真孕囊加以区分。附件区显示包块,根据症状的轻重、结局可分为 4 种类型。

未破裂型:附件区可见类妊娠囊的环状高回声结构,内为无回声区,又称 Donut 征。在类妊娠囊的周围可显示血流流速曲线。停经 6 周以上未破裂型异位妊娠胚胎多存活,经阴道扫查常可以见到卵黄囊和胚胎,此期盆腔和腹腔多无液性无回声区。

流产型:子宫旁见边界不清的不规则包块,包块内部混合稍高回声和无回声区,有时仍可见 Donut 征,经阴道超声检查可以辨认出子宫旁、卵巢外的妊娠囊,周围包绕不规则的无回声区,呈管道样走行时有助于判断输卵管妊娠,盆腔内见液性无回声区,量较少。

破裂型:子宫旁包块较大,无明显边界,内部回声杂乱,难辨妊娠囊结构,盆腔、腹腔内大量液性无回声区。

陈旧型:子宫旁探及实性包块,包块呈不均质中等回声或高回声,可有少量盆腔积液。彩色多普勒血流成像显示肿块内血流信号不丰富,仔细扫查常可在包块边缘显示 1~2 条血管,可记录到血流流速曲线,其表现多样,但以舒张末期出现反向血流为特征。是由于妊娠滋养细胞侵蚀局部血管形成小的假性动脉瘤所致。

(2)宫角妊娠与间质部妊娠:子宫体正中矢状切面难以显示妊娠囊,探头从正中矢状切面向宫角侧偏斜,可见妊娠囊声像,位置高;宫底横切面示一侧宫角较对侧宫角增大,向宫外凸出,该侧宫角内探及妊娠囊声像,子宫内膜在角部呈喇叭状,与妊娠囊相连通。但此时超声检查很难预测其转归,因此宫角妊娠应该是一个临时的诊断,必须动态观察 1～2 周,当妊娠囊完全突入宫腔后,可排除输卵管间质部妊娠。

(3)宫颈妊娠:指受精卵种植在子宫颈管内,组织学内口水平以下,并在该处生长发育。超声检查显示子宫颈膨大,体积等于或大于子宫体,子宫颈内口闭合,子宫颈和子宫体呈葫芦样改变,妊娠囊附着在子宫颈管内。彩色多普勒血流成像显示宫颈肌层血管扩张,血流异常丰富,可见滋养层周围血流,宫颈内口闭合。早早孕时期,宫颈增大不明显,而缺乏葫芦样声像特征。

(4)剖宫产术后子宫瘢痕处妊娠:特征为宫腔及子宫颈管内无妊娠囊,子宫颈管为正常形态,内外口紧闭,子宫峡部可向前突出,于子宫前壁下段切口部位显示妊娠囊样结构或显示不均质杂乱回声结构,该处子宫肌层变薄,分为 2 种类型。Ⅰ型从瘢痕妊娠处向内生长,Ⅱ型是妊娠囊从瘢痕处向浆膜层、膀胱处向外生长。彩色多普勒血流成像显示局部肌层血流信号异常丰富,可显示高速低阻力的血流流速曲线,胚胎存活时可见胎心搏动的闪烁血流信号。

(5)卵巢妊娠:较少见,卵巢妊娠未破裂时超声检查可见一侧卵巢增大,向外凸起包块,内可显示妊娠囊样环状高回声结构,内为小无回声区;同侧与对侧输卵管未见异常,要与黄体囊肿鉴别。破裂后形成混合回声包块,则与输卵管妊娠破裂难以鉴别。

(6)腹腔妊娠:宫腔内无妊娠囊回声或中晚孕期宫颈纵切面难以显示宫颈与宫体肌壁形成的倒喇叭口图像。早期腹腔妊娠较难定位,因为妊娠囊可以异位到腹腔内任何部位;较大孕周的腹腔妊娠囊或羊膜囊周围无光滑而较厚的低回声子宫肌壁包绕。中期妊娠后扫查胎儿与孕妇腹壁相贴近。若胎儿死亡,胎体边界不清晰;由于羊水量不足,胎盘多处粘连及部分为肠管覆盖,胎盘呈境界不清的不均质性肿块回声。

(三)临床应用

1.输卵管妊娠

(1)宫内早早孕:子宫稍增大,子宫内膜明显增厚,子宫内未见明确妊娠囊,与输卵管妊娠的子宫声像表现一致,但附件区无明显包块回声,动态观察,子宫内可出现妊娠囊回声。

(2)难免流产:子宫腔内孕囊变形,强回声环变薄,回声减低,与输卵管妊娠宫腔积血形成的假孕囊相似,但难免流产的孕囊内有时可见变形的卵黄囊(直径多>7 mm)及无胎心搏动的胚胎,若孕囊未剥离,周边可显示低阻力的滋养层血流,且双侧附件区未见包块回声。

(3)黄体破裂:一般无停经史,突发腹痛。超声检查显示子宫未见明显增大,子宫内膜无明显增厚,子宫内未见明确妊娠囊,患侧卵巢增大,部分附件区可见低回声包块,对侧卵巢正常,盆腔、腹腔可见积液。

2.宫角妊娠与间质部妊娠

宫角妊娠与间质部妊娠超声检查的鉴别要点列举如下。

(1)主要鉴别要点为观察妊娠囊与子宫内膜的关系,间质部妊娠囊与子宫内膜不相连续。

(2)宫角妊娠时,宫底横切面显示偏心妊娠囊回声,其周围有完整肌壁环绕;输卵管间质部妊娠时,宫底横切面显示偏心妊娠囊回声,但周围肌壁不完整,纵切面显示宫底膨隆,妊娠囊极度靠近宫底,妊娠囊上部围绕的肌层不全或消失

3.宫颈妊娠

宫颈妊娠容易与难免流产孕囊脱落至子宫颈管混淆。难免流产时子宫腔内孕囊变形、下移,胚胎无胎心搏动,子宫颈大小正常,子宫颈内口张开,子宫颈肌层无异常血流信号。

4.剖宫产术后子宫瘢痕处妊娠

(1)难免流产:子宫腔内妊娠囊变形、下移,妊娠囊位于子宫腔或子宫颈管内,子宫颈内口可处于张开状态,妊娠囊周围肌层厚度正常,彩色多普勒血流成像显示子宫颈无异常血流信号。

(2)宫颈妊娠:子宫颈膨大,子宫颈管内见妊娠囊结构,子宫颈内口闭合,子宫峡部不突出。

5.卵巢妊娠

未破裂型输卵管妊娠包块位于卵巢旁。卵巢妊娠破裂后与输卵管妊娠破裂难以鉴别,但输卵管妊娠破裂后经阴道超声检查,部分卵巢未被包裹者能显示正常卵巢,卵巢妊娠则很难显示卵巢回声。

6.腹腔妊娠

(1)早期腹腔妊娠与输卵管妊娠不易鉴别。

(2)残角子宫妊娠,较大孕周的残角子宫妊娠由于妊娠囊周边的低回声肌层菲薄,难以与腹腔妊娠时妊娠囊周边的腹膜、大网膜包裹鉴别,易误诊为腹腔妊娠。但残角子宫妊娠包块经多切面扫查还是能够显示其与子宫相连,腹腔妊娠包块不与子宫相连。

二、胎儿异常

(一)概述

胎儿在子宫内的发育过程是一个极其复杂而富于神奇的演变过程,其生命开始于一个小小的受精卵,在子宫内逐渐发育成健康的宝宝,在此发育过程中,因为染色体突变、遗传、有害因素(如感染、缺氧、中毒等),更多的是一些其他不明原因导致胎儿发育过程中受到干扰,影响胎儿发育,会导致各种胎儿异常。

目前胎儿形态学异常的影像检查主要以超声检查为主,产前超声检查的3个重要时间段分别为11～14孕周、20～24孕周、28～34孕周。在20～24孕周,胎儿的各个脏器已能通过超声检查清楚地显现出来,如果超声检查发现胎儿畸形但不能充分诊断的时候,可以建议孕妇进一步行MRI检查,所以胎儿MRI检查一般在孕20周后进行。MRI检查具有极高的软组织分辨率,不受扫描厚度、羊水量、胎儿体位、含气器官和骨骼的影响,可以大范围扫描及多参数、多方位成像;能够清晰地显示胎儿各个器官信号特点,获得超声检查不能显示的额外信息,尤其在中枢神经系统、胸腹部疾病的产前诊断具有极其重要的价值。

(二)影像学检查

1.丹迪-沃克综合征

丹迪-沃克综合征是一种特殊类型脑畸形,分为典型丹迪-沃克综合征和丹迪-沃克变异型2种类型。一般发生于妊娠7～10周时,由第四脑室顶部及周围脑膜发育障碍形成,发生率约为1/30 000,可以伴发于多种遗传综合征,部分合并染色体异常。丹迪-沃克综合征也可单独存在而不伴发其他畸形。

(1)超声检查:典型的丹迪-沃克综合征为小脑蚓部完全缺损,双侧小脑半球完全分开,颅后窝池明显扩大,第四脑室扩大并与颅后窝池相互连通。

(2)MRI检查:典型的丹迪-沃克综合征表现为小脑蚓部发育不全,第四脑室及颅后窝脑外间隙明显扩大且相通,枕部膨隆,小脑幕上抬高位,可伴有幕上脑积水。丹迪-沃克综合征变异型为小脑蚓部部分缺损,以下蚓部缺损为主,第四脑室扩大程度较典型者轻,颅后窝池无明显扩大,两者相通。

2.胼胝体发育不全

胼胝体的发育大约从妊娠12周开始,完全型胼胝体发育不全为胼胝体完全缺如,部分型胼胝体发育不全为胼胝体部分缺如。胼胝体发育不全可能与胼胝体胚胎发育异常或坏死有关,常与染色体和基因异常有关,可以伴有其他部位的畸形。

(1)超声检查:侧脑室增大呈泪滴状,透明隔间腔消失,第三脑室不同程度扩大且上移。

(2)MRI 检查:矢状位成像胼胝体结构完全未显示或部分未显示,双侧脑室扩大且平行,前角向外侧突,第三脑室向上深入半球间裂,甚至形成半球间裂囊肿。

3.胎儿颅内出血

胎儿颅内出血比较少见,一般分为脑室内出血、脑实质出血、脑外间隙出血(蛛网膜下腔出血或硬膜下出血)。血管畸形、缺氧缺血性损伤、创伤和凝血功能障碍是胎儿颅内出血的主要原因。

(1)超声检查:实时动态检查表现为出血灶为均匀性或非均匀性强回声,病灶边界清楚,血肿吸收后可形成无回声的液性暗区。

(2)MRI 检查:T_1WI 典型的血肿为稍高信号或高信号,T_2WI 血肿呈稍低信号,侧脑室内出血可见液-液平面,脑脊液与血肿分界清楚。

4.肺囊腺瘤样畸形

肺囊腺瘤样畸形是一种先天性肺组织的错构畸形或局限性肺发育不良,可能是支气管肺胚芽萌出及分支过程中出现停滞或某种原因引起支气管闭锁,导致支气管缺失,病变远端的肺组织发育不良。男女发病比例基本相等,约占先天性肺部畸形的 25%。大体病理分为三型,Ⅰ型为大囊型,Ⅱ型为中囊型,Ⅲ型为小囊型。

(1)超声检查:实时动态检查显示胸腔内实性强回声团或囊实混合回声包块,较大肿块可压迫肺、心脏及纵隔结构,并使其移位,包块明显压迫心脏和血管时,可引起胎儿腹水及全身水肿,可有羊水过多一部分包块可随孕周增大而缩小。

(2)MRI 检查:胸腔团块 T_1WI 呈低信号,T_2WI 呈高信号或混杂信号,肺、心脏及纵隔结构可受压向对侧移位。

5.肾盂与输尿管交界部梗阻

肾盂与输尿管交界部梗阻是最常见的肾积水原因,病因可能与局部血管损伤、肌肉发育不良或腔内瓣膜形成、纤维束带牵拉或压迫和迷走血管压迫有关。男性比女性发病更多,国外统计在存活的胎儿中发病率为 3∶1 000。

(1)超声检查:实时动态检查显示肾盂肾盏扩张积水,肾盂尾端圆钝,同侧输尿管及膀胱不扩张,羊水可以正常或增多,可合并其他肾脏畸形。

(2)MRI 检查:T_1WI 肾盂肾盏扩张,呈低信号,T_2WI 肾盂肾盏扩张,呈高信号,肾盂与输尿管连接处圆钝,同侧输尿管及膀胱不扩张,冠状面 T_2WI 可清楚地显示肾盂肾盏的扩张及程度。磁共振尿路造影可非常清晰地显示肾盂肾盏扩张的程度,以及肾盂与输尿管连接处的梗阻部位。

6.淋巴管瘤

淋巴管瘤是一种淋巴系统的发育异常,病理分为 3 种类型,毛细血性淋巴管瘤、海绵状淋巴管瘤和囊性淋巴管瘤。毛细血管性淋巴管瘤多位于皮下;海绵状淋巴管瘤位于口、舌、唾液腺和间隙附近的皮下;囊性淋巴管瘤多位于颈部,可向纵隔、胸膜腔和腋窝扩展,形态随其张力和高低和周围结构对其影响而定。

(1)超声检查:实时动态检查显示无分隔囊性淋巴管瘤为单房囊性包块,有分隔囊性淋巴管瘤为多房囊性包块,内有明显分隔光带。

(2)MRI 检查:囊性淋巴管瘤肿块形态不规整,T_1WI 呈低信号,T_2WI 呈高信号,边界清楚。

7.骶尾部畸胎瘤

胎儿骶尾部畸胎瘤是胎儿最常见的先天性肿瘤之一,起源于胚胎原条的原结或亨森结,根据肿瘤部位及向腹腔伸展程度分为 4 种类型。Ⅰ型:瘤体主要突于体腔外,仅小部分位于骶骨前方。Ⅱ型:瘤体突于体腔外,也明显向盆腔内伸展。Ⅲ型:瘤体突于体腔外,但主要部分位于盆腹腔内。Ⅳ型:瘤体仅位于骶骨前。活产儿中发生率 1∶40 000,女性是男性的 4 倍。肿瘤位于骶尾部,大小从几厘米到十几厘米,大者达 20 cm 以上。不同类型肿瘤位于体腔和腹腔内比例不同。

(1)超声检查:实时动态检查可为实质性、囊实混合性及以囊性为主的回声复杂肿块,彩色多普勒血流显像可显示肿块内血流。肿块可压迫膀胱并使其移位,可合并其他畸形表现。

(2)MRI 检查:T_1WI 显示高低信号混杂的肿块,T_2WI 能清晰地显示肿块位于腹腔及体外的比例,肿块为以高信号为主的混杂信号。

(三)临床应用

1.丹迪-沃克综合征

鉴别颅后窝结构发育异常比较困难,有时需要获取小脑蚓部正中矢状切面或使用三维超声重建小脑蚓部正中矢状切面来协助诊断。

(1)小脑延髓池增宽:小脑横切面显示小脑延髓池深度>10 mm。小脑蚓部大小形态正常,小脑延髓池与第四脑室不相通且脑室系统显示正常。

(2)蛛网膜囊肿:由蛛网膜包裹脑脊液形成的非血管性囊肿,多数发生于孕中晚期，约10%的蛛网膜囊肿发生于小脑延髓池。囊肿略偏向一侧，对周围组织有压迫。超声检查表现为小脑延髓池内薄壁的无回声区的囊肿，若囊肿较大，压迫一侧小脑半球会引起受压侧小脑半球体积较小，第四脑室与小脑延髓池不相通。

(3)Blake囊肿：超声检查小脑横切面显示双侧小脑半球下部分开，第四脑室扩张呈小囊样并与小脑延髓池部位的囊肿相通而呈沙漏征，小脑延髓池本身不增宽，小脑蚓部大小形态正常，但蚓部轻度到中度上旋，小脑幕位置正常。

2.胼胝体发育不全

胼胝体发育不良需要与单纯的脑积水鉴别，后者脑室扩大，无胼胝体完全或部分缺如。

3.胎儿颅内出血

胎儿颅内出血需要与囊肿相鉴别，MRI检查 T_1WI呈低信号，在 T_2WI呈高信号，信号均匀，超声检查的回声均匀，侧脑室内囊肿无液-液平面。

4.肺囊腺瘤样畸形

(1)肺隔离症：好发于左肺下叶，由体循环供血先天性膈疝，胸腔内有腹腔脏器疝入。肺隔离症超声检查表现为胸腔内均匀一致的高回声包块，呈叶状或三角形。主要通过彩色多普勒或能量多普勒超声检查肿块的血液供应与肺囊腺瘤样畸形Ⅲ型进行鉴别，肺隔离症肿块的血液供应来自降主动脉。

(2)先天性膈疝：表现为胎儿腹腔内容物通过缺损的膈肌疝入胸腔内。左侧膈疝胃泡疝入胸腔需要与肺囊腺瘤样畸形Ⅰ型进行鉴别，左侧单纯肠管膈疝需要与肺囊腺瘤样畸形Ⅱ型进行鉴别。右侧膈疝肝脏疝入胸腔需要与肺囊腺瘤样畸形Ⅲ型进行鉴别，肝脏疝入胸腔时回声弱于肺囊腺瘤样畸形Ⅲ型，并且肝脏内胆管及血管的回声有助于鉴别诊断。

5.肾盂与输尿管交界部梗阻

肾盂与输尿管交界部梗阻需要与多囊肾鉴别，后者肾实质的多发囊性病变，无肾盂扩张。

6.淋巴管瘤

淋巴管瘤需要与血管瘤鉴别，超声检查能检出后者的血流，MRI检查中显示复杂且不均匀信号。囊性畸胎瘤因超声检查时回声可不均匀，MRI检查信号可不均匀或有多种结构而易与淋巴管鉴别。

7.骶尾部畸胎瘤

骶尾部畸胎瘤需要与脊膜膨出相鉴别，后者脊膜膨出物与椎管相通。

三、胎盘异常

(一)概述

胎盘由胎儿部分的羊膜、叶状绒毛膜和母体部分的底蜕膜构成，是母体与胎儿间进行物质交换的器官，对保证胎儿的营养、呼吸和排泄等功能有重要作用，同时还有保护和内分泌功能。

(二)影像学检查

1.胎盘大小异常

(1)胎盘小：通常指成熟胎盘厚度<2.5 cm，胎盘薄常常是小龄胎儿的一个指标或生长发育迟缓的一个征兆。

(2)胎盘过大：通常指成熟胎盘厚度>5 cm。检查时要围绕母体子宫表面行360°扫查，注意扫查角度，采用声束垂直于胎盘组织切面进行测量，则能清楚地显示胎盘是否增厚，以免造成胎盘增厚或胎盘小的假象。胎盘均匀增厚见于特发性、妊娠糖尿病，免疫和非免疫性水肿，感染(梅毒、巨细胞病毒、弓形虫等)，非整倍体胎儿及胎儿或母亲贫血；胎盘不均匀增厚见于胎盘出血、葡萄胎、三倍体胎儿、绒毛炎及某些综合征；胎盘局灶性增厚见于胎盘肿瘤、早剥及肌瘤植入。

2.胎盘形状异常

(1)副胎盘：指在离主胎盘周边一段距离的胎膜内，有一个或数个胎盘小叶发育，副胎盘与主胎盘之间有血管相连；二维超声检查显示在主胎盘之外有一个或几个与胎盘回声相同的实性团块，与主胎盘之间至少有2 cm的距离。彩色多普勒血流成像显示此实性团块与主胎盘之间有血管相连。如果副胎盘是从主胎盘跨过宫颈内口到对侧时，应注意有无前置血管；副胎盘易发生残留、出血及感染，如合并前置血管则会发生胎儿窘迫及胎死宫内。

(2)轮状胎盘：指胎盘的胎儿面中心内凹，周围环绕增厚的灰白色环，环是由双折的羊膜和绒毛膜构成的，其间有退化的蜕膜及纤维；超声检查表现为胎盘边缘呈环状或片状突向羊膜腔，内部回声与胎盘实质回声相似，有出血或梗死者内部可出现无回声或低回声区。探头对胎盘做放射状扫查，即对胎盘边缘做360°扫查观察，有利于判断轮状胎盘的程度；轮状胎盘分部分型与完全型，部分型轮状胎盘不引起任何胎儿异常，完全型轮状胎盘少见，其与胎盘早剥、早产、胎儿畸形、围生儿病死率增高有关。

(3)膜状胎盘：指功能性的绒毛覆盖全部胎膜，胎盘发育如薄膜状结构，占据整个绒毛膜的周边，直径可达35 cm，而厚度仅0.5 mm，形似薄膜，因此称为膜状胎盘。超声检查表现为胎盘覆盖范围极广，占宫腔壁 2/3 以上，超声检查显示宫腔各壁均有胎盘覆盖。胎盘实质回声较少，内见大片流动性点状回声；膜状胎盘由于绝大部分绒毛缺失，绒毛间隙充血明显，胎盘-胎儿循环血量减少，易出现宫内生长受限或因胎盘低置，引起严重出血。

3.胎盘位置异常

正常情况下，胎盘附着于子宫体部的后壁、前壁、宫底或侧壁，如果胎盘附着于子宫下段或覆盖在子宫颈内口，位置低于胎儿的先露部，称为前置胎盘。根据胎盘边缘与子宫颈内口的关系，分为 4 种类型：完全性前置胎盘、部分性前置胎盘、边缘性前置胎盘、低置胎盘。

(1)超声检查：孕妇应适度充盈膀胱，才能显示宫颈内口与胎盘边缘的关系。膀胱过度充盈时，子宫下段受压后移，易将子宫下段误认为宫颈，而将正常位置的胎盘误诊为前置胎盘或低置胎盘。如胎盘附着在子宫后壁，因胎儿先露部遮住胎盘回声，经腹部超声检查不能充分显示胎盘与宫颈内口的关系，容易漏诊前置胎盘。可采用经会阴扫查法，无须充盈膀胱，且扫查时不受胎先露干扰，直接显示子宫下段与子宫颈内口关系，准确性高。①完全性前置胎盘：子宫颈内口完全被胎盘组织覆盖。②部分性前置胎盘：子宫颈内口部分被胎盘组织覆盖。如发生出血时，胎盘母体面与子宫颈内口间出现无回声区。③边缘性前置胎盘：胎盘附着于子宫下段，边缘不超过子宫颈内口。④低置胎盘：胎盘位于子宫下段，接近子宫颈内口，足月妊娠胎盘下缘距子宫颈内口<3 cm。

(2)MRI 检查：矢状位 T_2WI 序列是观察前置胎盘的最佳序列，尤其是位于后壁的胎盘。当胎盘边缘与子宫颈关系不明确时，应结合冠状位及横断位图像全面观察以作出正确诊断。正常胎盘一般位于子宫底前或子宫底后壁，弧带状，远离宫颈内口$\geqslant 20$ mm。①完全性前置胎盘：胎盘组织完全覆盖子宫颈内口。②部分性前置胎盘：胎盘组织覆盖子宫颈内口的一部分。③边缘性前置胎盘：胎盘边缘附着于子宫下段甚至达子宫颈内口但不超越子宫颈内口。④低置胎盘：胎盘附着于子宫下段，边缘距子宫颈内口的距离<20 mm。

4.胎盘早剥

胎盘早剥是妊娠 20 周后或分娩期，正常位置的胎盘在胎儿娩出前，部分或完全从子宫壁剥离。发生原因可能为重度妊娠高血压、慢性高血压、慢性肾病引起的血管病变，腹部直接受撞击和外倒转术等机械因素及子宫内压力急剧改变等，造成底蜕膜血管破裂出血，形成血肿，胎盘与子宫壁分离。患者通常有腹痛、阴道流血、子宫张力高等临床表现。

临床上将胎盘早剥分为显性、隐性和混合性剥离3种类型。显性剥离的出血大部分经宫颈流出，胎盘后方血肿较小，常难以显示胎盘后方的血肿回声。隐性剥离可见胎盘与子宫壁间血肿形成，出现一处或多处局限性无回声或不规则低回声；胎盘明显增厚，厚度>5 cm，向羊膜腔内突出，胎儿被挤向宫腔一侧；血液破入羊膜腔时，羊水显示混浊，可见有点状强回声在羊水中漂浮。如果剥离面过大，可能出现胎心减慢甚至胎死宫内。

超声检查显示胎盘局部增厚；实质内部回声杂乱；胎盘后血肿形成；羊水浑浊，可见点状强回声漂浮。如显性出血，胎盘后血肿较小或无典型血肿则易漏诊。对临床可疑胎盘早剥者，应严密动态观察。

5.胎盘植入

胎盘植入指胎盘附着异常，表现为胎盘绒毛异常植入子宫肌层，植入的常见部位为剖宫产术后子宫瘢痕、黏膜下肌瘤、子宫下段、残角子宫等。子宫瘢痕易导致蜕膜缺乏，使基底层绒毛迅速扩展侵入子宫肌层；子宫下段内膜血液供应相对不足，易引起不全脱落；残角子宫内膜发育较差。胎盘植入根据程度，可分为3种类型。①胎盘粘连：胎盘植入较浅，仅与宫壁接触。②胎盘植入：胎盘植入较深，绒毛达深部肌层。③胎盘穿透：胎盘绒毛穿透宫壁肌层，常侵入膀胱或直肠。

(1)超声检查：①盘后方子宫肌层低回声带(正常厚1～2 mm)消失或明显变薄≤2 mm，宫壁与胎盘之间的强回声蜕膜界面消失。②子宫与膀胱的强回声线变薄，显示不规则或中断。③胎盘植入时，胎盘内常可显示一处或多处无回声腔隙。④胎盘附着处显示子宫壁局部向外生长包块。侵及膀胱时，显示与子宫相邻的膀胱浆膜层强回声带消失，可见局部外突的、结节状膀胱壁包块。⑤既往有剖宫产史，有前壁胎盘合并前置胎盘时应高度警惕胎盘植入的可能。⑥彩色多普勒血流成像显示胎盘周围血管分布明显增多且不规则。

(2)MRI检查。①直接征象：子宫结合带信号模糊中断、肌层内见胎盘信号影、膀胱壁受侵等。②间接征象：子宫膨大，胎盘局部向外膨出性改变；T_2WI中胎盘内条状低信号影；胎盘信号不均匀；胎盘内增多增粗的血管影，直径>6 mm。

由于剖宫产切口多位于子宫下段，切口导致子宫蜕膜缺乏，阻止了胎盘继续向上生长，因此胎盘“堆积”在子宫下段，导致胎盘局部向外膨出性改变，下段子宫膨大，这也是胎盘植入好发于子宫下段的原因。在妊娠期间，尤其是孕晚期，子宫不规则收缩导致侵入子宫肌层的胎盘组织供血不足，胎盘组织容易发生缺血坏死，形成纤维素沉着或钙化，在 T_2WI 表现为条状低信号影。胎盘植入时，相应部位结构紊乱，血管扭曲、增粗，在 MRI 检查图像上胎盘信号极不均匀。

6.胎盘血管瘤

胎盘血管瘤又称胎盘绒毛膜血管瘤，是一种原发性良性非滋养层肿瘤，较少见。超声检查显示边界清楚的圆形或类圆形结节，位置通常邻近脐带入口，靠绒毛膜表面，内部回声以低回声或蜂窝状无回声较多见，强回声较少见。肿瘤内部血流较丰富，彩色多普勒血流成像可显示肿瘤内高速或低速血流，此点可与胎盘血肿鉴别。

（三）临床应用

目前超声检查是检查胎盘疾病的首选影像学方法，具有操作方便、费用低廉、实时简单等优点。但超声检查诊断结果往往与操作者密切相关，同时母体肥胖、羊水过少、肠道气体较多、胎盘附于子宫后壁等因素都可影响超声观察。经阴道超声检查也会增加孕妇羊水感染、胎膜早破和先兆性流产等并发症的发生。

MRI 检查具有视野大、软组织对比度高、多平面成像等优点，在胎盘疾病的诊断应用中已经显示出巨大潜力和广阔的前景。它可以清晰地显示胎盘的位置、形态、粘连面，观察胎盘成熟度、宫内新鲜或陈旧出血灶的情况，能对胎盘植入进行较客观、准确的诊断和分级，有助于临床制订治疗方案及预后评估，尤其在观察后壁胎盘及晚期妊娠胎盘具有较大优势，成为超声检查的重要补充。但值得注意的是，MRI 检查并不是胎盘病变首选手段，MRI 检查费用较高、时间长，不能实时显像，暂不能取代超声检查。通常超声检查观察胎盘不佳需要更多信息明确病变时，MRI 检查是超声检查有益的补充。

四、脐带异常

（一）概述

脐带连接于胎儿腹部表面和胎盘的胎儿面，是母体与胎儿血流交换的纽带。超声检查是产前发现脐带异常的首选方法，对降低围生儿发病率、病死率有重要意义。常见的脐带异常有脐带缠绕、单脐动脉、脐带囊肿、脐静脉血栓、脐带赘生物，以及脐静脉扩张等。

（二）影像学检查

1.脐带缠绕

脐带缠绕与脐带过长、胎儿小、羊水过多，以及胎动频繁等因素有关。脐带缠绕部位以颈部最多见，缠绕1～2圈者居多，3圈以上者较少。脐带绕颈2圈以上且绕得很紧可导致胎儿宫内窘迫及胎儿其他并发症。超声检查表现胎儿颈部纵切面显示脐带在颈后皮肤形成的“U形”(绕颈1周)“W形”(绕颈2周)或“波浪形”(绕颈3周以上)压迹。横切面彩色多普勒血流成像显示环绕胎儿颈部的环状血流，脐带缠绕肢体时则显示环绕肢体的脐带回声及环状血流信号。

2.单脐动脉

单脐动脉是指脐带内只有1条脐动脉，在脐带异常中最为常见。单发单脐动脉无其他结构异常，新生儿预后良好，如同时合并其他结构异常，非整倍体及其他畸形的风险增高。合并畸形多为泌尿系统及心血管畸形，如肾盂积水、多囊性肾发育不良、单侧肾缺如、法洛四联症、左心发育不良、主动脉缩窄、三尖瓣闭锁、室间隔缺损、心内膜垫缺损等。消化道、中枢神经系统、呼吸道畸形，以及染色体异常也较多见。单脐动脉的多普勒测定显示血管阻力与正常无差异。超声检查表现脐带长轴切面显示脐带内仅有2条血管结构，横切面仅见到2个血管腔断面，失去正常的“品”字形，而呈“吕”字形。彩色多普勒血流成像显示一红一蓝2个圆形结构。膀胱水平横切面仅显示一侧脐动脉而对侧脐动脉缺失。

3.脐带囊肿

脐带囊肿分为尿囊囊肿和假囊肿。

(1)尿囊囊肿：脐带根部边界清晰、圆形或椭圆形、有一定张力的囊肿，内部呈无回声，是胚胎发育过程中尿液积聚在尿囊内形成的囊肿，可与膀胱相通或不相通，与膀胱相通的尿囊囊肿会随膀胱的排空或充盈而缩小或增大。通常尿囊囊肿的预后均较好。

(2)脐带假囊肿：超声检查显示为脐带局部增粗，假囊肿边界清晰或欠清晰、无张力，有些其内可见稀疏点状回声，是由包绕脐带的华通胶局部水肿或局部蜕变形成的囊腔内黏液，较尿囊囊肿更常见。如发现脐带假囊肿时，要仔细检查胎儿是否合并畸形，对合并畸形者应建议行染色体检查。超声检查表现为脐带内部或表面突出圆形无回声包块，壁菲薄、完整，彩色多普勒血流成像包块内无血流信号显示。

4.脐静脉血栓

脐静脉血栓罕见，预后不良，可发生于脐静脉扩张时体外部分脐带内，形成原因尚不明确。影像学检查表现为脐带高度水肿，脐静脉充满点状回声，脐静脉完全阻塞时，彩色多普勒血流成像无血流信号显示。

5.脐带赘生物

脐带赘生物较罕见，且多为良性肿瘤，如血管瘤、畸胎瘤、黏液瘤等。超声检查表现为脐带任何一段突起或膨出肿物，也可表现为脐带局限性瘤样扩张，形成球形肿块，内部回声均匀或不均，可呈实性、囊实性或囊性。脐带肿瘤的周围因有大量华通胶支持，保护脐带血管不受压迫，使血流保持通畅。但如肿瘤引起脐带扭转、狭窄、受阻或血栓形成时，可造成血流不畅，导致胎儿宫内缺氧，甚至死亡。

脐带赘生物应与脐膨出相鉴别。脐膨出是脐带根部，内脏向脐带内膨出，形成形态规则的圆形或椭圆形包块，脐带入口在包块表面顶部或一侧，追踪扫查脐带多正常。

6.脐静脉扩张

脐带内脐静脉有时包括肝内脐静脉可发生扩张，其管径明显增宽，此现象常见于胎儿严重贫血、胎儿血容量过大等。超声检查很容易观察到脐静脉扩张，脐带纵、横切面均可见脐静脉充盈，管径明显大于正常测值。正常时，妊娠 20 周左右的脐静脉横径＜5 mm，晚期妊娠的脐静脉横径＜8 mm。如果脐静脉扩张合并胎儿异常，超声检查即可检出相应的异常表现。有时脐带内脐静脉管径正常，而腹腔内脐静脉扩张，较常见的部位是刚进入腹腔的那段脐静脉，此种表现可见于正常胎儿。

7.血管前置

凡是帆状胎盘、双叶胎盘、副胎盘等，均需要观察子宫颈内口上方有无脐血管经过。脐血管前置二维超声难以发现，需采用彩色多普勒血流成像观察脐带分支走行，若观察到脐带血管分支沿子宫下段向下行走跨过子宫内口，多普勒超声显示胎儿心率频谱，即可明确诊断。

(三)临床应用

单脐动脉可以是单发的，也可以合并其他畸形，主要为心血管、骨骼、消化道、泌尿系统、生殖系统等。

脐带先露是指脐带低于胎儿的先露部。如果胎膜破裂，脐带进一步脱出或脱出至阴道内，即为脐带脱垂。临产后，脐带受压于胎儿先露部与骨盆之间，很快引起胎儿缺氧、甚至死亡。彩色多普勒超声显示脐带在子宫颈内口上方的羊膜腔内。

脐带先露与血管前置的鉴别在于前者是脐带，是在羊膜腔内；后者是脐血管分支，是在胎膜上。抬高孕妇臀部，如果是脐带先露，有可能脐带位置上移。如果是血管前置，不会因孕妇体位的变动而发生改变。

五、羊水异常

（一）概述

羊水是妊娠期胎儿生长发育过程中不可缺少的部分，在整个孕期中起到保护胎儿正常生长、免受外界各种刺激的作用，并且还参与了肺的发育。妊娠早期的羊水主要来源是母体血清经胎膜进入羊膜腔的透析液。妊娠中期以后，胎儿尿液成为羊水的主要来源，使羊水的渗透压逐渐降低。妊娠晚期，胎儿肺泡也参与羊水的生成，每天600～800 mL液体从肺泡分泌至羊膜腔。另外，羊膜、脐带胶质及胎儿皮肤也会渗出少量液体到羊膜腔。妊娠期羊水量在300～2 000 mL。羊水的吸收约50%由胎膜完成，其次为胎儿吞咽羊水，足月的胎儿每天可吞咽500～700 mL羊水，脐带每小时可吸收40～50 mL羊水。另外，妊娠20周前，胎儿角化前皮肤也有吸收少量羊水的功能。羊水的产生和吸收异常均可发生羊水过多或过少。

（二）影像学检查

1.羊水过多

妊娠期羊水量超过2 000 mL为羊水过多，胎儿尿液生成过多或羊水吸收障碍均可导致胎儿羊水过多。羊水过多合并胎儿结构畸形的风险增加，但也有约40%的羊水过多原因不明，大部分羊水过多发生在中、晚孕期。

超声检查显示羊膜腔内呈大片区域羊水暗区，羊水指数>25 cm或最大羊水池深度>8 cm。胎儿活动较频繁，胎儿大部分沉于羊水底部，需调节仪器深度才能显示。

2.羊水过少

妊娠期羊水少于300 mL为羊水过少，羊水产生受阻或羊水吸收加快均可导致羊水过少。胎儿泌尿系统发育异常是羊水过少的常见原因，胎盘功能不良、胎膜早破等也会引起胎儿羊水过少。妊娠24周前的发病率约为1∶100。

超声检查显示羊膜腔内显示极少区域羊水暗区或无羊水暗区，羊水指数<5 cm或最大羊水池深度<2 cm。若胎儿紧贴子宫壁及胎盘，胎动极少或无胎动，胎儿躯干和肢体聚拢成团，进行胎儿形态结构检查极其困难。

（三）临床应用

超声检查无法准确测量羊水量，只是半定量评估，误差较大。羊水过多时，胎儿位于较远场，观察胎儿结构较困难，其预后取决于造成羊水过多的原因及分娩时孕周，羊水过多增加胎膜早破早产的概率。羊水过少时，胎儿与子宫壁紧贴，观察胎儿结构及其困难，预后取决于发生羊水过少的孕龄、原因，以及分娩孕周，妊娠 24 周前发生羊水过少胎儿预后差。双侧肾缺如、常染色体隐性遗传多囊性肾病、双侧多囊性肾发育不良、梗阻性肾发育不良、尿道梗阻等泌尿系统畸形胎儿预后差，新生儿多死于肺发育不良。妊娠 20 周前发生胎膜早破，部分胎儿因绒毛膜羊膜炎流产，继续妊娠者因羊水过少导致胎肺发育不良。如果妊娠 24 周前因胎盘功能不良造成羊水过少，预后差。

参考文献

[1] 李宏军，陆普选，沈文，等.实用肝胆疾病影像学[M].北京：人民卫生出版社，2023.
[2] 魏茂纯.内科影像学诊断基础与综合治疗[M].北京：中国纺织出版社，2019.
[3] 蓝博文，代海洋，杨健.临床影像疑难病例解析[M].北京：人民卫生出版社，2023.
[4] 修忠标，袁普卫，黄勇，等.骨伤科影像学[M].北京：人民卫生出版社，2021.
[5] 居胜红，彭新桂.影像诊断思维[M].北京：人民卫生出版社，2023.
[6] 袁慧书，郎宁.脊柱疾病影像诊断[M].北京：北京大学医学出版社，2021.
[7] 吕仁杰.现代影像诊断实践[M].北京：中国纺织出版社，2022.
[8] 贾海涛，郭丽丽，司晓辉.影像诊断学[M].北京：中国纺织出版社，2023.
[9] 常利芳.医学影像诊断学[M].北京：中国纺织出版社，2023.
[10] 李雪，王亚玲，张乐天，等.医学影像检查百问百答[M].北京：人民卫生出版社，2023.
[11] 徐振宇，陈初阳，邵小慧.医学影像理论与实践[M].北京：中国纺织出版社，2023.
[12] 裴红霞，王星伟，杨泽权.医学影像检查技术及应用[M].北京：中国纺织出版社，2022.
[13] 张雪松，耿航，陶乙宣.医学影像与临床实践应用[M].北京：中国纺织出版社，2023.
[14] 李龙.间质性肺疾病影像与临床[M].兰州：兰州大学出版社，2020.
[15] 李玉华，刘瑞军，杨杰栋.实用医学影像诊断技术[M].汕头：汕头大学出版社，2022.
[16] 周福庆，朱皖，张庆.现代影像诊断基础[M].北京：化学工业出版社，2023.
[17] 李怀波，崔峥，于璟，等.实用医学影像检查与常见疾病影像诊断[M].西安：

西安交通大学出版社,2022.
[18] 胡伟,刘瑞雪,崔传雨.现代医学影像与技术[M].汕头:汕头大学出版社,2021.
[19] 纪方强.影像医学进展与应用[M].武汉:湖北科学技术出版社,2022.
[20] 王宝锋.新编医学影像技术与诊断[M].南昌:江西科学技术出版社,2022.
[21] 李艳,贾立伟,许凤娥,等.医学影像基础与临床[M].哈尔滨:黑龙江科学技术出版社,2022.
[22] 孙凤涛.实用医学影像诊断与技术应用[M].南昌:江西科学技术出版社,2021.
[23] 王忠平,刘欣玥.肺部影像学之病理征[M].昆明:云南科技出版社,2021.
[24] 王悍.泌尿外科影像学[M].郑州:河南科学技术出版社,2021.
[25] 李智岗,王秋香.乳腺癌影像诊断[M].北京:科学技术文献出版社,2021.
[26] 王翔,张树桐,谢元亮,等.临床影像学诊断指南[M].郑州:河南科学技术出版社,2020.
[27] 褚华鲁.现代常见疾病影像诊断技术[M].西安:陕西科学技术出版社,2020.
[28] 耿云平.医学影像检查技术方案与诊断[M].南昌:江西科学技术出版社,2020.
[29] 郭丽.现代医学影像学基础与诊断实践[M].昆明:云南科技出版社,2019.
[30] 李悦,夏熙婷,周永.非小细胞肺癌纵隔淋巴结转移的影像学评估[J].中华肿瘤防治杂志,2024,31(01):53-57.
[31] 李岩,王清国,王丽园,等.多模态影像学诊断心脏占位性病变[J].中国介入影像与治疗学,2023,20(12):745-748.
[32] 陈佳琪,王建卫.纵隔肿瘤的影像诊断及研究进展[J].中华肿瘤防治杂志,2024,31(01):47-52.
[33] 黄文晓,龚莉雅,罗振东,等.侵袭性与非侵袭性软组织肿瘤临床及MRI影像表现分析[J].临床放射学杂志,2023,42(12):1972-1977.
[34] 曲博,石向明,冯长明,等.CT、MRI对椎体压缩骨折患者良恶性的鉴别价值及其影像学征象研究[J].中国CT和MRI杂志,2023,21(12):164-166.